W0193465

Raimund Schmid
**WEHE, DU BIST ALT
UND WIRST KRANK**

Raimund Schmid

WEHE, DU BIST ALT UND WIRST KRANK

Missstände in der Altersmedizin
und was wir dagegen tun können

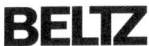

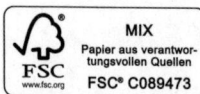

Dieses Buch ist erhältlich als:
ISBN 978-3-407-86436-9 Print
ISBN 978-3-407-86437-6 E-Book (EPUB)

1. Auflage 2017

© 2017 im Beltz Verlag
in der Verlagsgruppe Beltz · Weinheim Basel
Werderstraße 10, 69469 Weinheim
Alle Rechte vorbehalten

Lektorat: Katharina Theml, Büro Z, Wiesbaden
Umschlaggestaltung: www.anjagrimmgestaltung.de,
Stephan Engelke (Beratung)
Bildnachweis: © BONNINSTUDIO/Stocksy

Herstellung: Antje Birkholz
Satz, Druck, Bindung: Beltz Bad Langensalza GmbH,
Bad Langensalza
Printed in Germany

Weitere Informationen zu unseren Autoren
und Titeln finden Sie unter: www.beltz.de

Inhalt

Der Doktor auf dem Bildschirm:
Wenn die Praxis nach Hause kommt   191

Geleitwort
von Prof. Dr. med. Ferdinand M. Gerlach

Raimund Schmid verspricht nicht zu viel. Als erfahrener Kenner unseres Gesundheitssystems und langjähriger Beobachter der gesundheitspolitischen Entwicklung beleuchtet er in diesem Buch gekonnt die Herausforderungen gesundheitlicher Versorgung in einer Gesellschaft des längeren Lebens. Er zeigt auf, wo unser Gesundheitssystem Schwächen hat und was sich ändern muss. Dabei bleibt er aber nicht stehen, sondern erläutert sehr konkret, welche Beispiele einen konkreten Nutzwert für Patienten, aber auch für Angehörige bedeuten, und welche Rezepte einen Nutzwert haben könnten, würden sie umgesetzt. Hier sind Gesellschaft und Politik gefordert, endlich zu handeln.

Viele Vorschläge in diesem lesenswerten Buch stimmen mit den Empfehlungen des Sachverständigenrates zur Begutachtung der Entwicklung im Gesundheitswesen überein. So benötigen wir in der Tat mehr altersgerechte und alltagstaugliche Leitlinien zur Diagnostik und Therapie, in denen die besonderen Bedingungen älterer Menschen mit oft mehreren chronischen Erkrankungen berücksichtigt werden. Auch die Stärkung der Hausarztmedizin ist richtig und als Garant für eine individuelle, wohnortnahe und umfassende Betreuung älterer Menschen unverzichtbar. Wie Schmid sieht auch der Sachverständigenrat die Praxis der Zukunft als eine regional und interdisziplinär vernetzte Teampraxis, in der verschiedene Berufsgruppen im Interesse des einzelnen Patienten eng miteinander kooperieren.

Der Leser bekommt einen abwechslungsreichen Überblick und durch Vor-Ort-Reportagen auch tiefe Einblicke in die alltäglichen Herausforderungen. Wohltuend: Das vor Ihnen liegende Buch ist kein Herausgeberwerk mit vielen mehr oder weniger aufeinander abgestimmten Beiträgen verschiedener Autoren, sondern vielmehr ein Werk aus einem Guss.

Das Buch ist eine Bereicherung, es füllt eine Lücke, provoziert Nachdenken und an der ein oder anderen Stelle sicher auch eine kritische Diskussion. Ich wünsche ihm eine weite Verbreitung.

Frankfurt am Main, im Herbst 2016

Prof. Dr. med. Ferdinand M. Gerlach, MPH
Direktor des Instituts für Allgemeinmedizin
der Goethe-Universität Frankfurt am Main und
Vorsitzender des Sachverständigenrates
zur Begutachtung des Gesundheitswesens

Einleitung: Die schlechte Gesundheitsversorgung alter Menschen

Mit 50 Jahren fängt für viele von uns heute eine neue Lebensphase an. Eine Lebensphase, die keine Generation vor uns je so erlebt hat. Denn mit 50 erreicht man heute das Alter, in dem die eigenen Eltern oder nahestehende Menschen über 70, 80 oder gar über 90 Jahre alt sind. Jeder von uns kennt heute Menschen, die genau in dieser Lebensphase sind. Und es werden aufgrund des demografischen Wandels und verbesserter medizinischer Versorgung immer mehr.

Denn die Zeitspanne, in der die Bevölkerung bei relativ guter Gesundheit und noch recht eigenständigem Leben altert, zieht sich heute im Durchschnitt genauso lange hin wie das gesamte Kindes- und Jugendalter. Da kommt es natürlich sehr darauf an, wie gesund man in den Jahren nach der Rente mit 70 Jahren bis zum 90. Lebensjahr lebt. In Gesundheit altern – damit sieht es in Deutschland aber ganz und gar nicht gut aus. So hat die Organisation für wirtschaftliche Zusammenarbeit und Entwicklung (OECD) herausgefunden, dass einem 65-jährigen Deutschen im Schnitt noch 19,6 Lebensjahre bevorstehen. Lediglich 6,5 Jahre davon sind rein gesunde Jahre. In Großbritannien und Frankreich sind es schon über zehn gesunde Jahre, mit denen ein 65-Jähriger rechnen kann. Ein 65-Jähriger in Schweden darf noch auf 20,3 weitere Lebensjahre hoffen und verlebt dabei 13,5

Jahre in recht guter Gesundheit. Und ein Norweger kann sogar zu drei Vierteln seiner Lebenszeit zwischen 65 und 85 Jahren – also 15 Jahre lang – mit guter Gesundheit rechnen. Die Gründe dafür, dass Deutschland die wenigsten gesunden Senioren hat, sind vielschichtig: unzureichende präventive Angebote, um Übergewicht oder übermäßigen Alkoholkonsum im Zaum zu halten, ungewöhnlich niedrige Preise hierzulande insbesondere für ungesunde Lebensmittel und lediglich eine halb so hohe Erwerbsquote der 65- bis 74-Jährigen im Vergleich zu Großbritannien oder Schweden. Ältere Menschen sind also in vergleichbaren EU-Ländern deutlich produktiver und mobiler und damit offenbar auch länger gesund als in Deutschland.

Zugespitzt bedeuten diese Zahlen, dass ein deutscher Rentner mit 65 befürchten muss, zwei Drittel seiner verbleibenden Lebenszeit mit Krankheiten, Schmerzen, Operationen und Pflegebedürftigkeit traktiert zu werden. Und da kommt es natürlich ganz besonders darauf an, Versorgungsstrukturen vorzufinden, die genau diesem Bedarf entsprechen.

Doch die sind so nicht vorhanden. Zwar schneidet das Gesundheitssystem in Deutschland im europäischen Vergleich mit anderen Ländern insgesamt nicht schlecht ab. Die Versorgung von älteren und kranken Menschen, die noch nicht in vollem Maße pflegebedürftig oder gar dement sind, lässt aber arg zu wünschen übrig. So richtig fühlt sich keiner für diese Patienten zuständig. Dabei müssten die Zahlen der OECD doch eigentlich alle aufrütteln. Die Politik, die Krankenkassen, die Senioren selbst und vor allem deren Angehörige, die heute immer noch die Hauptlast der Betreuung tragen.

Kliniken und Universitäten sind heute weder medizinisch noch pflegerisch ausreichend auf die auf uns zurollende Welle von immer mehr alten und kranken Menschen eingestellt, warnt die Deutsche Gesellschaft für Geriatrie (DGG). Und im ambulanten Bereich sieht es noch viel schlechter aus, klagt Dr. Peter

Landendörfer, auf Altersmedizin (Geriatrie) spezialisierter Allgemeinarzt aus dem bayerischen Heiligenstadt, seit Jahren auf Fachkongressen. Mit der Versorgung alter Menschen in den allgemeinmedizinischen Praxen rollt auch auf die Hausärzte ein demografischer Tsunami zu, vor dem viele lieber die Augen schließen. Denn der geriatrische Patient wird laut Landendörfer heute von vielen Medizinern als Last angesehen, weil seine Behandlung aufwendig und teuer ist und weil geriatrische Behandlungen zudem höchst komplex sind.

Im Fokus meines Buches steht daher vor allem die stark wachsende Zahl älter werdender Menschen im Alter von 70plus bis 95plus, die noch nicht (voll) pflegebedürftig oder dement sind. Da diese Altersphase heute länger dauert, kann in dieser Zeit auch sehr viel mehr passieren. Es beginnt zumeist um das 70. Lebensjahr herum mit ein paar Wehwehchen, den ersten noch nicht so schwerwiegenden Erkrankungen und dem einen oder anderen Mittelchen, das eingenommen wird. Dann folgen die ersten Krankenhausaufenthalte, zumeist noch geplante Routineoperationen an der Hüfte, an den Knien oder an den Augen oder bei ersten Herzproblemen. Spätestens wenn all das passiert, werden die ersten Missstände offenkundig: lange Wartezeiten in der Notaufnahme oder ein unwürdiger Umgang mit Patienten in einem zunehmend industrialisierten Medizinbetrieb, in dem jeder kranke Mensch zu einer Nummer degradiert wird. Bei vielen alten Menschen kommt hinzu, dass sie auf Krankenhausfluren oder Normalstationen zwischengeparkt werden, weil die geriatrische Abteilung zu wenige Betten hat oder es gar keine Geriatrie gibt. Viele alte Menschen werden erst einmal mit Medikamenten vollgepumpt, damit kurzfristig ein spürbarer Behandlungseffekt erzielt werden kann. Ein Krankenhausaufenthalt verwirrt aber viele ältere Menschen derart, dass zusätzlich zu ihren Krankheiten noch Verwirrtheit (das sogenannte Delir) hinzukommt. Damit sind sie im Krankenhaus dann endgültig verloren. Werden sie schließlich auch noch – häufig vorschnell oder »blutig« – aus dem Krankenhaus entlassen, sind sie endgültig verlassen, weil sie zusammen mit ihren Angehörigen mit der neuen Situation völlig überfordert sind.

Dabei benötigen alte und kranke Menschen eine besondere Behandlung und Betreuung, weil für sie eigene Gesetzmäßigkeiten gelten. Von keiner Patientengruppe sonst werden so viele Medikamente unkontrolliert geschluckt wie von alten Menschen. In keinem Bereich der Medizin müssen so viele Krankheiten gleichzeitig behandelt und muss dennoch der ganzheitliche Blick auf den Patienten bewahrt werden wie in der Geriatrie. Und in keiner Lebensphase zuvor kommt es vor allem darauf an, den Alltag noch einigermaßen gut bewältigen zu können. Dazu ist bei der Behandlung und Betreuung geriatrischer Patienten vor allem Kompetenz und Feingespür erforderlich und nicht – wie sonst in der Medizin – eine strikt leitliniengerechte Behandlung. Skandalös ist es jedoch, dass diese Erkenntnisse bekannt sind, unser hoch gepriesenes Gesundheitssystem aber dennoch nur höchst unzureichend darauf eingestellt ist.

Um mir sowohl in der Praxis als auch im Alltag ein möglichst umfassendes Bild von der Versorgung alter und kranker Menschen zu machen, bin ich quer durch Deutschland gereist. Dabei ist mir schnell klar geworden, dass sich unbedingt etwas ändern muss. Denn der demografische Tsunami, der auf uns zurollt, bedroht das gesamte medizinische System. Um herauszufinden, was genau getan werden muss, habe ich mir sowohl die traurige Realität als auch gelungene und Mut machende Versorgungsansätze angeschaut. Ich bin in Krankenhäusern und Reha-Einrichtungen gewesen, habe alte Menschen auf Station und zu Hause besucht und bin mit engagierten Ärzten und Pflegern auf Besuchstour gegangen. Eines habe ich von jeder meiner Recherchen mitgenommen: Der größte Wunsch der meisten alten Menschen ist, wieder dahin zurück zu können, wo sie hergekommen sind: nach Hause.

Um das aber gewährleisten zu können, kommt es auf eine gute Betreuung – und zwar weit über die Medizin hinaus – an. Denn das Leben wird von Lebensjahr zu Lebensjahr beschwerlicher. Deshalb greift dieses Buch die wichtigsten Fragen und Probleme auf, die für alte und kranke Menschen in der langen Lebensphase, in der sie heute noch weitgehend alleine zu Hause leben, entscheidend sind. Die sieben thematischen Kapitel sind immer nach dem gleichen Muster aufgebaut. Der erste Beitrag listet die Missstände auf. Im zweiten Beitrag geht es darum, ob eine Heilung dieser Missstände in Sicht ist. Die letzten beiden Texte in jedem Kapitel sind Reportagen vor Ort, die Mut machen sollen und zeigen, wie alte und kranke Menschen besser betreut und behandelt werden können.

Doch worauf kommt es bei der Versorgung geriatrischer Patienten besonders an? Ganz wichtig sind in jedem Fall die Bedeutung des Hausarztes und von Hausbesuchen (Kapitel 2 und 3), die Bedingungen im Krankenhaus und bei der Reha mitsamt der Nachsorge (Kapitel 4 und 5) sowie die medikamentöse Versorgung (Kapitel 1). Andere Themen, die hierzulande für den geriatrischen Patienten bisher eher ein Schattendasein gefristet haben, müssen in Zukunft eine deutlich stärkere Rolle spielen. Das sind die Digitalisierung in der Medizin (Kapitel 6) und die zunehmende Verantwortung der Kommunen für die Gesundheitsfürsorge ihrer älteren Bürger (Kapitel 7). Mit einer Kombination aus diesen herkömmlichen und neuen Unterstützungsformen ist heute für viele alte Menschen durchaus ein langes und möglichst beschwerdefreies Leben zu Hause möglich.

Doch irgendwann passiert es dann doch. Das schlimme und einschneidende Ereignis, das etwa durch einen Sturz, einen Herzinfarkt oder einen Schlaganfall ausgelöst wird. Dann ändert sich im wahrsten Sinne des Wortes alles schlagartig. Alte Menschen finden sich plötzlich in der Notfallstation eines Krankenhauses wieder und geraten dort in eine Maschinerie, in der sie nach langen Behandlungsprozeduren zu einem hilfsbedürftigen, abhängigen Menschen werden. Und dann stockt das gewohnte Leben. Die familiäre Betreuung zu Hause stößt an ihre Grenzen, die Einweisungen in die Klinik werden häufiger, erneute Rücküberweisung zum Hausarzt, Weiterüberweisung zu Fachärzten, Einschaltung des Pflegedienstes, Physiotherapie, Beantragung einer Reha und dann das gleiche Spiel von vorn.

All diese Versorgungssegmente haben zwar ihren Wert, und alle Fachleute handeln dabei nach bestem Wissen und Gewissen. Sie sind aber weitgehend in sich geschlossen und laufen mehr nebeneinander her, als dass sie ineinandergreifen würden. Das hat zur Folge, dass alte Menschen, wenn sie ernsthaft krank werden, nur höchst unzureichend versorgt werden und gar nicht mehr verstehen, wie es um sie steht und was alles mit ihnen passiert. So habe ich zum Beispiel erlebt, wie einer 102-jährigen Patientin eine geriatrische Reha vorenthalten wurde, obwohl alle medizinischen Gründe für eine solche sprachen. Und ich bin alten Menschen begegnet, die einsam, hilflos oder einfach nur erschöpft waren und nicht wussten, ob es für sie noch eine Zukunft geben kann.

Doch in den nächsten Jahren wird alles noch viel schlimmer werden, wenn sich nicht entscheidende Dinge verändern. Deshalb werden in diesem Buch im zweiten Teil eines jeden Kapitels auch ganz konkrete Alternativen aufgezeigt, die in der Praxis bereits funktionieren und bundesweit ein fester Bestandteil der gesundheitlichen Versorgung alter und kranker Menschen werden müssen. Bei meinen Recherchen vor Ort habe ich mich selbst davon überzeugt, was zum Nutzen alter und kranker Menschen alles möglich ist, wenn der Wille vorhanden ist, etwas anzupacken. Und angepackt wird vieles, an vielen Orten in Deutschland mit großem Einfallsreichtum, viel Herzblut und mit gar nicht so hohem finanziellen Einsatz. Das Problem ist nur, dass es häufig bei zeitlich befristeten Modellen bleibt und viele innovative

Ideen nicht in Gesetze fließen, sodass sie den alten und kranken Menschen am Ende nicht zugutekommen.

Natürlich dürfen am Schluss auch Rezepte nicht fehlen, die alte und kranke Patienten und deren nahe Angehörige am besten sich selbst verordnen sollten. Das Schlusskapitel mit seinen 45 Tipps ist daher gerade für nahe Angehörige wichtig, um frühzeitig Vorsorge treffen zu können und dann im Ernstfall auch wirklich gut versorgt zu sein. Warten Sie nicht auf morgen, sondern fangen Sie schon heute damit an!

Besser heute und nicht erst morgen sollte auch die Politik handeln. Dazu müsste sie aber endlich mehr Mut aufbringen, Versorgungsmodelle und unterstützende Maßnahmen für alte Menschen, die sich in der Praxis bewährt haben, auch tatsächlich gesetzlich und finanziell abzusichern. Dabei liegt aber noch sehr vieles im Argen. Zum Beispiel bei der Pflege, der Vorsorge oder auch der eigentlichen geriatrischen Versorgung, die in diesem Buch im Fokus steht. Deswegen werden auch der Politik am Schluss dieses Buches Rezepte ausgestellt, die bis 2020 dringend auf die politische Agenda gehören. Eine Liste mit Internetlinks, die viele weitere Tipps und Informationen beinhalten, rundet schließlich den Serviceteil ab.

Wenn dieses Buch dazu beiträgt, sinnvolle Maßnahmen ins Bewusstsein zu rücken, das immer länger werdende Leben in der dritten Lebensphase zu verbessern, wäre schon viel gewonnen. Für die alten Menschen selbst, aber auch für die nahen Angehörigen im Alter von 50plus. So erfahren Sie schon heute, was Sie für sich vorbeugend regeln können oder sogar müssen. Es gibt also viele Gründe, dieses Buch zu lesen. Sie als Leser schaffen damit auch die besten Voraussetzungen, sich für das eigene Alter zu wappnen und im hohen Alter besser leben zu können als die meisten alten Menschen heute.

»Wehe, du bist alt und wirst krank« ist daher keine leere und schon gar keine sensationsheischende Floskel, sondern für viele

Patienten bittere Realität in einem der besten Gesundheitssysteme der Welt.

Wie der demografische Tsunami auf uns zurollt

Eigentlich sind die Fakten längst bekannt: Der Anteil der Menschen und damit der geriatrischen Patienten wird in Deutschland in den nächsten Jahren und Jahrzehnten rapide zunehmen. Kaum ein anderes Fach der Medizin steht deshalb vor so großen Herausforderungen wie die Geriatrie. Da bekommen es Ärzte und Pfleger mit immobilen, inkontinenten, instabilen, isolierten, immundefekten oder impotenten Patienten zu tun. Oder auch mit alten Menschen, die an intellektuellem Abbau (Demenz) oder Impecunity (Altersarmut) leiden. Die Geriatrie mit ihren ganzen I's ist damit nicht »unbedingt sexy«, räumt Dr. Jan Dorr, Leitender Arzt der Abteilung Akutgeriatrie und Geriatrische Frührehabilitation im Klinikum Aschaffenburg, ein. Zwar gibt es auch eine andere Seite der Altersmedizin mit einer ganzen Reihe von A's – das sind Senioren, die anders als früher sind, immer häufiger und immer länger aktiv sind, modisch aussehen oder die noch ambitioniert sind, weil sie im Alter noch studieren oder anspruchsvolle neue Dinge lernen möchten. Und es gibt inzwischen auch schon die Digital Ageing Generation, die darauf hofft, dass das biologische Alter immer weiter bis hin in die alterslose Gesellschaft hinausgezögert werden kann.[1]

Der Internist und Chefarzt der Geriatrie im Coppenbrügger Krankenhaus Lindenbrunn, Dr. Manfred Gogol, findet, dass die aktive Komponente dieser neuen Generation von Alten stark in den Hintergrund gerückt wird: »Wir behindern uns selbst mit kulturellen Bildern vom alten Menschen: Krank, grauhaarig und faltig, ausgemergelt, langsam und umständlich klauben sie an der Supermarktkasse ihr Kleingeld aus dem Portemonnaie.«[2]

Die Medizin und speziell die Geriatrie müssen sich dennoch stärker mit den I's befassen. Das zeigt allein schon die Definition dessen, was einen geriatrischen Patienten ausmacht:

– mehrfache alterstypische Erkrankungen
– höheres Lebensalter (überwiegend über 70 Jahre oder älter)
– Auftreten von Komplikationen und Folgeerkrankungen
– chronische Erkrankungen mit einhergehenden Funktionseinschränkungen
– hohes Risiko, Autonomie und Eigenständigkeit zu verlieren[3]

Die Anzahl von Patienten, die in dieses Muster passen, nimmt von Jahr zu Jahr zu. »Heute leben in Deutschland mehr als viermal so viele über 65-Jährige und mehr als zehnmal so viele über 80-Jährige wie noch zu Beginn des 20. Jahrhunderts. Und auch die fernere Lebenserwartung der 80-Jährigen hat sich innerhalb der letzten 100 Jahre beträchtlich erhöht: bei den Männern auf 7,7 Jahre und bei den Frauen auf 9,1 Jahre.«[4] Frauen, die heute 80 werden, können auch damit rechnen, 90 Jahre alt zu werden.

Doch was meint demografischer Tsunami? Und wie verteilt sich die alternde Bevölkerung auf die verschiedenen Altersgruppen?[5]

Über 65-Jährige: Im Deutschen Reich waren im Jahr 1910 nur 3,2 Millionen Menschen bei einer Bevölkerung von 65 Millionen über 65 Jahre alt. In der Bundesrepublik waren es im Jahr 2008 bereits 16,8 Millionen bei 81,8 Millionen Einwohnern. 2014 waren es bereits 17,1 Millionen. Im Jahr 2020 wird es hierzulande etwa 18,6 Millionen über 65-Jährige geben. Die große Dynamik zeigt sich darin, dass sich die Zahl der Menschen ab 65 Jahren allein von 1990 bis 2014 um 5,2 Millionen erhöht hat. Das ist ein Anstieg von 43 Prozent. Im gleichen 24-Jahres-Zeitraum wuchs dagegen die Gesamtbevölkerung nur um 1,8 Prozent an. Im Vergleich mit anderen europäischen Ländern schreitet der demografische Wandel in Deutschland zusammen mit Italien am weitesten voran. Anfang 2015 waren hierzulande 21 Prozent der Bevölkerung über 65 Jahre alt. EU-weit sind es lediglich 18,9 Prozent, in der Slowakei nur 14 und in Irland sogar nur 13 Prozent.

Über 80-Jährige: Im Deutschen Reich waren im Jahr 1910 gerade einmal 300 000 Menschen 80 Jahre alt oder älter. Im Jahr 2000 waren es bundesweit bereits 3,1 Millionen, schon zehn Jahre später eine glatte Million mehr (4,1 Millionen). Und bis 2014 stieg deren Anzahl erneut auf 4,5 Millionen an. Und spätestens 2018 wird die Fünf-Millionen-Hürde übersprungen werden. 2020 werden bereits sechs Millionen Menschen 80 Jahre und älter sein. Das sind dann 7,5 Prozent aller Menschen in Deutschland. Zehn Jahre zuvor waren es gerade einmal fünf Prozent.

Über Hundertjährige: In dieser Gruppe der Hochaltrigen fällt der Trend noch dramatischer aus. 1950 konnte man die 63 über Hundertjährigen in Westdeutschland noch in einem größeren Raum zusammen unterbringen. Im Jahr 2000 hätten die Hundertjährigen bereits eine große Halle mit einem Fassungsvermögen von 5200 Zuschauern gefüllt. Im Jahr 2014 wäre schon eine riesengroße Halle nötig gewesen, um die rund 17 000 Hundertjährigen allesamt zu versammeln. Und 2017 leben mindestens 20 000 Hochbetagte im Alter von 100 oder älter in Deutschland. Dafür wäre dann schon ein Stadion nötig.

Doch das ist lediglich die Beschreibung des aktuellen, heutigen Standes. Wie aber sieht der Trend in den nächsten 30 und 40 Jahren aus?

Über 65-Jährige: Die Zahl der 65- bis 79-Jährigen wird bis 2020 bei 12,7 Millionen bleiben und wird sich erst bis 2060 auf maximal 13,7 Millionen erhöhen. Dramatische Veränderungseffekte finden in dieser Altersgruppe damit nicht statt.

Über 80-Jährige: 2020 werden bereits fast sechs Millionen Deutsche 80 Jahre oder älter sein, 2025 dann 6,2 Millionen. Das sind glatt doppelt so viele wie noch im Jahr 2000. In den Jahren 2050 bis 2060 deuten alle Vorausberechnungen darauf hin, dass 9 bis 11 Millionen mindestens 80 Jahre alt sein werden. Das wären dann 12 Prozent der Gesamtbevölkerung. Im Jahr 2000 lag der Anteil der über 80-Jährigen erst bei 3,8 Prozent.

Über Hundertjährige: Nach Prognosen der Vereinten Nationen könnten 2025 bereits 44 200 Menschen in Deutschland mindestens 100 Jahre alt sein. 2050 wird sich diese Zahl auf 115 000 erhöhen.

Wie dramatisch sich die Verhältnisse verschieben, sieht man auch daran, dass 2008 genau 100 Personen im Alter von 15 bis 64 Jahren für 21 jüngere und 31 ältere Menschen aufkommen mussten. Im Jahr 2050 werden 100 Erwerbstätige für fast gleich viele jüngere (23), aber für fast doppelt so viele ältere Menschen (57) sorgen müssen.

Diese Überalterung der Bevölkerung, an der auch der jüngste Zustrom an eher jüngeren Flüchtlingen nichts grundsätzlich verändern wird, hat erhebliche Folgen für den geriatrischen Versorgungsbedarf in Deutschland. Zum Beispiel in den rund 2000 deutschen Krankenhäusern. Denn der demografische Faktor wird automatisch dazu führen, dass es von Jahr zu Jahr vermehrt zu Herzerkrankungen, Schlaganfällen oder Stürzen kommen wird, die immer mehr Einweisungen alter und kranker Menschen in ein Krankenhaus erforderlich machen. Denn die Wahrscheinlichkeit, in einem Krankenhaus behandelt werden zu müssen, steigt mit zunehmendem Alter deutlich an. So sind unter den 45- bis 64-Jährigen je 100 000 Einwohner lediglich 20 700 stationäre Behandlungen nötig. Bei der Generation 65plus sind es bereits rund 50 000 Behandlungen je 100 000 Einwohner und damit mehr als doppelt so viele.

Hinzu kommt, dass heute bei älteren Risikopatienten oder Hochbetagten Eingriffe oder komplexe Operationen zum Beispiel mittels der minimalinvasiven Chirurgie vorgenommen werden, die noch vor einigen Jahren nicht für möglich gehalten wurden.

Der Versorgungsbedarf für alte Patienten wird also bundesweit massiv zunehmen. So sieht der Bundesverband Geriatrie bis 2025 einen zusätzlichen Bedarf von 101 000 geriatrischen Behandlungsfällen im Krankenhaus (76 780) und in der Reha (24 340) von 5200 neuen Betten.[6] Das ist aber nur der Mehrbedarf, der darauf beruht, dass wir alle immer älter werden. Würden bis 2025 nur zehn Prozent der älteren Patienten, die bisher in anderen nicht altersspezifischen Fachabteilungen in Krankenhäusern liegen, zusätzlich auf geriatrischen Abteilungen betreut werden, bräuchte man nochmals 9400 Betten mehr. Bis 2025 wären damit 14 500 Betten mehr für die Geriatrie notwendig. Und diese Analysen, so der Bundesverband Geriatrie, sind »die Untergrenze eines zukünftigen geriatrischen Versorgungsbedarfs«.[7]

Schlüsselt man diese Zahlen noch für die diversen Altersgruppen auf, müsste der Schock bei den verantwortlichen Gesundheitspolitikern noch tiefer gehen, wenn man die Daten von 2013 mit der Prognose für das Jahr 2025 vergleicht: Bei den 65- bis 75-Jährigen wird die Zahl der geriatrischen zu behandelnden Fälle im Krankenhaus von 43 500 (2013) auf 50 150 (2025) und damit um über 15 Prozent ansteigen. Bei den über 80-Jährigen liegt der Anstieg bei 40 Prozent (190 000 im Jahr 2013 und 266 000 im Jahr 2025). Genau die gleichen Steigerungsraten sind im Übrigen auch beim geriatrischen Reha-Bedarf zu erwarten. Dieser lag bei den über 80-Jährigen im Jahr 2013 noch bei 60 000. Bis 2025 wird er wohl auf 85 000 klettern.[8]

Fatal ist besonders der Trend, dass gerade in den Regionen, in denen hierzulande besonders viele ältere Menschen leben, die geriatrische Versorgung am schlechtesten ist. Dies ist in den größeren ländlichen Gebieten der Republik und insbesondere in den neuen Bundesländern der Fall. Denn dort wirkt sich der demografische Trend besonders gravierend aus: Junge Menschen und Familien ziehen weg, und die Alten bleiben zurück. Von allen 16 Bundesländern muss Brandenburg seit der Wiedervereinigung den höchsten Zuwachs der Generation 65plus verkraften. Ihre Zahl wuchs zwischen 1990 und 2014 um unglaubliche 81 Prozent, in Mecklenburg-Vorpommern um 74 Prozent. Und gerade in diesen Regionen ist die medizinische Versorgung besonders ausgedünnt, von einer flächendeckenden geriatrischen Versorgung ganz zu schweigen. Die sieht in Hamburg und Bremen schon deutlich besser aus. Diese beiden Stadtstaaten haben aber den geringsten Zuwachs von über 65-Jährigen zu verkraften. Dieser liegt in Bremen seit 1990 bei 19 Prozent, in Hamburg gar nur bei 14,5 Prozent und ist damit um den Faktor 5,5 niedriger als in Mecklenburg-Vorpommern.

Wenn man dann noch davon ausgehen muss, dass das Pflegerisiko bei den 80- bis 85-Jährigen bereits bei über 20 Prozent und das Risiko der 90- bis 95-Jährigen gar bei über 60 Prozent liegt, müssten angesichts von rund drei Millionen prognostizierten Pflegebedürftigen im Jahr 2030 politisch die Alarmglocken läuten. Sie läuten aber längst nicht so laut, dass wirklich alle politisch Verantwortlichen aufwachen. Auch deshalb sind die Rezepte, die sich die Politik am besten selbst verordnen sollte, am Schluss dieses Buches überlebensnotwendig. Denn auf den herannahenden demografischen Tsunami muss heute reagiert werden.

Dafür muss aber noch sehr viel – politisch und gesellschaftlich – in Bewegung kommen. Die Gesellschaft an sich wie auch die verantwortlichen Politiker müssen Antworten darauf finden, was das Leben von immer mehr alten Menschen, die einen immer höheren und teureren Behandlungsaufwand erfordern, wert ist. Wenn dabei das gesamte medizinische Potenzial und pflegerische Know-how, das heute möglich ist und künftig erst recht möglich sein wird, ausgeschöpft werden soll, werden die vorhandenen Mittel bei Weitem nicht ausreichen. Was aus Sicht des Autors konkret passieren muss, erfahren Sie in den folgenden Kapiteln. Die Zeit drängt. Deshalb sollte schnell gehandelt werden, besser heute als morgen. Denn morgen wird es zu spät sein.

1. Arzneimittelcocktails am Fließband für alte Menschen

Zählen Sie zu den rund sieben Millionen Menschen, die pro Tag fünf Arzneien oder mehr schlucken müssen? Vielleicht noch nicht. Angesichts der demografischen Entwicklung, der Überalterung der Bevölkerung und des medizinischen Fortschritts steigt die Wahrscheinlichkeit von Jahr zu Jahr an, dass auch Sie bald zu diesem wachsenden Kreis von Vielfach-Pillenschluckern gehören könnten.

Immer mehr Arzneien für immer mehr ältere Menschen

Ist das nun ein beruhigendes oder ein erschreckendes Szenario? Auf den ersten Blick ist es sicher beruhigend, dass wir in einem Land leben, in dem es solche medikamentösen Behandlungsoptionen, von denen kranke und ältere Menschen in anderen Ländern nur träumen können, überhaupt gibt. Zudem ist es erfreulich, dass wir alle im Schnitt immer älter werden – und teilweise sogar auch gesünder älter werden. Hinzu kommt, dass niemals zuvor bessere und wirksamere Arzneimittel zur Verfügung standen, die in vielen Fällen das Leben verlängern oder zumindest schmerzfreier gestalten können. Und schließlich liegen heute Richtlinien, Leitlinien und Forschungsstudien vor, die den Einsatz von Arzneimitteln auf eine verlässliche Basis stellen. Können also Versicherte, die im mittleren Alter sind, ganz beruhigt älter werden und der Medikamentenwelle, die bald auch auf sie zuschwappen wird, gelassen entgegensehen?

Nein, können sie nicht. Denn viele grundsätzlich anerkannte Behandlungsmuster passen längst nicht auf alle Versicherten. Vor allem nicht auf die Gruppe von älteren und mehrfach erkrankten (multimorbiden) Patienten, die täglich gleich mehrere Präparate schlucken müssen.

Dabei müssen viele Zusammenhänge beachtet werden, die im Versorgungsalltag häufig untergehen. So sind Schlafmittel und Inkontinenzmittel für viele ältere Patienten ausgesprochen wichtig. Deren gleichzeitige Einnahme kann aber zugleich das Sturzrisiko beträchtlich erhöhen. Gichtmittel sind häufig sehr bedenklich, wenn eine Niereninsuffizienz vorliegt, was in hohem Alter sehr häufig der Fall ist. Und die gegen Schmerzen eingesetzten Wirkstoffe Ibuprofen und Diclofenac, die sich Patienten selbst in der Apotheke holen, schädigen ebenfalls die Niere. Was viele alte Menschen ganz und gar nicht wissen: Wenn ein Schmerzmittel frei verkäuflich in Apotheken zu erhalten ist, ist es nicht automatisch nebenwirkungsarm oder gar nebenwirkungsfrei. So kommt es im Alltag immer wieder vor, dass alle verschriebenen und selbst verordneten Medikamente kreuz und quer verteilt auf einem Tisch oder in einem Karton herumliegen und viele Menschen überhaupt nicht wissen, welches Mittel sich mit welchem Mittel verträgt oder welches Kombipack sogar gefährlich sein kann. Die Folgen sind im Einzelfall verheerend und kommen die Gesamtgesellschaft teuer zu stehen. Denn nur 15 Prozent der Hausarztpatienten ab 60 Jahren, die im Schnitt über neun verschreibungspflichtige Medikamente eingenommen haben, wissen nach Ergebnissen einer Studie der Uni Maastricht von jedem einzelnen Mittel, wofür sie es zu sich nehmen.[9]

Die Folgen sind einleuchtend: Anwendungsfehler, mangelnde Therapietreue und Überforderung.

Selbst Hausärzte erleben immer wieder Überraschungen, wenn sie ihre Patienten bitten, alle Arzneien, die sie täglich einnehmen müssen, einmal mit in die Praxis zu bringen. Schnell stellt der Hausarzt oder mitunter auch der Apotheker dann fest, dass der Patient gar nicht alle Arzneien einnehmen müsste und dass sich manche Präparate sogar gegenseitig ausschließen. Zwar ist jedes einzelne Medikament zum Zeitpunkt der Verordnung zumeist richtig verschrieben worden. Der Medikamentenmix kann aber zur Folge haben, dass es zu unerwünschten Wechselwirkungen kommt, wenn zwei Arzneimittel nicht zueinanderpassen. Das ist häufig dann der Fall, wenn Patienten aus dem Krankenhaus entlassen werden, wie der Chemnitzer Allgemeinarzt Dr. Dieter Sturm seit Jahrzehnten beobachtet und wie er in jedem Jahr bei der practica in Bad Orb, Europas größtem Seminarkongress für Hausärzte, berichtet:

14 Arzneien pro Tag – da kann doch etwas nicht stimmen!

»Mehrfach Kranke (multimorbide) Patienten werden vor der Entlassung aus dem Krankenhaus mit einem schier unüberschaubaren Medikamentenpaket ausgestattet. Diese Verordnungen erfolgen nach allen Regeln der ärztlichen Leitlinien-Kunst, weil jede der Erkrankungen mit einer oder mehreren Arzneien behandelt werden muss. Da kann bei einem Patienten mit Vorhofflimmern, einer Herzinsuffizienz, zu hohem Blutdruck, Diabetes und Depressionen schon eine Menge zusammenkommen. Das kann bedeuten, dass ein Patient für alle Erkrankungen zusammen 14! Medikamente einnehmen soll. Die Klinikärzte veranlassen die Medikation, um beim Patienten schnell wieder möglichst normale Werte – zum Beispiel beim Blutdruck und beim Zuckerspiegel – zu erreichen. Auf diese leitliniengerechte Verordnung kommt es aber im hohen Alter gar nicht mehr so sehr an. Bei alten Menschen müssen Blutzucker oder Blutdruck nicht den Idealwerten entsprechen. Viel wichtiger ist es, dass alte und mehrfach kranke Patienten ihre Mobilität erhalten, gut schlafen können, schmerzfrei sind und so viele Funktionen abrufen können, damit sie im Alltag eine möglichst hohe Lebensqualität erreichen. Weniger an Arzneien ist da mitunter sehr viel mehr.«

Wie sieht das in der Praxis nun konkret aus? Picken wir uns Fred H. heraus, einen geriatrischen Modellpatienten par excellence – mit Bluthochdruck, Schmerzen, Diabetes, Depressionen, Inkontinenz, Schlafstörungen, Allergien und, und, und ... Herr Huber schluckt allein wegen seines massiv erhöhten Bluthochdrucks vier verschiedene Wirkstoffe, die ihm von drei verschiedenen Ärzten (Haus-, Fach- und Klinikarzt) verordnet worden sind. Medizinisch indiziert sind so viele Präparate gegen ein Leiden nicht, altersgerecht schon gar nicht. Hinzu kommt ein Mittel gegen die erhöhten Cholesterinwerte sowie eines gegen Herzrhythmusstörungen und zur Blutverdünnung bei Vorhofflimmern. Und dann gleich drei Schmerzmittel, zum Beispiel Ibuprofen, weitere Beruhigungsmittel und Opioide. Dazu Schlaf- und Inkontinenzmittel und ein Medikament gegen die längst vergessene Gicht. Dann Medikamente gegen Lungenerkrankungen, mit denen viele Patienten in der Handhabung nicht zurechtkommen und von denen man daher oft nicht weiß, wie viel von dem Wirkstoff tatsächlich in der Lunge ankommt. Weiter im Angebot sind ein Antiallergikum und ein – in Eigenregie – eingenommenes Abführmittel. Und schließlich die Diabetespräparate, die für geriatrische Patienten oftmals ein Risiko darstellen, weil sie, im Übermaß eingenommen, zu schwerwiegenden Unterzuckerungen führen können.

Zugegeben, Herr H. ist schon ein extremes Beispiel, was die Anzahl der Medikamente und die daraus resultierenden Wechselwirkungen betrifft. Aber die extremen Beispiele kommen angesichts von immer mehr hochbetagten Menschen in Deutschland immer häufiger vor und zeigen nur das Muster auf, das bei allen geriatrischen Patienten zugrunde liegt. Und das mit gravierenden Folgen. So weist die Deutsche Gesellschaft für Allgemeinmedizin und Familienmedizin (DEGAM) darauf hin, dass allein pro Jahr 6,5 Prozent aller rund 20 Millionen Krankenhauseinweisungen auf unerwünschten Arzneimittelwirkungen beruhen. Dass dabei der Anteil alter Menschen besonders hoch ist, liegt auf der Hand.

Denn je älter die Menschen werden, mit umso mehr Diagnosen müssen sie leben. Bei 70- bis 74-Jährigen liegen im Schnitt sechs Organdiagnosen vor. Bei 75- bis 79-Jährigen sind es bereits sieben, und bei über 80-Jährigen bereits acht Krankheiten oder mehr. Die meisten Organdiagnosen werden mit Medikamenten behandelt. So erhalten bereits Patienten ab dem 65. Lebensjahr im Schnitt fünf Medikamente gleichzeitig. Mit zunehmendem Alter und noch mehr Erkrankungen können schnell zehn Arzneimittel oder mehr zusammenkommen. Viele Pillen passen nicht zueinander, heben sich in ihrer Wirkung auf oder verstärken sich ungewollt. Die Folge: Das Risiko für unerwünschte Arzneimittelwirkungen ist bei über 65-Jährigen 4,5-mal höher als bei unter 65-Jährigen.

Hinzu kommt, dass viele Arzneien, die geriatrische Patienten täglich schlucken müssen, für diese Gruppe gar nicht geeignet sind, weil diese Arzneien aufgrund ihres Wirkprinzips altersbedingte Ablaufprozesse im Körper negativ beeinflussen. Im Fachjargon spricht man dann von Potenziell ungeeigneten Medikamenten (PIM). Und die werden bei alten Menschen durchaus häufig eingesetzt, wie eine Datenanalyse von fast 400 000 Patienten zwischen 65 und 97 Jahren der AOK Baden-Württemberg hervorgebracht hat. In der einen Gruppe wurden PIM-Medikamente verordnet, in der anderen Gruppe altersgerechte Medikamente. Dabei kamen zwei zentrale Ergebnisse heraus: Fast ein Viertel aller Senioren (23,5 Prozent) bekommt in einem oder gar mehreren Quartalen eines Jahres mindestens ein PIM-Medikament verordnet. Das Risiko ist umso höher, je mehr Medikamente die Patienten einnehmen. Fred H. ist also gleich einem mehrfach hohen Risiko ausgesetzt, auch einige für ihn absolut ungeeignete Arzneien einzunehmen. Und: Das Risiko für einen geriatrischen Patienten, in ein Krankenhaus eingeliefert werden zu müssen, ist um 38 Prozent höher, wenn er ungeeignete Medikamente verschrieben bekommt, als bei den alten Menschen, die ausschließlich für sie passende Arzneien einnehmen.

Der Biologe Alexander Burgwedel, der sich mit Arzneimitteltherapiesicherheit beschäftigt, nennt Zahlen, die zwar auf Schätzungen beruhen, die einem aber Angst machen können, wenn sie nur annähernd so stimmen:

– Pro Jahr kommt es zu etwa 60 000 Todesfällen, die auf die fehlerhafte Zusammenstellung und Einnahme von Medikamenten zurückgeführt werden können.

– Die Zahl der Krankenhauseinweisungen durch vermeidbare unerwünschte Ereignisse bei der Medikation liegt nach Expertenschätzungen bei mindestens 500 000.

– Etwa 50 Prozent der Fehler, die auf die mangelnde Arzneimittelsicherheit zurückgeführt werden können, gelten als vermeidbar.

– Ausgerechnet in der Pflege und für alte und kranke Menschen existieren keine verbindlichen Standards in der Arzneimittelsicherheit.

Gefahr erkannt, aber mit Blick auf die Gefahren im Alltag längst nicht gebannt! Mit diesen Missständen darf sich eine patientenorientierte Gesundheitspolitik in einem hoch entwickelten Land einfach nicht zufriedengeben.

Doch gerade alte und kranke Menschen haben seit 2007 noch mit einem anderen Problem zu kämpfen, das von der Politik und den Krankenkassen unterschätzt und kleingeredet wird. Die Rede ist von den Rabattverträgen, durch die Apotheker verpflichtet sind, bei wirkstoffgleichen Präparaten das Arzneimittel abzugeben, für das mit der jeweiligen Krankenkasse ein Preisnachlass vereinbart worden ist. Das Unternehmen räumt dafür seinerseits der Kasse einen nicht unbeträchtlichen Rabatt ein. Die Hersteller können diese stark reduzierten Preise dann aufgrund der großen Mengen, die sie produzieren und unter Garantie abgeben, wieder ausgleichen. Somit entsteht auf den ersten Blick eine Win-win-Situation für alle Beteiligten.

Auch für die Krankenkassen. Denn deren Rechnung scheint – in finanzieller Hinsicht – aufzugehen. Von 2007 bis heute haben die Krankenkassen durch die Rabattverträge bereits einige Milliarden Euro eingespart. Die Kassen haben also allen Grund zum Jubeln, da sie nun endlich ein wirksames Mittel gefunden haben, um den Anstieg der Medikamentenkosten etwas zu bremsen. Und unter dieser Kostendämpfung soll noch nicht einmal die Versorgungsqualität der Patienten leiden, behaupten jedenfalls die Kassen, ohne dafür bisher einen eindeutigen Beleg geliefert zu haben.

Ständiger Arzneiwechsel irritiert

Viele Patienten und Ärzte sehen das ganz anders. Auch Fred H. Bei der großen Palette seines Arzneisortiments kommt er schon lange nicht mehr mit, wenn sich ständig die Namen, die Größe, die Form oder die Farbe der Präparate ändern. Diese Gefahr besteht natürlich ganz besonders bei chronisch kranken und älteren Menschen, die regelmäßig mehrere Arzneien am Tag einnehmen müssen. Denn der wiederholte Wechsel von Arzneimitteln führt bei Patienten wie Fred H. zu Irritationen, Einnahmefehlern oder mitunter auch dazu, dass Medikamente gar nicht mehr genommen werden. Darunter leidet auch die Therapietreue, im Fachjargon Compliance oder Adhärenz genannt. Denn Fred H. vertraut ganz besonders den Präparaten, die sich über viele Jahre aus medizinischer Sicht bewährt haben und an die er sich im hohen Alter auch längst gewöhnt hat.

Selbst der Arzt weiß oftmals nicht, welches rabattierte Präparat derzeit gerade vom Apotheker abgegeben werden muss. Zwar kann der Arzt mit einem speziellen Vermerk darauf bestehen, dass ein Patient nur das schon immer bewährte – aber dann zumeist teurere – Mittel auch weiter ausgehändigt bekommt. Mit diesem sogenannten »Aut-idem-Kreuz« kann er ausschließen, dass ein bestimmtes Medikament, das ein Patient gut verträgt, durch ein preisgünstigeres und rabattiertes Medikament mit dem gleichen Wirkstoff und einer nahezu identischen Wirkung ausgetauscht wird. Er kann diese Option aber nicht überstrapazieren, weil er sonst selbst in Regressgefahr gerät, wenn er zu viele Aut-idem-Kreuze setzt und diese nicht jeweils gut begründen kann. Auf dieses Hintertürchen können alte Patienten nicht allzu oft bauen.

Die Apotheker wiederum werden dazu verdonnert, ständig andere Tabletten, mit anderen Packungen und anderen Namen abzugeben und müssen den Ärger ihrer zumeist älteren Kunden ausbaden. Zudem müssen sie immer häufiger Lieferengpässe in Kauf nehmen, weil viele Unternehmen die großen Mengen rabattierter Arzneien nicht in der benötigten Anzahl liefern können. Der ständige Wechsel führt zudem dazu, dass Apotheker auf ihren Alt-Arzneien sitzen bleiben und die Warenlager zunehmend – mit nicht mehr marktfähigen – Medikamenten aufgebläht werden.

Dieses Dilemma verdeutlichen auch die Ergebnisse einer Studie des Bundesverbands der Arzneimittel-Hersteller (BAH), in der die Daten von über 900 000 Patienten, die auf ein rabattiertes Arzneimittel umgestellt worden sind, ausgewertet wurden. Befragt wurden dabei 73 Allgemeinärzte und Internisten sowie 37 Neurologen, die ihre Patienten zur Senkung von Cholesterinwerten, zur Behandlung von Depressionen und beim Einsatz von Humaninsulin auf rabattierte Medikamente umgestellt hatten. Die wichtigsten zwei Ergebnisse daraus:

- 80 Prozent der Allgemeinärzte und 60 Prozent der Neurologen berichten, dass Rabattverträge oft oder sehr oft Patienten verunsichern.
- 36 Prozent der Allgemeinärzte stellen eine schlechtere Wirksamkeit fest (Neurologen 19 Prozent). 63 Prozent der Allgemeinärzte und 43 Prozent der Neurologen beklagen, dass sich das Einnahmeverhalten verschlechtert, wenn immer wieder auf rabattierte Medikamente umgestellt wird.

Das alles wirkt sich natürlich gravierend auf die Therapietreue aus. So liegt die Therapie-Abbruchrate bei Patienten mit Depressionen, die statt ihres herkömmlichen Mittels ein rabattiertes Antidepressivum erhalten haben, innerhalb von drei Monaten um 22 Prozent höher als der Anteil bei den Patienten, die nicht umgestellt wurden. Die Krankenhausapothekerin Teresa Petermann räumt ein, dass es gerade bei der medikamentösen Behandlung alter und mehrfach kranker Menschen allen Beteiligten schwerfällt, den Überblick zu bewahren, wenn »sich ständig was ändert«.

Hinzu kommt, dass die handelsüblichen Verpackungen der Medikamente nach den Erfahrungen von Teresa Petermann oft völlig ungeeignet sind. In vielen Blistern seien die Tabletten zu fest eingeschweißt, Kapseln schwierig aus den Döschen herauszunehmen oder die Arzneimittel – in Form von Tropfen – schwierig zu dosieren, weil alten Menschen häufig die Kraft und Feinmotorik hierfür fehlt.

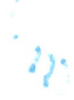

Wie die Medikamentenflut besser kontrolliert und eingedämmt werden kann

Immerhin gibt es inzwischen eine *Hausärztliche Leitlinie: Multimedikation*, in der Empfehlungen zum Umgang mit Multimedikation bei erwachsenen und geriatrischen Patienten gegeben werden. Für Hausärzte durchaus eine Orientierungshilfe, auch wenn sich jeder einzelne Fall individuell darstellt. Zudem können Mediziner auf immer mehr altersgerechte Arzneilisten zurückgreifen, die die richtige Auswahl des richtigen Medikaments für ältere Patienten erleichtern.

PUMA und PRISCUS und FORTA lauten die Stichworte, um die sich hierzulande vieles dreht. Bei der vom Lehrbereich Allgemeinmedizin in Freiburg initiierten Studie PUMA (Potenziell unangemessene Medikamente im Alter) kam heraus, dass bei 31 beziehungsweise 44 Prozent aller Patienten in der Studienregion in Südbaden ungeeignete Arzneimittel verordnet worden waren. Überdurchschnittlich viele unangemessene Verordnungen erhielten Patienten mit Bluthochdruck (Hypertonie, 57 Prozent), Demenz (55 Prozent) und mit psychischen Erkrankungen (45 Prozent

Gut, dass es daher heute die PRISCUS-Liste gibt. Die PRISCUS-Liste (von lat. priscus, altehrwürdig) ist eine für Ärzte gedachte Liste von Wirkstoffen, die 83 Arzneistoffe auflistet, die möglichst nicht an alte und multimorbid erkrankte Menschen verabreicht werden sollen. Wenn diese Liste auch durchaus bezüglich ihrer Praxistauglichkeit ihre Schwächen hat, weil die Medikation immer auf das individuelle Befinden eines Patienten abgestimmt werden muss, so kann sie dennoch einen Beitrag dazu leisten, dass künftig nicht mehr mindestens vier von zehn geriatrischen Patienten Medikationen erhalten, die für sie potenziell ungeeignet sind.

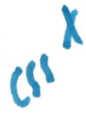Dazu kann auch die FORTA-Liste (Fit for the Age) ihren Beitrag leisten. Diese Liste hat zwei große Vorteile. Sie hat speziell

die Arzneitherapie älterer Menschen im Visier und bewertet und klassifiziert eine Auswahl von 273 Medikamenten in diese vier Gruppen: absolut unverzichtbar (A), vorteilhaft (B), kritisch oder fragwürdig (C) und unbedingt weglassen (D). Das kann dem verordnenden Arzt helfen, die richtige Arzneiauswahl zu treffen, und gerade ältere Patienten vor zu vielen oder vor zu vielen ungeeigneten Medikamenten schützen.

Die genannten Listen finden aber insgesamt noch viel zu wenig Beachtung. Wäre das anders, könnten manche Defizite bei der Arzneiversorgung älterer Menschen von den behandelnden Ärzten beseitigt werden.

Für Patienten spielen dagegen die Beipackzettel eine größere Rolle. Doch viele wissen gar nicht, dass die Informationen in den Packungsbeilagen eher zur Absicherung der Hersteller verfasst werden als zur transparenten Information der Verbraucher. Mit der Packungsbeilage kommen zudem gerade ältere Menschen ganz und gar nicht zurecht: unverständliche Sprache, viel zu fachspezifische Informationen, eine deutlich zu kleine Schrift und dazu ein völlig unhandliches Format. Denn kaum jemandem ist es bisher gelungen, den Beipackzettel wieder so passend in die Arzneischachtel zu falten, wie er zuvor entnommen worden ist.

Und dennoch hat sich mit der Arbeitsgemeinschaft Beipackzettel bundesweit eine bunt gemischte Gruppe engagierter Patienten und Industrievertreter gefunden, die daran etwas ändern möchte und es sogar geschafft hat, 200 Beipackzettel in eine verständlichere Form zu bringen, sodass sie gerade von älteren Menschen besser zu lesen sind und besser verstanden werden können. Bei Zigtausenden von verschiedenen Medikamenten ist das aber nicht mehr als ein Tropfen auf den heißen Stein.

Der Medikationsplan hinkt seiner Zeit hinterher

Doch auch die Bundesregierung beginnt nun endlich – wenn auch halbherzig und viel zu spät – zu handeln. Nicht spürbar bei den Beipackzetteln, aber mit der Einführung eines verbindlichen und einheitlichen Medikationsplans seit Oktober 2016. Künftig könnte damit in den nächsten Jahren zumindest für die Patienten, die drei oder mehr Medikamente regelmäßig einnehmen müssen, einiges besser laufen. Grund dafür ist das E-Health-Gesetz, das einen Medikationsplan vorschreibt, in dem der Wirkstoff, der Handelsname, die Dosierung, die Art des Arzneimittels, Einnahmehinweise und der Grund für die Verordnung aufgelistet werden.

Der Medikationsplan hat aber einen entscheidenden Haken. Er analysiert die jeweiligen Medikamente nicht im Detail und sieht auch nicht die längst überfällige gemeinsame und weitgehend gleichberechtigte medikamentöse Betreuung von Arzt und Apotheker vor. Der Plan soll zudem vorerst nur in Papierform ausgestellt werden, weil an der entsprechenden Telematik-Infrastruktur noch gebastelt werden muss. Zwar kann auch jetzt bereits elektronisch damit gearbeitet werden, doch erst ab 2019 wird dann der Anspruch auf eine elektronische oder digitalisierte Form bestehen. Damit hinkt der Medikationsplan technisch seiner Zeit weit hinterher. Auf der anderen Seite werden aber gerade ältere Patienten, für die der Medikationsplan in erster Linie infrage kommt, diese Verzögerung verschmerzen können. Denn Patienten zwischen 80 und 85 Jahren, die die meisten Arzneien verordnet bekommen, werden sich mit der traditionellen Papierform zunächst einmal eher anfreunden können.

Künftig haben nach Schätzungen des Wissenschaftlichen Instituts der AOK (WIdO) rund 20 Millionen gesetzlich Versicherte, die zeitgleich mindestens drei oder mehr Präparate mit unterschiedlichen Wirkstoffen einnehmen, einen Anspruch auf diese Medikationsübersicht.[10] Das sind gut 28 Prozent der Gesamtbevölkerung, wobei es ein starkes regionales Gefälle zwischen Hamburg (25 Prozent) und Mecklenburg-Vorpommern (36 Prozent) gibt. Bei AOK-Versicherten kann der Anspruch sogar auf bis zu 47 Prozent hochschnellen, weil dort mehr multimorbide und ältere Versicherte Mitglied sind. Viel eindeutiger ist aber die Alterspyramide der Anspruchsberechtigten. Bei den 60- bis unter 80-Jährigen sind es 63 Prozent aller gesetzlich Versicherten, bei den über 80-Jährigen sogar 81 Prozent. Für diese Altersgruppen könnte der Medikationsplan also durchaus vorteilhaft sein. Und das für bis zu 45 Arzneimittel! Allerdings ist das Honorar für den Arzt mit maximal vier Euro im Jahr ein schlechter Witz.

Zudem fehlt bisher eben die elektronische Klammer, die es ermöglicht, alle Arzneien stets aktualisiert auch online auszuweisen. Da ist das Modell der Arzneimittelinitiative Sachsen-Thüringen (ARMIN) schon ein ganzes Stück weiter. Die Dachverbände der Ärzte und Apotheker bundesweit wie in Thüringen und Sachsen sowie die federführende Krankenkasse AOK plus sehen das Modell bereits als Blaupause für ein onlinebasiertes und damit insgesamt weniger fehleranfälliges Medikamentenmanagement für ganz Deutschland an. Das Interesse ist sowohl bei den 1000 Apothekern wie auch bei den gut 2000 Hausärzten in Sachsen und auch in Thüringen (565 Apotheker, 1500 Hausärzte) hoch. Von den 300 000 Versicherten der AOK plus in Thüringen und Sachsen sollen auf Dauer 75 000 Versicherte von dem Modell profitieren, hofft Rainer Striebel, Vorstandsvorsitzender der AOK plus.[11] 2017 und 2018 – am Ende der Modellphase – sollen noch Versicherte anderer Krankenkassen hinzustoßen. Anspruch auf eine Teilnahme sollen aber nur solche Versicherte haben, die fünf oder mehr Medikamente dauerhaft einnehmen.

ARMIN: Apotheker und Ärzte in einem Boot

Und bei denen besteht häufig dringender Handlungsbedarf, bekräftigen der Facharzt für Allgemeinmedizin Axel Stelzner und die Apothekerin Anja Leistner aus dem sächsischen Lichtentanne nahe Zwickau. Sie sind schon länger bei ARMIN dabei und finden die neue Rollenverteilung bei der Medikation gerade von älteren Patienten bzw. Kunden gut. Die Apothekerin begrüßt es vor allem, dass sie beim Medikationsmanagement eine deutlich höhere Verantwortung hat, weil sie sämtliche Medikamente erfasst, mitunter auch die Präparate, die ein Patient in der Apotheke oder in einer Drogerie selbst gekauft oder die er sogar vom Nachbarn bekommen hat. »Dabei treten dann auch die Probleme zutage«, sagt die Apothekerin.[12] Zum Beispiel, wenn Medikamente falsch gelagert oder nicht fachgerecht eingenommen werden. Das erleichtert auch Hausarzt Axel Stelzner die Arbeit, der vor ARMIN selbst alle Medikamente erfassen musste, wobei er allerdings häufig gar nicht den Überblick über die gesamte Medikationspalette hatte. Jetzt muss er nur noch die Details managen, wenn etwas nicht zusammenpasst. Die Therapiefreiheit eines Arztes muss er dafür nicht aufgeben. Wenn die Medikation umgestellt werden muss, »bin ich als Arzt gefragt und behalte mir auch die letzte Entscheidung vor«.[13]

Das sind mitunter langwierige Prozesse, die zwar gerade alten Patienten zugutekommen, aber natürlich Zeit kosten. Und dieser Aufwand, der durchaus 1,5 Stunden pro Patient und Quartal annehmen kann, wird im Modell mit fast 100 Euro für das Erstgespräch und weiteren 22 Euro pro Quartal und Patient gebührend belohnt. Um daran teilzunehmen, muss ein Patient vom Hausarzt oder Apotheker aber erst in das Modellprojekt eingeschrieben werden. Dann wird vom Arzt und Apotheker gemeinsam auf einem nach den Regeln des Datenschutzes geschützten Server die komplette Liste aller Medikationen erst einmal zusammengestellt. Für viele multimorbide geriatrische

Patienten kommt allein das einem Aha-Erlebnis gleich, weil viele noch niemals zuvor eine solche Übersicht zu Gesicht bekommen haben. Schließlich folgt in der letzten Stufe das eigentliche Medikationsmanagement. Dabei können zum Beispiel ein Wirkstoff durch einen besser geeigneten ersetzt und unnütze oder sogar schädliche Präparate gestrichen werden, oder es kommen neue und dringend notwenige Medikamente hinzu. Und das gemeinsam – online oder telefonisch – von Arzt und Apotheker und nicht wie bisher von Arzt oder Apotheker, wobei der eine zumeist keine Kenntnisse vom Wirken des anderen hatte.

In einem weiteren Modellvorhaben im Landkreis Oberspreewald-Lausitz geht man sogar noch einen Schritt weiter. Das gemeinsame Duo von Arzt und Apotheker ist dort zu einem Trio ausgeweitet worden, um die Arzneimittelversorgung alter Menschen zu verbessern. Denn dort wird zusätzlich noch eine Agnes-Zwei-Fachkraft hinzugezogen. Das ist eine besonders ausgebildete und auch in der Medikation geschulte Medizinische Fachangestellte (MFA). Die Kassenärztliche Vereinigung Brandenburg, die AOK Nordost und die Barmer GEK haben über die Arbeitsgemeinschaft »Innovative Gesundheitsversorgung in Brandenburg« (IGIB) dieses Pilotprojekt Polypharmazie für Versicherte, die mindestens fünf verschiedene Arzneien einnehmen, auf den Weg gebracht. Nicht die Apothekerin, sondern die Agnes-Zwei-Fachkraft erfasst dort zunächst alle Medikamente – zu Hause beim Versicherten. Die fertige Liste der Patienten wird dann dem teilnehmenden Apotheker übergeben, der sie auf Neben- und Wechselwirkungen hin prüft. Bei Unstimmigkeiten wird der behandelnde Arzt informiert. Dieser veranlasst die notwendigen Änderungen bei der Medikation und erörtert diese mit dem Patienten.

Die Strausberger Apothekerin Antje Büssow, die das Konzept mitentwickelt hat, glaubt fest daran, dass durch dieses enge Miteinander die Wirksamkeit der Arzneibehandlung gerade der älteren und multimorbiden Patienten verbessert werden kann. Denn durch den Einbezug der Agnes-Zwei-Fachkraft kann vor allem auch der Zugang zu älteren Menschen erleichtert und zudem der Apotheker entlastet werden. Am wichtigsten ist aber für Büssow, dass die Apotheker – wie auch im ARMIN-Projekt in Sachsen und Thüringen – nun im Landkreis Oberspreewald-Lausitz gleichberechtigte Partner im Medikationsprozess sind. Das ist neu und nicht einmal im ambitionierten E-Health-Gesetz so verankert, obwohl es, so die Brandenburger Apothekerin, eigentlich eine Selbstverständlichkeit sein sollte.

Die Modelle bieten also für sich gesehen neue Perspektiven, sind aber in der breiteren Umsetzung noch für längere Zeit Zukunftsmusik. Hier wird an den richtigen Stellen angesetzt, in der Praxis müssen sich die Modelle aber erst noch bewähren. Denn es bleibt abzuwarten, ob die Medikationspläne nicht von den Datenschützern ausgehebelt werden. Offen ist auch, ob alle Beteiligten weiterhin lieber ihren eigenen (Medikamenten-)Cocktail mixen, wenn die schönen Modelle wieder eingestampft werden, oder – wie so häufig – nicht in die Regelversorgung für alle GKV-Versicherten überführt werden.

Doch es gibt bereits andere Modelle, die gut funktionieren und von denen gerade alte und kranke Menschen enorm profitieren können. Die folgenden zwei Reportagen zeigen dies eindrucksvoll auf.

Arzneiversorgung aus einem Guss: innovative Ansätze in der Geriatrie

Dass bei der Medikation von älteren multimorbiden Patienten vieles schiefläuft, weiß man auch im St.-Franziskus-Hospital in Münster. Schon im Rahmen des stationären Aufnahmeprozesses

werden geriatrische Patienten daher dem Klinikapotheker vor-
gestellt, der mithilfe eines sogenannten »Arzneimittelgesprächs«
eine ausführliche und vollständige Arzneimittel-Anamnese er-
hebt. Auf manches Medikament kann rasch verzichtet werden,
andere Arzneien wiederum müssen abgesetzt werden, weil sie
sich ausschließen oder dem weiteren Klinikaufenthalt und den
damit zusammenhängenden Eingriffen oder Therapien entge-
genstehen. So können bereits frühzeitig Maßnahmen ergriffen
werden, die neben einer individuellen Beratungsleistung (auch
für Angehörige) zu weniger arzneimittelbezogenen Problemen
rund um den stationären Aufenthalt und darüber hinaus führen.
Genau hier setzt auch im Klinikum Aschaffenburg-Alzenau das
Projekt »Arzneimitteltherapiesicherheit« an. Konkret erfasst
dabei die Krankenhausapothekerin Teresa Petermann im sogenannten »Pharmakologischen Konsil« systematisch, welche
Arzneimittel die in der Akutgeriatrie versorgten Patienten einnehmen und ob diese zueinanderpassen. Ist dies nicht der Fall,
greift die Pharmazeutin ein und spricht Empfehlungen zur Änderung der Medikation aus. Dies ist bei jedem vierten Patienten
in der Geriatrie der Fall, bei Patienten mit Nierenproblemen sogar bei jedem dritten. Der Optimierungsbedarf wird individuell
für jeden Patienten in der wöchentlichen gemeinsamen Visite
zusammen mit den behandelnden Ärzten besprochen.

Da im Alter sämtliche Organfunktionen nachlassen, legt die
Apothekerin besonderes Augenmerk auf die Dosierung derje-
nigen Arzneimittel, die sich bei einer Niereninsuffizienz anrei-
chern würden, und ermittelt für die Patienten der Akutgeriatrie
die individuell richtige Menge an Wirkstoff.

Ein weiterer Fokus liegt auf dem Erkennen von Wechselwirkungen zwischen den Wirkstoffen, die im schlimmsten Fall
sowohl zu Unwirksamkeiten als auch zu toxischen Wirkungen
führen können. Hier ist die Bandbreite der klinisch relevanten
Gefährdungsgrade sehr groß.

So muss Teresa Petermann beispielsweise stets im Auge haben, dass die Gefahr von Nebenwirkungen bei Lipidsenkern (Arzneien, die gegen erhöhte Blutlipidspiegel wirken) durch die gleichzeitige Gabe bestimmter Wirkstoffe gegen Bluthochdruck stark erhöht werden kann. Müssten im Falle eines akuten Atemwegsinfekts bestimmte Antibiotika verabreicht werden, muss der Lipidsenker sogar vollkommen abgesetzt werden. Im Klinikalltag werden solche Zusammenhänge oft nur dann offenkundig, wenn jemand wie Teresa Petermann systematisch mit hoher Aufmerksamkeit darauf schaut.

Das gilt auch für Schlafmittel. Viele frei verkäufliche Präparate der Klasse Antihistaminika (ursprünglich gegen Allergien entwickelt) tragen harmlose Namen und werden oft als unbedenklich wahrgenommen, weiß die Krankenhausapothekerin. Obwohl sie ohne Rezept erhältlich sind, können auch sie unerwünschte Wirkungen wie beispielsweise kognitive Einbußen auslösen. Speziell diese Nebenwirkung wird in Kombination mit einigen Wirkstoffarten gegen Depressionen noch verstärkt. Darauf muss die Apothekerin im Krankenhaus ihr Augenmerk richten, um Schlimmeres zu verhüten.

Des Weiteren können einige – vor allem ältere – Arzneimittel gegen Diabetes Typ 2 starke Unterzuckerungen hervorrufen, wenn die Nahrungsaufnahme – wie im Alter häufig der Fall – nicht regelmäßig und ausreichend erfolgt, die Tabletteneinnahme aber wie gewohnt weitergeführt wird. Hier ist oftmals eine Umstellung auf andere Wirkstoffe möglich, bei denen die Gefahr von Unterzuckerungen gering oder gar nicht vorhanden ist. Solche Zusammenhänge, die im hektischen Krankenhausbetrieb nicht selten untergehen, werden nun im Pharmakologischen Konsil bedacht.

Richtige Arzneiauswahl ist Detektivarbeit pur

Die Umsetzung in die Praxis möchte ich mir auf Station anschauen. Ich besuche zunächst Michael R. Der 86-Jährige muss wie so viele der dort behandelten Patienten zwölf Medikamente pro Tag einnehmen: gleich mehrere Mittel gegen Bluthochdruck, gegen Schmerzen und gegen seine Prostataerkrankung, gegen eine Lungenerkrankung (COPD) und zur Stabilisierung seiner Niereninsuffizienz. Mit großer Fachkenntnis durchforstet Teresa Petermann auf der 20-Betten-Station das Arzneimittelpotpourri jedes einzelnen Patienten.

Der Einsatz der Apothekerin ist durchaus ein Luxus in der stark durchrationalisierten Krankenhauslandschaft von heute, der sich aber auszahlt. Vor allem für die Patienten, weil sie häufig mit weniger Medikamenten entlassen werden können als zuvor. Bei Michael R. war dies allerdings nicht möglich. Dennoch konnte die Apothekerin für den 86-Jährigen etwas tun, indem der Lipidsenker in der Dosis reduziert wurde, um die Gefahr von Nebenwirkungen im Zaum zu halten. Das nicht mehr dringend benötigte Gichtmedikament wurde zum Schutz der ohnehin nur noch schlecht arbeitenden Niere abgesetzt.

Manfred D. wiederum bekam bei der Einweisung genau die acht Festmedikamente und zwei Bedarfsarzneien pro Tag, die im Durchschnitt auf jeden Patienten auf Station entfallen. Dabei wurden die Medikamente gegen seine eigentliche Erkrankung – eine chronische myeolitische Leukämie – im stationären Aufenthalt vorübergehend ausgesetzt, um den neuen ganz akuten Erkrankungen wirkungsvoller begegnen zu können. Auch die Mittel gegen Herzrhythmusstörungen setzten die behandelnden Ärzte im Konsens mit der Krankenhausapothekerin Teresa Petermann erst einmal mangels Notwendigkeit ab. So blieben am Ende noch sechs Arzneimittel übrig, und diese auch nur zeitlich begrenzt: ein Antibiotikum gegen die Lungenentzündung, spezielle Sondenkost zum Ausgleich des Eiweißmangels samt

Magenschutz sowie zwei Wirkstoffe zur Behandlung des Bluthochdrucks.

Eine ganz besondere Herausforderung stellte für Teresa Petermann die Schmerzpatientin Helga K. dar. Insgesamt kam Helga K. mit acht verschiedenen Arzneimitteln im Gepäck in die Akutgeriatrie. Und diese waren zum Teil überhaupt nicht aufeinander abgestimmt. So erhielt sie gleich vier Schmerzmittel, darunter auch Ibuprofen, das in der Akutgeriatrie sofort abgesetzt wurde, weil es das Herz und die Nieren schädigen und zu Magen-Darm-Blutungen führen kann. Hinzu kamen ein Schilddrüsenpräparat, ein Protonenpumpenhemmer (Substanz gegen übermäßige Magensäureproduktion), Medikamente zur Behandlung von Osteoporose und ein Wirkstoff gegen Inkontinenz, da die 79-Jährige zum Teil fünf Mal in der Nacht die Toilette aufsuchen musste. Da in der Akutgeriatrie ein beginnender Parkinson diagnostiziert wurde, mussten hierfür zwei neue Wirkstoffe (als Tablette und Pflaster) eingesetzt werden. Die Schmerzbehandlung wurde schließlich komplett auf die aktuelle Situation der Patientin umgestellt, damit sie die Schmerzen besser aushalten konnte, zumal die Operation immer wieder aus Kapazitätsgründen verschoben werden musste. Am Ende waren es bei der Entlassung dann sogar vorübergehend mehr Medikamente als zuvor, die Helga K. einnehmen musste. Nach Ende der geriatrischen Reha konnten aber ein Teil der Schmerzmittel und auch das stuhlregulierende Mittel wieder abgesetzt werden, sodass die Patientin dann wieder auf etwas weniger als ihre ursprünglichen acht Medikamente kam.

Das sollte bei jedem geriatrischen Patienten das Ziel sein, ist aber nicht immer zu erreichen. Wichtig ist, dass Patienten und Angehörige bei der Entlassung einen verständlichen Medikamentenplan erhalten, der möglichst nicht mehr Arzneien als bei der Einweisung enthält und mit Einnahmehinweisen versehen wird.

Die Mühen eines solchen Pharmakologischen Konsils lohnen sich also und zahlen sich doppelt aus. Für den Patienten, weil er auf ein optimiertes Arzneimittelsortiment zurückgreifen kann, das überflüssige oder gar gefährliche Medikamente ausschließt. Und für das Gesundheitssystem, weil damit auf Dauer Kosten gespart werden können, wenn möglichst wenige Arzneimittel zielgerichteter eingesetzt werden.

Teresa Petermann sieht daher dringenden Bedarf, das Pharmakologische Konsil noch auf weit mehr Patienten im Krankenhaus auszuweiten. Dazu bräuchte man aber mehr Pharmazeuten in den Kliniken angeschlossenen Krankenhausapotheken. Bleibt nur zu hoffen, dass dies bei Klinikverwaltungen und Entscheidungsträgern in den rund 2000 Krankenhäusern bundesweit bald ankommt. Die nächste Welle mit multimorbiden und hochaltrigen Patienten, die immer mehr Medikamente benötigen, rollt schon heran und wird auch in den nächsten 20 Jahren nicht abebben. Nicht nur im Klinikum Aschaffenburg, sondern in allen Krankenhäusern in Deutschland.

Wie mit dem mediTimer die richtige Einnahme von Arzneien sicherer wird

Wer kennt das nicht? Arzneimittel, die zu Hause irgendwo hingelegt werden und dann nicht mehr auffindbar sind. Oder Medikamente, die zwar wohlsortiert nebeneinanderliegen, von denen aber niemand mehr genau weiß, in welcher Reihenfolge sie wann wie eingenommen werden sollten. Ganz zu schweigen von flüssigen Arzneien, Salben oder selbst gekauften Medikamenten, die überhaupt nicht zu ordnen und zu überblicken sind, weil weder der Arzt noch der Apotheker und schon gar nicht der geriatrische Patient weiß, was da so alles Tag für Tag zur Anwendung kommt. Mit diesem Dilemma haben es nicht nur ältere Menschen zu Hause, sondern auch Pflegekräfte in Altersheimen und ambulante Pflegedienste zu tun.

All das hat Angelika Schulten keine Ruhe gelassen. Zumal die Dortmunder Apothekerin aus dem Stadtteil Huckarde, in dem viele Migranten und finanziell eher schlecht gestellte Menschen leben, mit etlichen weiteren Problemen zu kämpfen hat. Bei vielen, gerade älteren Kunden in ihrer Apotheke mitten im belebten Vorort Dortmunds mangelt es an der Übersicht und zum Teil auch an der Disziplin, Medikamente tatsächlich so einzunehmen, wie sie verordnet wurden. Die Folgen bleiben dabei natürlich nicht aus.

So wird jeder zweite über 70-jährige Patient aus Huckarde, der als Notfall in ein Krankenhaus gefahren werden muss, wegen Medikationsfehlern eingeliefert, hat Angelika Schulten festgestellt. Dafür gibt es hauptsächlich zwei Gründe. Sobald ein älterer und multimorbider Patient die Apotheke hinter sich gelassen hat, hat er – selbst bei bester Beratung – die meisten Informationen über die richtige Einnahme seiner sechs, zehn oder 15 Medikamente schon wieder vergessen. Zu Hause fällt er endgültig in ein »großes Informationsloch«, weil er nicht mehr genau nachvollziehen kann, welche Arznei morgens nach der Mahlzeit und welches Medikament abends vor dem Essen nun wann genau eingenommen werden muss.

Der zweite Grund ist, dass viele Arzneimittel für das Umverpacken aus der Originalverpackung in übliche Wochenpillendosen »vollkommen ungeeignet« sind, so der Biologe Alexander Burgwedel, geschäftsführender Gesellschafter des von ihm zusammen mit Angelika Schulten entwickelten Arzneimittel-Therapie-Sicherheits-Systems (AMTS). Denn die meisten Arzneimittel sollten aufgrund der Oxidationsgefahr, der Luftfeuchtigkeit und der Lichtempfindlichkeit in ihren Originalverpackungen verbleiben. Sonst passiert das Gleiche wie bei Lebensmitteln, die

Medikamente verderben. Um in die Pillendosenfächer zu kommen, müssen sie allerdings häufig aus der schützenden Verpackung herausgenommen werden. Zwar gibt es auch die sogenannte Neu-Verblisterung, in der die aus der Originalpackung entnommenen Tabletten erneut eingeschweißt werden. Aber auch das ist nicht optimal, weil die neu verblisterten Medikamente nicht denselben Schutz bieten wie original verpackte Arzneien.

Ein weiteres Problem der Neu-Verblisterung: 30 bis 60 Prozent der Arzneistoffe (Pulver, Salben, Säfte, Granulatbeutel, Zytostatika, Pflaster) lassen sich gar nicht verblistern. Sie laufen dann quasi nebenher mit. Verlässlich orientieren kann man sich da gerade als älterer Mensch wahrlich nicht.

Mit dem Medikationsplan, der ab Herbst 2016 im Zuge des E-Health-Gesetzes für alle Patienten mit mehr als drei Medikamenten eingeführt worden ist, soll sich das nun ändern. Doch ob das ausreichen wird, ist höchst zweifelhaft. Hier war Angelika Schulten ihrer Zeit weit voraus. Zum Beispiel mit ihrem innovativen Medikationsplan. Dort werden nicht nur alle Arzneimittel aufgelistet, sondern es wird auch genau beschrieben, wofür sie sind und wann und wie sie eingenommen werden müssen. Angegeben werden auch die Krankheiten, gegen die sie eingesetzt werden. Das bringt gerade den älteren Patienten mehr Klarheit.

Ein weiteres gravierendes Problem ist, dass die Patienten mit den Einnahmevorschriften und den Dosierungen nicht klarkommen, stellt die erfahrene Dortmunder Apothekerin immer wieder fest. Genau hier setzt der mediTimer an, an dem Angelika Schulten seit 15 Jahren tüftelt und den sie bis heute immer wieder verfeinert hat. Herausgekommen ist ein intelligentes System zur Verbesserung der Arzneimitteltherapiesicherheit (AMTS), das aus einem detaillierten und vor allem verständlichen Medikationsplan und einer festen Box zur Ordnung und Kontrolle aller Medikamente besteht. Und das war allerhöchste Zeit, findet Alexander Burgwedel.

In der Grundausstattung besteht der mediTimer aus drei verschiebbaren Kunststoff-Medikamentenboxen in einem Gehäuse und farblichen Etikettenbögen, auf denen feste Einnahmezeiten verzeichnet sind. Mit Erweiterungsmodulen kann der mediTimer so eingerichtet werden, dass er dem individuellen Medikationsplan genau entspricht.

Mit dem mediTimer die Medikamente begreifen lernen

Der Clou dabei: Alles, was zu einem bestimmten Einnahmezeitpunkt einzunehmen ist, ist in der entsprechenden Box einsortiert, etwa bei Tropfen die ganze Flasche oder bei Tabletten ein Blisterstreifen. Zur Anwendung wird die vorn im Gehäuse stehende Box (»nächster Einnahmezeitpunkt«) herausgeschoben und das nötige Medikament herausgenommen. Nach jeder Einnahme wandert das Medikament (etwa das Atemspray oder der Blisterstreifen) wieder in die Box zurück. So weiß man jederzeit, was man schon eingenommen hat und was noch einzunehmen ist. Sind alle Arzneimittel eingenommen worden, wird die Box hinten wieder in das Gehäuse hineingeschoben. Dieser Vorgang sorgt dafür, dass die nächste Box mit dem nächsten Einnahmezeitpunkt automatisch nach vorn durchgeschoben wird. Die richtige Einsortierung kann entweder in der Apotheke erfolgen oder mithilfe von Angehörigen selbst vorgenommen werden.

Weitere Vorteile dieses Systems sind:

- Nur sichere zugelassene Originalverpackungen kommen in einem kompakten und diskreten System zur Anwendung.
- Der Patient behält durch die Originalverpackung auch den vollen Haftungsschutz des Herstellers.
- Alle Darreichungsformen, zum Beispiel auch Säfte, finden im mediTimer Platz.

– Die Box ist modular für zusätzliche Einnahmezeiten bedarfs-
gerecht erweiterbar.
– Jede Mahlzeit hat eine Grundfarbe, zum Beispiel »Abends«
blau, die Einnahmevariante vor/zu/nach variiert von hell
nach dunkel.
– Das Farbleitsystem bietet vom Medikationsplan über die
Farbaufkleber für die Medikamentenschachteln bis hin zu
den richtigen mediTimer-Boxen einen durchgehenden Überblick über die richtigen Einnahmezeiten.

Am wichtigsten findet Alexander Burgwedel aber, dass die alten
Menschen ihre Medikamente durch die Originalverpackung, die
sie mithilfe von Tablettenausdrückern leichter öffnen können,
besser »begreifen« lernen. Selbst komplexe Medikationspläne
werden in eine einfache alltägliche Handhabung umgesetzt, was
gerade auch bei Laien »schnell in Fleisch und Blut übergeht«.

Aber auch die Pflegekräfte, die den mediTimer sowohl ambulant als auch in größeren Einheiten als Schubladenversion stationär zum Beispiel in Pflegeeinrichtungen nutzen können, verstehen mit diesem System besser, »was man da tut und wofür
dies gut ist«. Gerade in stationären Einrichtungen, in denen der
mediTimer bereits verstärkt benutzt wird, können auch die Pflegekräfte einen stärkeren und unmittelbareren Bezug zu den von
ihnen vielfach am Tag verabreichten Medikamenten herstellen.

Natürlich ist diese neue Form der Arzneimitteltherapiesicherheit auch in der Apotheke von Angelika Schulten bereits
etabliert. Das erkennt man rasch, wenn man eine gewisse Zeit
in der Apotheke verbringt. So treffe ich dort zum Beispiel auf
die 55-jährige Aymad S., die ihren mediTimer gleich mitgebracht
hat, um ihn aufzufüllen und zum Teil neu zu bestücken. Und
ihr Medikamentendosierer ist gut gefüllt, benötigt sie doch insgesamt sieben Medikamente gegen ihre Herz-Kreislauf-Erkran-
kung, gegen Schlafstörungen, gegen Bluthochdruck, gegen ihre

leicht depressiven Verstimmungen sowie zur Senkung ihrer nicht normgerechten Blutfettwerte. Den mediTimer findet sie »super«, weil alles schön übersichtlich ist und genau die Arzneien, die sie als Nächstes benötigt, durch das nachvollziehbare Sortier- und Schiebesystem ersichtlich werden. Bei den normalen Medikamentenblistern kann es schon mal vorkommen, »dass man sich vertut«, stimmt sie ihrer Apothekerin Angelika Schulten voll und ganz zu. Das Beste am mediTimer sei aber, dass man als Patient durch das »Begreifen« der Originalverpackungen seine Tabletten bewusster einnimmt und auch darüber nachdenkt, was man Tag für Tag so schluckt. »Ich hinterfrage so schon hin und wieder, ob ich das ganze Sortiment überhaupt noch brauche«, sagt Aymad S. Diese Bedenken leitet sie an ihren Arzt oder Apotheker weiter, wodurch sie ihr Arzneisortiment stets optimieren kann.

Diese Vorteile sieht Helga W. ganz genauso. Auch sie steht mit ihrem mediTimer in der Apotheke und lässt ihn von Angelika Schulten prüfen. Ihr Mann, so erzählt sie, habe die Box zwei Monate zuvor aus der Dortmunder Apotheke mitgebracht und ihr hingestellt, damit sie ihre Medikamente darin aufbewahren und ordnen kann. Die 65-Jährige benötigt zwar »nur« fünf Medikamente gegen zu hohen Blutdruck, die Blutfette, gegen Schlafstörungen sowie verschiedene Schmerzzustände. Anfangs habe sie über ihren Schatten springen müssen, weil für ältere Leute »Neuerungen immer Käse sind«, erinnert sie sich. Auch müsse man sich mit dem System erst mal gründlich befassen, um dann auch alles richtig zu machen. Jetzt kommt sie mit dem mediTimer aber gut zurecht und kann ihn nur jedem älteren Menschen, der gleich mit mehreren Erkrankungen zu tun hat, empfehlen.

Kleinere Schönheitsfehler treten durchaus auf. Einen davon hat Angelika Schulten seit Frühjahr 2016 abgestellt. Aus einer Box, die bis dahin aus Pappe bestand und viel zu groß war, ist nun eine sehr stabile, widerstandsfähige und dennoch sehr praktische und leicht bedienbare Kunststoffbox geworden. Schulten: »Wir haben gemerkt, dass das ästhetische Befinden auch bei sehr alten Menschen ungemein wichtig ist.« Und wichtig ist für geriatrische Patienten auch, dass Außenstehende nicht erkennen können, wie viele Arzneimittel sich im mediTimer tatsächlich befinden. Genau diesem Bedürfnis kann nun mit der festen und mit einer Sperre schließbaren Box entsprochen werden.

Doch wie kann der mediTimer, der in der Grundausstattung 24,95 Euro kostet (jedes Erweiterungsmodul um eine Box je 9,95 Euro), in Zukunft in die breite Versorgung gelangen? Auch hier haben Angelika Schulten und Alexander Burgwedel klare Vorstellungen. Wenn die Krankenkassen »clever« sind, werden sie das System in der nächsten Zeit nach und nach ihren Versicherten erstatten, weil es sich »nach vier bis sechs Wochen rechnet«, sagt die Dortmunder Apothekerin. Denn der mediTimer verhindere derart viele Einnahme- und Dosierungsfehler, dass damit schon in einer solch kurzen Zeit gerade bei alten und kranken Menschen enorme Gelder eingespart werden könnten. Belegbar ist diese These allerdings (noch) nicht, weil evaluierte Daten zum Nutzen des mediTimers bisher noch nicht vorliegen.

Als Fernziel peilt die Apothekerin dennoch an, dass künftig alle multimorbiden Patienten, die mehr als sechs oder acht Arzneien pro Tag einnehmen müssen, einen Gutschein von ihrer jeweiligen Krankenkasse erhalten, den der Apotheker dann wiederum bei der Kasse einreichen kann.

Würde dies eines Tages tatsächlich so kommen, würde nicht nur Angelika Schulten ihre immensen Investitionen zur Entwicklung dieses innovativen ATMS-Systems zurückbekommen. Gerade für geriatrische Patienten wäre eine Erstattung ein großer Gewinn. Die Arznei-Informationen des Apothekers, die er seinen alten wie jungen Kunden mit auf dem Weg gibt, würden nicht so schnell verpuffen, wie dies heute zumeist der Fall ist.

Man darf daher sehr gespannt sein, ob die Krankenkassen in naher Zukunft mitspielen werden.

Denn eines ist klar: Viele alte und kranke Menschen werden sich einen mediTimer mit einem Zusatzmodul zum Preis von rund 30 bis 35 Euro (unverbindliche Preisempfehlung) nicht leisten wollen oder auch leisten können. Allerdings können über das Internet oder in Apotheken bereits mediTimer preisgünstiger bezogen werden.

2. Warum der Hausarzt seine geriatrischen Patienten nicht mehr allein betreuen kann

Man kann es drehen und wenden, wie man will: Mediziner – so motiviert und kompetent sie auch sein mögen – sind heute immer weniger in der Lage, sämtlichen an sie gestellten Anforderungen gerecht zu werden, die aus dem medizinischen Fortschritt und den erhöhten Ansprüchen der Patienten resultieren. Im vorigen Jahrtausend war das noch eine Selbstverständlichkeit. Da nannte man die Ärzte nicht nur Halbgötter in Weiß, mitunter waren sie es auch.

Für die hausärztlich tätigen Ärzte trifft dieser Wandel in der Medizin in ganz besonderer Weise zu. Schon immer waren sie die primären Ansprechpartner für Patienten und erst recht für ältere kranke Menschen. Als eine solche verlässliche Bezugsperson hatten sie geradezu eine Lotsenfunktion.

Denn im Gegensatz zu Fachärzten müssen sich Hausärzte praktisch mit allen Krankheiten befassen. Um eine Diagnose stellen zu können, müssen sie aus einem ganzen Komplex von Symptomen erst einmal mühsam einzelne Puzzleteile zu einem großen Ganzen zusammenführen. Dabei muss gerade der Hausarzt – ganz anders als später der Facharzt – medizinisch in alle Richtungen denken und dabei auch noch die Persönlichkeit des Patienten samt seinen Verordnungswünschen und persönlichen Empfindsamkeiten mit einbeziehen. Die Deutsche Gesellschaft für Allgemeinmedizin und Familienmedizin (DEGAM) sieht in den Allgemeinärzten von heute Generalisten, die auf den ganzen Menschen spezialisiert sind. Doch der Mensch ist komplex und kompliziert. Krankheiten entstehen oft auch aus unzureichenden Umgebungsfaktoren, bei geriatrischen Patienten etwa durch Wohnbedingungen oder Einsamkeit. Auch hierauf muss der Hausarzt seinen diagnostischen Blick richten. Häufig muss er zudem das psychische Befinden und die emotionale Belastbarkeit gerade hochbetagter Patienten, die mit ihrem Leben schon fast abgeschlossen haben, ausloten. Zugleich muss er unter Umständen gegen eine gewisse Sturheit von Senioren ankämpfen und geduldiger Begleiter in sozialmedizinischen Fragen (etwa bei Kur- und Reha-Anträgen) oder bei der Sterbebegleitung sein.

Ärztemangel und Zeitnot

Hausärzte müssen sich zudem an Leitlinien und Qualitätsstandards – etwa bei der Behandlung von Bluthochdruck oder Diabetespatienten – orientieren und sie zur Maxime ihres Handelns machen, wohl wissend, dass diese in der Praxis gerade bei älteren Patienten oft nicht anwendbar sind oder sich teilweise sogar widersprechen. Diesen hohen und zum Teil widersprüchlichen fachlichen Standards stehen zusätzlich begrenzte Ressourcen des Arztes (Budgets, Bürokratie, volle Wartezimmer) gegenüber. All das trägt kaum dazu bei, den Bedürfnissen von Patienten und insbesondere von alten Menschen gerecht zu werden. Denn für alle diese Anforderungen braucht der Hausarzt vor allem eines: Zeit. Zeit, die er in der Regel nicht mehr hat. Das beklagt auch Hausarzt Dr. Ralf Berg in seiner Landarztpraxis im Schwarzwald. »Mit der Verwaltungsarbeit kommen wir Landärzte auf 70 bis 80 Wochenstunden, und das entspricht in keiner Weise mehr der Vergütung.« Der Landarztmangel habe daher »handfeste wirtschaftliche Gründe«.[14] Der begrenzte Honorartopf für einen älteren Patienten kann dann schnell aufgebraucht sein. Dann, so klagt Berg, bleibt der Hausarzt auf seinen Kosten sitzen.

In vielen Regionen der Republik gibt es einen Hausärztemangel. Da immer mehr Ärztinnen und Ärzte zumindest vorübergehend in Teilzeit und vorwiegend in Ballungsgebieten arbeiten wollen, fehlen gerade im hausärztlichen Bereich auf dem Land und abseits der großen Metropolregionen immer mehr Ärzte.

Das bekommt auch der Pforzheimer niedergelassene Allgemeinmediziner Dr. Peter Engeser zu spüren. Denn selbst in einer Stadt wie Pforzheim mit 119 000 Einwohnern ist die Zahl der Hausarztpraxen von ursprünglich einmal 45 auf heute 35 gesunken. Dies liegt einerseits am Ärztemangel und an einer verfehlten Bedarfsplanung von Arztstellen, andererseits aber auch daran, dass nicht mehr so viele Mediziner Hausärzte werden wollen. Die Praxen müssen daher immer mehr Patienten versorgen. Und diese Patienten werden immer älter. 80- bis 100-Jährige waren früher die absolute Ausnahme. Heute prägen sie das Praxisgeschehen entscheidend mit.

So erlebt es Engeser Tag für Tag. Seine Erfahrungen decken sich auch mit aktuellen landesweiten Erhebungen. Schon heute sind in Baden-Württemberg weit über zwei Millionen Menschen 65 Jahre und älter. Im Vergleich zu 1970 hat sich deren Anteil von knapp 12 auf rund 20 Prozent erhöht. In der Praxis eines Allgemeinarztes gibt es damit heute doppelt so viele alte Patienten wie noch vor 50 oder 60 Jahren. Noch extremer fällt der Anstieg der Pflegebedürftigen im Ländle aus. Bis 2030 wird deren Anzahl von heute gut 250 000 auf knapp 400 000 ansteigen. Wie dann die Versorgung aussehen soll, kann sich Peter Engeser nicht so recht vorstellen. Schon jetzt betreut er allein 200 Heimpatienten in zwölf Pflegeheimen. »Da geht nicht noch mehr«, sagt er klipp und klar. Hochgerechnet auf 2030 wären das bei gleichbleibender Anzahl von Hausärzten dann 350 Heimpatienten, die er betreuen müsste. Und es könnten sogar noch mehr werden, wenn sich der Trend fortsetzt, dass die eigenen Kinder allesamt arbeiten und die Enkel weit weg von Oma und Opa wohnen und somit für die Pflege ausfallen. Das System krankt also auch daran, dass es nicht mehr in die Strukturen eingebettet ist, für die es früher maßgeschneidert war. So potenzieren sich die Missstände: zu wenige Ärzte und fehlende Pflegekräfte und zu wenige Angehörige, die sich um ältere Menschen kümmern müssten.

Die Perspektiven auf dem Land sehen allerdings noch weit düsterer aus. Die Landesvertretung der Techniker Krankenkasse (TK) in Baden-Württemberg hat herausgefunden, dass 36 Prozent der kleinen Städte und Gemeinden schon heute die Zahl an Hausärzten für unzureichend halten. In jeder zweiten Kommune werden Befürchtungen laut, dass sich die Versorgungssituation bis 2020 weiter verschlechtern wird. Und bisher bleiben die Antworten auf diese Misere aus, wie Baden-Württembergs TK-Chef kritisiert:»Fast in jeder zweiten vom Hausärztemangel betroffenen Kommune gibt es keinen Plan, wie reagiert werden könnte.«[15]

Patienten werden hin- und hergeschoben

Hinzu kommen weitere schwerwiegende strukturelle Probleme, mit denen die Hausärzte konfrontiert werden und die in keiner Weise gelöst sind. Wie kaum in einem anderen Land der Welt werden Patienten in unserem Gesundheitssystem hin- und hergeschoben. Vom Hausarzt zum Facharzt und dann ins Krankenhaus – und nach einem Reha-Aufenthalt wieder zurück. So kommen sie rasch zustande, die berühmten 17 bis 18 Arztkontakte pro Jahr, mit denen sich Deutschland als »Weltmeister« im Ärzte-Hopping brüsten kann.

Und so sieht das dann in der Praxis aus: Franz M. ist 59 Jahre alt und in einer Betriebskrankenkasse versichert. Herr M. leidet an Diabetes, koronarer Herzkrankheit und Hypertonie. In einem Jahr hat der Patient sage und schreibe neun Ärzte aufgesucht: fünf Hausärzte, einen Dermatologen, einen Augenarzt, einen Orthopäden und einen HNO-Arzt. Hinzu kam eine stationäre Einweisung ins Krankenhaus. Jeder einzelne Arzt dokterte bei Franz M. so vor sich hin, ohne auf den anderen zu achten. Das ist – bei unbegrenzt freier Arztwahl in Deutschland – die Realität. Erschwerend kommt hinzu, dass viel zu viele Versicherte bei mehr als nur einem Hausarzt und gleich bei einer ganzen Latte von Fachärzten zeitgleich in Behandlung sind, was ihnen gesundheitlich aber eben nicht unbedingt hilft.

Die Lotsenrolle, mit der der Hausarzt die Patienten verlässlich durch den Gesundheitsdschungel führen soll, kann so von ihm kaum oder nur höchst unzureichend ausgefüllt werden, beklagt Peter Engeser. Seit Abschaffung der Praxisgebühr Anfang 2013 gilt dies umso mehr. Zwar weint der Praxisgebühr kaum jemand eine Träne nach, weil sie sowohl für die Ärzte als auch für die Patienten ein Ärgernis war. Zudem hatte die Gebühr mit der Zeit ihre eigentliche Funktion, die Patienten durch das System zu steuern, weitgehend eingebüßt, weil der Anfangseffekt mit der Zeit verblasste und es zu viele Ausnahmeregelungen gab. Mit dem Wegfall der Praxisgebühr aber haben zugleich alle Versicherten einen Freifahrtschein erworben, noch unkoordinierter durch das System zu irren und im Zweifel den Hausarzt noch häufiger außen vor zu lassen. Genau das war schon in der Zeit vor Einführung der Praxisgebühr das Problem gewesen. Denn finanziell hat der Patient ja gar nichts mehr zu fürchten, wenn er mit einer Bagatellerkrankung direkt einen Facharzt aufsucht oder im (vermeintlichen) Notfall mal eben schnell spätabends ohne große Not die Notfallambulanz des ortsansässigen Krankenhauses.

Gerade die engen Angehörigen alter und kranker Menschen machen davon – in Sorge um ihre Mutter oder ihren Vater – rege Gebrauch. Ein Hausarzt aber, der die Fäden gerade seiner geriatrischen Patienten in der Hand halten sollte, kann dies nicht gutheißen, vor allem wenn dann häufig Arztbriefe von anderen Ärzten oder aus der Klinik ausbleiben oder zu spät kommen.

Doch das Hin-und-Herspringen von Arzt zu Arzt ist längst nicht nur auf die Mediziner beschränkt. Mitunter wird auch ein Therapeut nach dem anderen aufgesucht. Wenn alles nicht weiterhilft, werden gerade auch von alten Menschen die schier unüberschaubaren Angebote der alternativen Heilmethoden ausprobiert. Manche Patienten laufen von Apotheke zu Apotheke, um sich dort zusätzlich mit nicht rezeptpflichtigen Mittelchen (sogenannte OTC-Präparate; »over the counter« – über die Ladentheke verkauft) einzudecken. Viele Behandlungen gerade bei multimorbiden und alten Menschen laufen nebeneinander her oder – schlimmer – schließen sich mitunter sogar aus, nur weil der eine zu wenig vom anderen und alle zusammen zu wenig vom Patienten wissen. Eine Versorgung aus einem Guss, so wie sie sich die meisten Patienten wünschen, ist so unmöglich.

Gute Steuerung würde Geld sparen

Und diese unkoordinierte Versorgung ist darüber hinaus teuer.

Nach den Ergebnissen einer Studie aus Bayern können beim vom Hausarzt gesteuerten Patienten im Vergleich zum ungesteuerten Patienten pro Jahr mindestens 9,65 Euro eingespart werden. Dies hat ein Vergleich von 1 229 372 ungesteuerten Patienten mit der gleichen Zahl von gesteuerten Patienten in Bayern ergeben, berichtete Prof. Antonius Schneider, Leiter des Lehrstuhls für Allgemeinmedizin an der Uni München, beim

Hamburger DEGAM-Kongress 2014. Je älter die Versicherten sind, desto größer sind die Einsparungen. Bei 60- bis 75-Jährigen lassen sich bei der gesteuerten Patientengruppe bereits 21,55 Euro einsparen. Bei der Altersgruppe 76 bis 110 sogar 29,80 Euro. Lediglich bei den 46- bis 60-Jährigen war kein signifikanter Unterschied zwischen beiden Gruppen auszumachen. Summiert man all dies, könnten bundesweit enorme Summen eingespart werden, wenn alle Patienten vom Hausarzt richtig gesteuert würden.

Dafür müssten ihm aber ausreichend Zeit und Mittel für die Behandlung bereitgestellt werden. In der von den Krankenkassen finanzierten Regelversorgung findet der Hausarzt solche Bedingungen nicht mehr vor. 55 bis 65 Euro pro Patienten und Quartal reichen für die Rundumversorgung gerade älterer Patienten bei Weitem nicht mehr aus. Das wissen die Krankenkassen natürlich auch, grundlegend geändert haben sie daran aber trotz einiger Honoraranpassungen in den vergangenen Jahren nur wenig.

Viel zu wenig, sagen die Hausärzte. Deshalb hat sich in den vergangenen Jahren – fast zwangsläufig – eine zweite Versorgungsebene etabliert, auf der die Krankenkassen selbst mit Partnern wie zum Beispiel ärztlichen Berufsverbänden eigene Verträge mit eigenen Regelungen abschließen können. Diese Strukturen sind in den vergangenen zehn Jahren mehr und mehr gewachsen. Vorreiter dieser Bewegung sind der AOK-Landesverband Baden-Württemberg und der Deutsche Hausärzteverband, die den starren Gesundheitskoloss in Deutschland kräftig aufmischen wollen. Wie ihr Konzept aussieht und ob es damit gelingt, die Versorgung gerade auch der älteren Patienten in Baden-Württemberg nachhaltig zu verbessern, erfahren Sie in den folgenden zwei Kapiteln.

Was Hausärzte tun könnten, aber am System scheitern

Die Ansatzpunkte des alternativen hausarztbasierten Versorgungsmodells, in das sich derzeit rund 1,5 Millionen AOK-Versicherte in Baden-Württemberg eingeschrieben haben, reichen bis ins Jahr 2007 zurück. Damals wurde im Wettbewerbsstärkungsgesetz der Gesetzlichen Krankenversicherung (GKV) erstmals die Lotsenfunktion des Hausarztes gesetzlich und damit auch politisch und finanziell gestärkt, indem durch vermehrte pauschalierte Leistungen mehr zeitliche Spielräume pro Patient geschaffen wurden. Damit sollten die Missstände beseitigt werden, die sich in den Jahren zuvor in der hausärztlichen Versorgung immer weiter aufgetürmt hatten.

Die Krankenkassen wurden seit 2014 vom Gesetzgeber verpflichtet, hausarztzentrierte Versorgungsverträge mit Vertragspartnern außerhalb der Kassenärztlichen Vereinigungen – zumeist mit ärztlichen Berufsverbänden – abzuschließen, um die Patientenströme besser steuern und gerade auch chronisch kranke und ältere Patienten intensiver betreuen zu können. Zudem sollte damit ihre Position als Hausarzt deutlich gestärkt werden.

Vorreiter dieser Bewegung ist Baden-Württemberg. Dort haben sich der Deutsche Hausärzteverband, der MEDI-Verbund (eine Gemeinschaft von Vertragsärzten und Vertragspsychotherapeuten) und die AOK Baden-Württemberg zusammengetan, um etwas ganz Neues zu schaffen: Ärzteverbände können mit den Krankenkassen eigene Verträge (sogenannte Selektivverträge) abschließen, ohne die Kassenärztlichen Vereinigungen (KV), die das bisher für die Ärzte mit den Krankenkassen ausgehandelt haben, einzubeziehen. Doch welchen Mehrwert haben die neuen Versorgungsverträge nun für alle Beteiligten? Das ist in einer Vielzahl von wissenschaftlichen Auswertungen insbesondere der Universitäten Frankfurt und Heidelberg in zwei Evaluationsberichten erforscht worden.

Der entscheidende Vorteil für die Ärzte ist sicherlich, dass viele Leistungen der Hausärzte pauschaliert und besser bewertet sind und so dem Arzt pro Patient mehr Zeit zur Verfügung steht. Die Patienten in Baden-Württemberg irren nicht mehr so orientierungslos im System herum wie die meisten anderen Patienten in unserem Gesundheitssystem. Die bessere Vernetzung von Haus-, Fach- und Klinikärzten führt nicht nur zu weniger Facharzt- oder Klinikeinweisungen, sondern reduziert auch Doppel- und Dreifachuntersuchungen. So sind in Baden-Württemberg bei eingeschriebenen Patienten die unkoordinierten Facharztbesuche, die ja gerade dann zustande kommen, wenn Patienten nicht richtig von ihrem Hausarzt durch das System gelotst werden, um 12,5 Prozent gesunken. Als Folge daraus ist auch die Polymedikation (Vielfachverschreibung von Medikamenten) um 15 Prozent geschrumpft. Davon profitieren natürlich insbesondere alte Menschen. Im Hausarztvertrag ist eine schnelle Terminvergabe im Zeitraum von zwei Wochen fest verankert und eine engere Anbindung der ambulanten ärztlichen Versorgung an Sozialdienste und die häusliche Pflege sichergestellt. Auch das reduziert die Suche nach weiteren notwendigen Diensten und somit auch die unkoordinierte und schnell ausufernde Anzahl der Kontakte zu Therapeuten und Pflegeeinrichtungen.[16]

Das nutzt insbesondere alten und kranken Menschen, stellt Dr. Robert Lübeck vom Institut für Allgemeinmedizin der Universität Frankfurt fest. Beim Jahreskongress der Deutschen Gesellschaft für Allgemeinmedizin und Familienmedizin (DEGAM) 2014 in Hamburg verglich er 298 000 Versicherte (über 65 Jahre) mit einer Hausarztzentrierten Versorgung (HzV) mit 269 000 Nicht-HzV-Versicherten. So nehmen fast drei Viertel der Typ-2-Diabetiker ab 65 Jahren (73,7 Prozent), die sich in den HzV-Vertrag eingeschrieben haben, am Disease-Management-

Programm (DMP) Diabetes – einem strukturierten Behandlungs-
programm für chronisch Kranke – teil. Bei Nicht-HzV-Versicherten ist es nicht einmal jeder Zweite (49,8 Prozent). Positiv ist nach
Ansicht von Robert Lübeck zudem, dass ältere HzV-Patienten
weniger Neuroleptika sowie Hypnotika und auch weniger nicht
empfohlene orale Antidiabetika verordnet bekommen als die
nicht eingeschriebenen Versicherten.

Das große Ziel – weniger Krankenhauseinweisungen

Auch die Hospitalisierungsrate konnte bei eingeschriebenen
Diabetes-Patienten um 2,5 Prozent gesenkt werden. Sie liegt bei
HzV-Patienten nun bei 33,5 Prozent (Nicht-HzV-Versicherte: 36
Prozent) Dies ist rein prozentual zwar kein so eindeutiger Unterschied. Trotzdem hat man daraus errechnet, dass so rund
2360 Krankenhauseinweisungen vermieden werden konnten.
Wie es aussieht, scheint die Hausarztzentrierte Versorgung also
durchaus in der Lage zu sein, die Missstände in der hausärztlichen Versorgung, unter der Patienten mit zunehmendem Alter
besonders leiden, abstellen oder zumindest merklich reduzieren
zu können. Und das, obwohl die HzV-Versicherten im Schnitt 15
Jahre älter sind als Patienten in der Regelversorgung.

Das belegen nun auch die Ergebnisse der dritten Evaluation
aus dem Jahr 2016.[17] Bereits die Krankenhaus-Einweisungsrate
fällt unter 100 Versicherten geringer aus (22 zu 26). Nach vier
Wochen müssen zwei Patienten weniger erneut wieder stationär
eingewiesen werden (17 zu 19). Und sowohl die stationären Kosten (5897 zu 6399 Euro) als auch die Gesamtversorgungskosten
(3877 zu 4026 Euro) fallen bei HzV-Versicherten niedriger aus.
Unter dem Strich spart der Hausarztvertrag für die Kassen sogar
Geld (35 Millionen Euro pro Jahr), obwohl die Versorgung viel
intensiver und enger ist, weil unnötige Kosten im Krankenhaus
oder bei der Arzneitherapie vermieden werden. Gespart wird

hierbei also nicht – wie so oft – auf Kosten der Versicherten, die durch schmerzliche Sparprogramme häufig auch gesundheitlich schlechter versorgt werden. Ganz im Gegenteil, den Patienten geht es dabei sogar besser. Dafür verantwortlich ist die bessere Kooperation von Haus- und Fachärzten, die sich an koordinierte und verbindliche Diagnose- und Behandlungspfade mit klaren Arbeitsteilungen und Berichtspflichten halten.

Und dabei geht auch der Facharzt nicht leer aus. So sind nach und nach eigene Facharztverträge zum Beispiel mit den Herzspezialisten, den Gastroenterologen, den Psychotherapeuten, den Neurologen und Psychiatern sowie den Orthopäden und Urologen und deren jeweiligen Berufsverbänden abgeschlossen worden. Für diese spezielle Kooperation mit dem Hausarzt erhalten sowohl der Haus- als auch der Facharzt, der zum Teil in der Regelversorgung auch nur mickrige Quartalspauschalen abrechnen kann, eine gesonderte und damit bessere Vergütung.

Insgesamt bekommt der Hausarzt für seine Leistungen je nach Ausgestaltung der Hausarztverträge, die mit jeder Krankenkasse separat abgeschlossen werden müssen, im Schnitt ein um mindestens 30 Prozent höheres Honorar als in der Regelversorgung (85 Euro pro Patient oder mehr). Warum, so fragt man sich dann, sind da nicht alle Ärzte und AOK-Patienten mit dabei? Weil es ein paar Pferdefüße gibt! Patienten und Hausärzte müssen sich in einen Vertrag einschreiben, wobei sich die Patienten – von wenigen Ausnahmen abgesehen – dazu verpflichten, immer zunächst ihren Hausarzt aufzusuchen. Eine Reihe von Hausärzten will auch nicht zum Büttel einer Krankenkasse werden und fürchtet, nicht mehr als Kassenarzt, sondern als Arzt für die Kasse arbeiten zu müssen, hört der Pforzheimer Allgemeinmediziner Dr. Peter Engeser immer wieder von seinen skeptischen Kollegen. Andere wiederum lehnen sich gegen die Pauschalierungen auf, weil sie besondere Einzelleistungen (etwa Hausbesuche) in Pauschalen nicht besonders gewürdigt sehen.

Und schließlich meiden manche Mediziner die Hausarztzentrierte Versorgung, weil sie keine Lust haben, Verträge mit so vielen unterschiedlichen Kassen abzuschließen und dann alle separat abrechnen zu müssen.

Die VERAH – Ansprechpartnerin besonders für alte Menschen

Dann können sie allerdings auch die Vorteile der Versorgungsassistentin in der Arztpraxis (VERAH) weniger nutzen. VERAHs sind besonders qualifizierte Medizinische Fachangestellte (MFA), die ein anspruchsvolles Fortbildungs-Curriculum mit qualifizierten Inhalten und verbindlichen Stundenkontingenten durchlaufen haben. Die bislang rund 10 000 VERAHs (Stand 2017) sind in allen bundesweiten Verträgen und in Baden-Württemberg das Juwel der hausarztzentrierten Versorgung, wie die Institute für Allgemeinmedizin der Universitäten Frankfurt und Heidelberg bereits mehrfach belegt haben.

»VERAHs übernehmen in zunehmendem Umfang patientennahe Tätigkeiten, wie zum Beispiel ärztlich abgestimmte Hausbesuche, Impf- und Medikamentenmanagement, Wundmanagement und Case-Management. Damit übernehmen sie hausärztlich relevante Aufgaben. Sowohl Hausärzte als auch VERAH beschreiben eine bessere Versorgung der Patienten und eine zeitliche Entlastung für den Arzt. Chronisch Kranke profitieren durch die kontinuierliche Betreuung und eine zusätzliche Ansprechperson. Für die Berufsgruppe der Medizinischen Fachhelfer/Arztangestellten (MFA) ergeben sich neue Berufsperspektiven.«[18]

Und diese Potenziale nutzen sie zum Vorteil von Patient und Hausarzt in voller Weise aus, wie eine Befragung von 87 Versorgungsassistentinnen aus 81 Hausarztpraxen ergeben hat.[19] 22 Prozent der VERAH meinen, dass die von ihnen betreuten

Patienten durch ihre Beratung besser informiert sind. 16 Prozent sehen die Patienten auch medizinisch besser versorgt. 15 Prozent vermitteln erfolgreich psychosoziale Hilfen oder einen besseren Zugang zum Gesundheitssystem. Wesentlich für den Wert der VERAH-Arbeit ist aber ein Faktor, der sich gar nicht in Zahlen ausdrücken lässt: Eine VERAH kann sich beim Hausbesuch Zeit lassen. Sie kann die häusliche Situation unter die Lupe nehmen, Gefahrenherde abstellen, Hilfsmöglichkeiten aufzeigen und dadurch die Selbstständigkeit der Patienten erhöhen. Und sie kann mit den Patienten zu Hause über »heikle Themen« sprechen, die kaum oder nie an einen Arzt herangetragen würden. Das kann ein Streit in der Familie sein oder ein schambehaftetes Thema wie etwa Inkontinenz.

Fazit: Je mehr Leistungen an nicht ärztliche Kräfte übertragen werden könnten, desto mehr Spielraum bleibt, um sich als Mediziner den wirklichen – rein ärztlichen – Aufgaben widmen zu können. Und die gibt es angesichts der demografischen Entwicklung mit immer mehr alten und kranken Patienten und immer weniger Hausärzten noch zur Genüge, sodass kein Arzt fürchten muss, sein Terrain an die VERAH abzutreten.

Für dieses Modell spricht schließlich auch, dass es ständig weiterentwickelt wird. Zum Beispiel die VERAH-Plus, die sich primär auf die Betreuung sehr alter oder dementer Menschen konzentrieren soll. Oder auch die Tele-VERAH (siehe S. 191 ff.) oder die VERAH-Care, die künftig stärker als Fallmanagerin fungieren soll und die Leistungen von Ärzten, Therapeuten, Hilfsmittelanbietern oder Pflegeteams zusammenführen wird. In Baden-Württemberg sind also jahrzehntelang zugemauerte Fronten aufgebrochen und damit auch eine ganze Reihe von Missständen spürbar beseitigt worden.

Der oberste Gesundheitsweise in Deutschland, Prof. Ferdinand Gerlach aus Frankfurt, vergleicht die Verbesserungen für die über 65-jährigen Patienten in der hausarztzentrierten Versorgung mit einem großen Tanker, der sich mit seinen graduellen Kursänderungen für eine zunehmend relevante Anzahl von Patienten in die gewünschte Richtung vorwärtsbewegt. Langsam zwar, aber er kommt in Fahrt. Bislang aber nur in weiten Teilen Baden-Württembergs und nur ansatzweise auch in anderen Bundesländern.

Doch es wird höchste Zeit, dass der Tanker weiter in andere Gewässer in anderen Regionen des Landes vordringt, um auch dort die verbreiteten Missstände in der hausärztlichen Versorgung anzugehen. Dafür muss er aber noch eine Menge Wasser zur Seite schieben. Doch zumindest die Richtung ist schon einmal eingeschlagen. In der Pforzheimer Allgemeinarztpraxis und bei weiteren 4300 Haus- und Kinderärzten im Ländle. Wie gut das funktioniert, können Sie in der folgenden Reportage lesen.

Mit der medizinischen Fachkraft auf Tour

Ich bin unterwegs im Ländle. Aus Sicht der meisten deutschen Hausärzte und der Medizinischen Fachangestellten (MFA) sogar im Musterländle. Nein, von paradiesischen Zuständen ist die ambulante Versorgung auch in Baden-Württemberg noch weit entfernt. Aber eine gute Wegstrecke hin zu einer guten ambulanten Betreuung und Behandlung insbesondere alter und kranker Menschen ist dort bereits zurückgelegt worden.

Um mehr darüber herauszufinden, bin ich unterwegs nach Pforzheim. Dort bin ich mit dem Allgemeinarzt Dr. Peter Engeser und Andrea Schreiter, seiner leitenden Medizinischen Fachkraft (MFA), verabredet. Die gutgehende Praxis liegt mitten im Herzen der 119 000 Einwohner großen Stadt, dem Abbild einer typischen mittelgroßen Kommune in Deutschland. Beide Gesprächspartner sind dafür prädestiniert, mir Antworten auf meine Fragen zu geben. Peter Engeser deshalb, weil er als Facharzt für Allgemein- und Palliativmedizin viele alte Menschen in der Praxis und zu Hause betreut – in der Mehrheit nach dem Modell der hausarztzentrierten Versorgung im Südwesten. Zudem betreibt er als Verfechter von Hausarztverträgen eine akademische Lehrpraxis an der Universität Heidelberg. Andrea Schreiter wiederum ist Diät- und Ernährungsberaterin und mehrfach fortgebildete MFA sowie Versorgungsassistentin in der Arztpraxis (VERAH) und damit eine Person, ohne die das Modell im Ländle gar nicht funktionieren würde. Doch was unterscheidet die hiesige Praxis von den meisten anderen Hausarztpraxen in Deutschland, wenn es um die Versorgung älterer Menschen geht?

Um mir genau davon ein Bild zu machen, gehe ich mit Andrea Schreiter in Pforzheim auf Hausbesuchstour. Wir steuern zwei alte Patienten an, die Andrea Schreiter seit dem Jahr 2000 betreut. Willi H. ist 83 Jahre alt und war bis vor zwei Jahren noch in jeder Weise fit. Dann erkrankte er an einer Spinalkanalstenose und musste vor eineinhalb Jahren gleich zweimal an der Hüfte operiert werden. Eine Blutvergiftung (Sepsis) führte dazu, dass er vollends aus der Bahn geworfen wurde und sogar wiederbelebt werden musste. Jetzt hat er sich wieder gut erholt, lebt zu Hause und wird von seiner Frau versorgt, kann sich aber nur mithilfe des Rollators oder mit Krücken fortbewegen. Geistig ist er nach wie vor topfit, die *Frankfurter Allgemeine Zeitung* zählt zu seiner täglichen Lektüre. Von der VERAH und dem Doktor wird er in regelmäßigen Abständen besucht. So auch heute.

Andrea Schreiter überreicht ihm zunächst einmal die gewünschten Rezepte für Krankengymnastik und Lymphdrainage und eine Überweisung zum Orthopäden. »Da ist heute Morgen gerade meine Frau, und die hat Monate auf einen Termin warten müssen«, beklagt er sich. Das ist eine Steilvorlage für Andrea Schreiter. Wer sich in einen Hausarztvertrag eingeschrieben hat, muss das nicht befürchten. Innerhalb von 14 Tagen sorgt der

Hausarzt dafür, dass ein Termin mit dem Orthopäden, dem Urologen oder dem Neurologen zustande kommt. »Ein unschätzbarer Vorteil gerade für ältere Patienten«, meint Andrea Schreiter. Danach macht sie den sogenannten Quick-Test, bei dem sie feststellt, dass das Blut des Patienten etwas zu dick ist. Willi H. soll deshalb heute eine ganze anstatt nur eine halbe Tablette des Blutverdünners Marcumar einnehmen. Doch mit seinem Medikamentensortiment für die Schilddrüse, den Blutdruck und den Magenschutz ist der 83-Jährige nicht zufrieden. Wegen der Rabattverträge, die die Krankenkassen aus Kostengründen immer wieder mit anderen Herstellern abschließen, »krieg ich vom Apotheker jedes Mal was anderes und vielleicht auch nur einen billigen Ersatz«, schimpft er drauflos. Zwar versucht ihn Andrea Schreiter zu beruhigen, weil die Wirkstoffe ja stets die gleichen sind. Dennoch räumt sie ein, dass mit anderen Mitteln die Wirkung subjektiv anders sein könne. Nach Rücksprache mit Peter Engeser kreuzt sie daher auf den Rezepten an, dass der Apotheker nicht wieder die Medikamente austauschen darf.

Die VERAH »tut auch der Seele gut«

Willi H. hat gerade bei der Arzneitherapie eine ganze Reihe von Vorteilen, wenn er sich in einen Hausarztvertrag einschreibt. Zum Teil ist er von gewissen Medikamentenkosten befreit, die normalerweise anfallen würden. Zudem kann er darauf bauen, dass auch sein individueller Arzneiplan bei den viermal im Jahr stattfindenden Qualitätszirkeln, in denen sich die Ärzte austauschen und die Medikation in kritischen Fällen überprüfen, zur Sprache kommt. So wird die medikamentöse Behandlung immer wieder optimiert oder verändert, wenn zum Beispiel Medikamente gar nicht zueinanderpassen. Und schließlich wird das Medikamentenmanagement eines jeden Arztes in der hausarztzentrierten Versorgung einmal im Quartal – immer wieder für andere Erkrankungen und Arzneigruppen – vom Göttinger Aqua-Institut abgeglichen und überprüft. So kann der 83-Jährige tatsächlich darauf vertrauen, immer die für ihn beste Blutdruckbehandlung zu bekommen.

Genau diese fachliche Kompetenz, gepaart mit der persönlichen Zuwendung, schätzt der 83-Jährige sehr. Das spürt auch Andrea Schreiter: »Er weiß es zu würdigen, wenn man nach ihm guckt.« Und Zeit bleibt dann immer noch für ein Schwätzchen. »Das«, so sagt sie, »tut dann der Seele gut.«

Das kann Katrin M., die wir als Nächste aufsuchen und die sich von Beginn an in den Hausarztvertrag eingeschrieben hat, ohne Wenn und Aber genauso unterschreiben. Doch schon beim Eintritt in ihre Wohnung erkenne ich, dass bei der 84-Jährigen alles ganz anders ist. Eine Telefonschnur schlängelt sich lose über den gesamten Flur bis ins Wohnzimmer hinein. Eine typische Stolperfalle, über die Katrin M. bei der ganzen Aufregung über unser Kommen fast mit ihrem Rollator gestürzt wäre. Andrea Schreiter schiebt das Telefonkabel zur Seite, sodass die größte Gefahr gebannt ist. Fürs Erste, denn das Kabel wird bald wieder quer über den Flur liegen. Aber es lauern weitere Gefahren, kommen doch bei der 84-Jährigen so viele Krankheiten zusammen, dass es ein Wunder ist, dass sie noch zu Hause alleine (über)leben kann: schwere Inkontinenz, Vorhofflimmern und eine schwere Herzinsuffizienz, unregelmäßiger Blutdruck, zu hohes Cholesterin, Probleme mit der Schilddrüse und, und, und … Das akuteste Problem ist ihre sich ständig verschlechternde Sehschwäche. »Ich brauche dringend eine Überweisung zum Augenarzt«, sagt sie. Die aber hat Andrea Schreiter nicht dabei. Dafür drei andere Rezepte, die die 84-Jährige benötigt, weil ihr Vorrat an Blutverdünnungsmitteln, Herz- und Blutdruckmedikamenten aufgebraucht ist. Doch zugleich taucht ein neues Problem auf. Katrin M. kann mit ihrem Rollator nicht mehr aus dem Haus, und ihr stehen auch keine nahen Angehörigen zur Seite, weil ihre Tochter selbst schwer krank ist und die Enkel weit weg wohnen. Auch hier fackelt die VERAH nicht lange, kassiert die Rezepte wieder ein und bringt sie später beim Stammapotheker selbst vorbei.

Kopfschmerzen bereitet Andrea Schreiter auch der Medikationsplan der Seniorin, weil dieser mittlerweile drei Jahre alt ist und inzwischen die undeutlich leserlichen handschriftlichen Ergänzungen überwiegen. Da muss schnell ein neuer Plan her, den sie umgehend in der Praxis ausstellen wird. Natürlich dürfen auch hier nicht die Messung des Blutdrucks und der Quick-Test fehlen. Mit den Werten ist Andrea Schreiter heute sehr zufrieden.

Altersstarrsinn und finanzielle Engpässe

Weniger begeistert ist sie darüber, dass die 84-Jährige darauf beharrt, auch künftig weiter alleine in ihrer Wohnung leben zu wollen. Alternativen wie das betreute Wohnen oder das Altenoder Pflegeheim lehnt sie rundweg ab. »Kommentar überflüssig«, mit diesen Worten beendet Katrin M. das für sie ungeliebte Thema, bevor das Gespräch darüber überhaupt begonnen hat. Das nächste Mal wird Andrea Schreiter damit aber wieder vorpreschen. Die Unterstützung, die die 84-Jährige erhält (einmal Beinewickeln täglich, einmal Duschen pro Woche und eine Einkaufs- und Putzhilfe pro Woche), wird nicht mehr lange ausreichen. Auch ein Nachbar, der ihr ab und zu auf Zuruf ein frisches Brot mitbringt, wird ihre Probleme auf Dauer nicht lösen können. Vielleicht wird sie ja doch irgendwann einsichtig werden, zumal sie zu »ihrer VERAH« wie auch zu ihrem Hausarzt Peter Engeser absolut großes Vertrauen hat. Für Andrea Schreiter ist die 84-Jährige ein Paradebeispiel für den Einsatz einer VERAH: »Wenn die Leute nicht mehr aus dem Haus kommen, dann geht unsere Arbeit erst richtig los.«

Beim Abschied hat sie aber diesmal kein gutes Gefühl, da Katrin M. fast wieder über das Kabel im Flur gestolpert wäre. Sorge bereitet ihr auch, dass die 84-Jährige zum ersten Mal eingesteht, sich tagsüber zu langweilen. Kein Wunder, muss sie doch von Tag zu Tag auf ein Stückchen mehr Lebensqualität verzichten. Ihre Zukunft ist daher ungewisser denn je. Denn zum Altersstarrsinn gesellen sich auch noch finanzielle Engpässe. Für Andrea Schreiter eine Herausforderung, der sie sich aber auch in Zukunft stellen will.

Die beiden Fallbeispiele zeigen, wie gut die beiden geriatrischen Patienten im Rahmen der hausarztzentrierten Versorgung in Baden-Württemberg individuell und auf ihre Bedürfnisse ausgerichtet versorgt werden.

Doch das ist noch längst nicht alles, was die VERAH gerade für multimorbide und alte Patienten leistet. Auch in der Praxis selbst nimmt sie dem Hausarzt Arbeiten ab, die er vor nicht allzu langer Zeit niemals freiwillig abgetreten hätte. Zum Beispiel die voll umfassende Versorgung chronisch kranker Patienten mithilfe der sogenannten Disease-Management-Programme (DMP). Das sind strukturierte Programme für – zumeist ebenfalls ältere – chronisch Kranke, bei denen feste Abläufe befolgt und immer wieder neu ausgerichtet werden müssen. Die Spannweite, in der die Medizinischen Fachangestellten hier eingesetzt werden, geht so weit, dass sie die chronisch Kranken fast ausschließlich alleine anleiten und betreuen und mit dem Arzt, der dafür auch eine extra Vergütung erhält, nur noch die Ergebnisse und gegebenenfalls neue Behandlungsstrategien besprechen müssen. Diese Strategie ist erfolgreich, bestätigt auch der Pforzheimer Allgemeinarzt: »Wir sehen jeden Tag, dass sich bei den DMP-Patienten etwas bewegt. Selbst bei aussichtslosen Patienten kann die VERAH viel bewirken und so zum Beispiel eine Dialyse um drei oder vier Jahre hinausschieben. Für den Patienten ist das eine enorme Verbesserung seiner Lebensqualität.«

Verwunderlich ist das auf den ersten Blick schon, weil die VERAH ja nicht komplett die Arztrolle übernehmen kann. Doch auch hier hat Peter Engeser die passende Antwort parat: »Die VERAH hat einen anderen Zugang zum Patienten, bringt mehr Zeit mit und bewegt sich mit ihm eher auf Augenhöhe.«

Die Einsatzfelder einer VERAH gehen aber noch weit darüber hinaus: Wundversorgung im Alltag, Kompressionsverbände, Versorgung von Verbrennungen und das gesamte Präventionsmanagement (etwa zu Fragen der Ernährung, Bewegung und den Impfungen). Und auch hier kann sie – gerade bei der jungen und älteren Generation – eine Menge positive Impulse setzen. Etwa beim Impfmanagement, das Andrea Schreiter vom Erstellen des Impfplans bis hin zur Kontrolle eigenständig abarbeitet. »Heute«, so Engeser, »sind wir in der Praxis beim Impfen wieder prima aufgestellt. Die VERAH ist also in vielen Bereichen für uns Hausärzte Gold wert.«

Das gilt ganz besonders dann, wenn die VERAH auch noch das »Case Management« von bestimmten besonders betreuungsbedürftigen alten und kranken Patienten in der Praxis übernimmt. Wie zum Beispiel Andrea Schreiter mit dem Programm »Hausarzt-Praxis-basiertes Case Management« (PraCMan) für chronisch kranke Patienten. Das ist die höchste Stufe des Versorgungsgrades, die von nicht ärztlichen Fachkräften geleistet werden kann. Denn da klettert die Medizinische Fachangestellte dann noch einige Stufen höher, weil sie fast die komplette Betreuung alter und multimorbider Patienten krankheitsübergreifend leistet und dabei nur noch von einer entsprechenden Software und bei Bedarf vom Hausarzt unterstützt wird. PraCMan besteht aus vier Stufen, einem ausführlichen Assessment, einem Hilfeplan, einer Zielvereinbarung und schließlich dem ganz besonders wichtigen Monitoring zur Kontrolle all dieser Schritte. Es findet alle drei oder sechs Wochen statt und dauert zehn bis 15 Minuten. Mit dem Patienten wird dabei besprochen, was gut und weniger gut läuft, und dies wird dann zusammen mit dem Arzt ausgewertet. Daraus ergeben sich immer wieder neue Zielvereinbarungen, Grenzwerte oder Behandlungsschemata.

Der persönliche Einsatz und die fachliche Kompetenz der VERAH sind hierbei immens. Daher wird das Hausarzt-Praxis-basierte Case Management auch mit einer Pauschale von 320 Euro pro Jahr und Patient vergütet. Sehr viel Geld auf den ersten Blick. Mit der engmaschigen Betreuung alter und vielfach kranker Patienten wird aber auch viel Geld eingespart. Wenn bei jedem Patienten nur eine einzige Krankenhauseinweisung vermieden werden kann und man dafür nur einen minimalen Betrag von 1500 Euro ansetzt, können dafür viele VERAHS viele Jahre lang ihr wertvolles Case-Management leisten, das plötzlich gar nicht mehr so teuer ist. Und man kann davon ausgehen, dass mit PraCMan sehr viel mehr Krankenhausaufenthalte vermieden werden können.

Während alte Menschen also in größeren Städten auf Hausärzte und VERAHs zurückgreifen können, gibt es immer mehr Gemeinden und Regionen, in denen gar keine Hausärzte mehr sind. Kann zum Beispiel eine Gemeindeschwester, wie sie es früher schon einmal gab, mit einem modernen Facelifting diese Lücke füllen? In einer Region in Hessen wird dies zumindest versucht. Auf welche Weise und mit welchen Ergebnissen, darüber informiert die nächste Reportage aus dem mittelhessischen Lich.

Die Gemeindekrankenschwester vor Ort

Kennen Sie Muschenheim? Vermutlich nicht. Auch ich hatte noch nie von der mittelhessischen Kleingemeinde mit ihren 950 Einwohnern gehört, obwohl ich in der nur wenige Kilometer entfernt gelegenen Universitätsstadt Gießen studiert habe. Doch jetzt steuere ich Muschenheim ganz bewusst an, weil ich mehr über das dortige Gemeindeschwesterprojekt – ein Modell des Landes Hessen, das auf Initiative des Mediziners Dr. Detlef Kuhn entstanden ist – erfahren möchte. Deshalb bin ich im sogenannten Kommunikationszentrum mit zwei Gemeindekrankenschwestern und drei älteren Mitbürgern der Gemeinde verabredet.

Und die legen gleich richtig los, bevor ich meinen Fragenkatalog überhaupt aus der Tasche holen kann. Die Eheleute Ruth und Volker M. zum Beispiel, die gar nicht groß beklagen, dass es in Muschenheim bis heute noch nie einen Hausarzt gegeben hat. Angesichts des Ärztemangels wird das wohl auch in Zukunft so bleiben. Nicht nur in Muschenheim, sondern in immer mehr kleinen und abgelegenen ländlichen Kommunen in Hessen und in ganz Deutschland. Oftmals stellt sich dann die Frage, wie die gesundheitliche Versorgung gerade älterer Menschen überhaupt noch aufrechterhalten werden kann. Denn viele ältere Patienten sind heute auf öffentliche Verkehrsmittel angewiesen, um einen Arzt aufsuchen zu können. Der Hausbesuch als Alternative ist gerade auf dem Land sehr aufwendig und nicht immer zu leisten.

Für die 71-jährige Ruth M. stellt sich dieses Problem nicht. Denn sie kann mit ihrer Erkrankung Fibromyalgie (chronische und heftige Schmerzen der Muskulatur und der Skelettweichteile) auf ihre Gemeindekrankenschwester Ingeborg Marx zurückgreifen, die sie als versierte Krankenschwester »fantastisch« unterstützt. »Mit ihr kann ich über alles reden, was mir auf den Nägeln brennt«, sagt sie. Ohne die Gemeindekrankenschwester, die sich mit ihrem Krankheitsbild gut auskennt, und natürlich ohne ihren ein paar Kilometer entfernten Hausarzt stünde sie vollkommen allein dar. Dabei hat sie ihr Ehemann Volker zum ersten Termin förmlich »mitschleppen« müssen. Der 74-Jährige hat medizinisch noch dringenderen Beratungsbedarf, ist er doch vor einigen Jahren an der Lunge operiert worden und muss auch schon länger mit einem Schrittmacher leben. »Ich komme alle 14 Tage hierher und lasse mich hin und wieder mal durchchecken«, sagt er. Dazu gehört die Bestimmung von Größe, Gewicht und Temperatur, die Messung von Blutdruck, Blutzucker und Herzfrequenz, die Erfassung der eingenommenen Medikamente sowie eine standardisierte Beurteilung seines Gesamtzustandes. Mitunter wird auch ein geriatrisches Assessment vorgenommen. Alles wird dann penibel genau in ein Gesundheits-Checkheft eingetragen, das speziell für das Gemeindeschwesterprojekt entwickelt worden ist. Bei kritischen Befunden wird umgehend der nächsterreichbare Hausarzt eingeschaltet.

Über ein solches Checkheft verfügt auch die 79-jährige Maria D. Sie hatte sich vor zwei Jahren ein Bein gebrochen und war froh, dass sie zum regelmäßigen Verbandswechsel nicht immer zur nächsten Arztpraxis ins fünf Kilometer entfernte Lich fahren musste. Ingeborg Marx übernahm in Rücksprache mit dem Hausarzt diese Aufgabe gern und erledigte sie fachmännisch, wie Maria D. beteuert. Auch ihren diabeteskranken Mann betreut die Gemeindeschwester und kommt dafür in Ausnahmefällen auch nach Hause, weil ihr Mann niemals von sich aus in das Kommunikationszentrum gehen würde. Mindestens genauso wie die medizinische Begleitung schätzt die 79-Jährige allerdings den »sozialen Aspekt« der Arbeit von Ingeborg Marx. »Mit ihr kann ich darüber reden, was mir wichtig ist, und das tut mir dann auch gut.« Das können auch private Probleme sein, und das Gespräch kann dann schon mal eine halbe Stunde dauern.

Aktiv bis 100 – mit Bewegung ist alles möglich

Darüber hinaus stoßen die Gemeindekrankenschwestern aber noch ganz andere Dinge an. Zum Beispiel haben sie in Muschenheim eine Männersportgruppe gegründet, an der 70- bis 84-Jährige teilnehmen, darunter auch Volker M. An einer anderen Sportgruppe, die unter dem Motto »Aktiv bis 100« läuft, nimmt Claudia M. teil. Als 71-Jährige zählt sie dabei noch zu den jungen Aktiven. Die Alterspanne reicht bis zum Alter von 93 Jahren und bezieht auch Menschen ein, die bereits ein wenig dement sind oder sich nur noch mit Rollator bewegen können. »Da machen wir dann vorwiegend Hockergymnastik und auch ein wenig Gedächtnistraining«, sagt Ingeborg Marx.

Sportaktivitäten bietet auch die Gemeindekrankenschwester Beatrice Fölsing im benachbarten 900 Einwohner kleinen Flecken Eberstadt an, das ebenfalls dem Licher Gemeindeschwesterprojekt angehört. Und jeden Dienstag vor und nach der Reha-Sportgruppe gibt es eine Schwesternberatung für die Eberstädter. Und das, obwohl in der Gemeinde zumindest zweimal pro Woche ein Arzt noch eine mobile Außensprechstunde anbietet. Doch auch in Eberstadt gehen viele gern zur Gemeindekrankenschwester, weil sie sie schon lange kennen und ihr vertrauen. Sehr gern wird von den älteren Mitbürgern der Gemeinde auch der gemeinsame Mittagstisch angenommen, der in Eberstadt einmal im Monat und in Muschenheim sogar wöchentlich stattfindet. »Das Essen ist dabei eigentlich Nebensache«, sagt Beatrice Fölsing. Wichtiger ist, dass die alten Menschen aus dem Haus und mit anderen ins Gespräch kommen. Das ist im Übrigen auch der Grund dafür, dass die Licher Gemeindekrankenschwestern nicht so viele Hausbesuche machen. »Die Leute sollen aus ihrem Haus einmal raus und müssen dafür aktiv werden.« Daher bieten die Schwestern im Beratungszentrum ihre Sprechzeiten zweimal pro Woche für rund vier bis fünf Stunden an, die über eine 450-Euro-Stelle vergütet werden.

Wie sieht aber nun – über die beschriebenen Fallbeispiele und Einzelaktivitäten hinaus – die Gesamtbilanz des Licher Modellprojekts aus? Das hat Prof. Erika Baum, Präsidentin der Deutschen Gesellschaft für Allgemeinmedizin und Familienmedizin

(DEGAM) und selbst noch als Hausärztin tätig, in einer wissenschaftlichen Evaluation herausgefunden. Grundsätzlich können die Gemeindekrankenschwestern durchaus als Gegenpol zum Rückzug der stationären wie auch der ambulanten medizinischen Versorgung in der Fläche gerade in ländlichen Regionen angesehen werden. Da dieser Rückgang für viele Gemeinenden eine »existenzielle Bedrohung« darstellt, sollten Kommunen hier aktiv entgegensteuern. Die Gemeinden Muschenheim, Eberstadt, Bettenhausen und Birklar haben sich im Rahmen des Licher Gemeindeschwesterprojekts dieser Herausforderung gestellt. Und das durchaus mit Erfolg, wie die folgenden Ergebnisse zeigen:

- Die Wegzeit zur Gemeindeschwester ist mit 12 Minuten deutlich kürzer als zum nächsten Arzt (36 Minuten).
- 93 Prozent schätzen die persönliche Beziehung zur Gemeindeschwester.
- 98 Prozent hatten das Gefühl, dass die Gemeindeschwester ausreichend Zeit hatte und dass sie mit ihren Anliegen und Gesundheitsproblemen verstanden wurden.
- Als besonders wertvoll wird die soziale Kontrolle angesehen, wenn zum Beispiel alte Menschen rasch viel an Gewicht verlieren oder wiederholt stürzen. Verwahrlosungstendenzen können so früher aufgedeckt und den Betroffenen kann geholfen werden.
- Immerhin 13 Prozent (9 von 67 Befragten) gaben an, dass der Besuch der Gemeindekrankenschwester einen Besuch beim Hausarzt ersetzt hat. Insgesamt kann aber eine Gemeindeschwester die breite medizinische Abdeckung eines Hausartes – erst recht bei »kritischen Ereignissen« oder bei Notfällen – nicht ersetzen.

Allerdings räumt Erika Baum auch ein, dass die Kooperation mit den Hausärzten nicht immer optimal verläuft. Ärzte, die wie etwa in Eberstadt wöchentlich mobile Sprechstunden anbieten, sahen für die Gemeindeschwestern zunächst keine medizinische Notwendigkeit. Mitunter gab es sogar eine »Blockadehaltung«. Die Hausärzte in der nahe gelegenen Kreisstadt Lich hingegen begrüßten das Projekt durchaus, weil es die ortsnahe Bindung ihrer Patienten stärkt und ihnen selbst (Fahrt-)Zeit erspart. Die Gemeindeschwestern gelten dort als eindrucksvolles Beispiel dafür, was man dem Dilemma entgegensetzen kann, wenn Hausärzte zunehmend Mangelware sind oder wohnortnah komplett fehlen.

Erika Baum sieht den größten Nutzen »im hohen Potenzial der Schwestern als echte Kümmerer«. Diesen hohen Wert bestätigt auch Prof. Dr. Dr. Reimer Gronemeyer vom Institut für Soziologie der Universität Gießen. Er sieht in den Aktivitäten der Gemeindeschwestern vor allem ein Gegenmodell zum zunehmenden Verfall traditioneller Gemeinschaftsstrukturen in kleinen Kommunen. Vielfach bricht dort alles zusammen – wie auch in Muschenheim, wo nur noch ein Metzger und ein Brotladen übrig geblieben sind. Auch die Bindung zur Kirche, die vielen gerade älteren Menschen noch Halt geboten hat, ist in den vergangenen 15 Jahren mehr und mehr verloren gegangen. All dies beschleunigt den Prozess der Vereinsamung, den nur zivilgesellschaftliches Engagement eindämmen kann.

Und genau solche Aktivitäten zeichnen die Arbeit der Gemeindeschwestern aus, betont Volker Lins, der das Licher Projekt koordiniert und künftig weiterentwickeln, ausbauen und finanziell absichern will. Finanziert wurde das Projekt in Muschenheim bisher durch den Gemeindeförderverein und einen großzügigen privaten Sponsor. Pro Ortsteil fallen im Jahr Kosten von rund 25 000 Euro an.

Vieles läuft jedoch auch unentgeltlich, weil etwa die Gemeinde kostenfreie Räume zur Verfügung stellt oder viele Helfer bei der Essensausgabe an den Mittagstischen mitwirken. »Die Arbeit der Schwestern hat das zuvor eingefrorene ehrenamtliche Engagement in den Gemeinden wieder wachgerüttelt«, resümiert Volker Lins. Und davon werden in Zukunft auch die Ehrenamtlichen selbst profitieren können. Auch sie werden mit der Zeit älter werden, und auch sie dürften dann sehr dankbar sein, selbst auf eine Gemeindeschwester zurückgreifen zu können.

3. Wenn alte Menschen auf Hausbesuche angewiesen sind, die Ärzte aber nicht mitspielen

Die abnehmende Zahl von Hausärzten in vielen Teilen Deutschlands hat auch gravierende Folgen für die Hausbesuche, auf die ja gerade ältere Menschen besonders angewiesen sind. Denn bei geriatrischen Patienten, die möglichst lange zu Hause leben wollen, muss ein Hausarzt stets präsent sein. Hausbesuche sind ganz besonders wichtig, weil Ärzte und andere Betreuungskräfte dabei ein ganzheitliches Bild von ihren Patienten in ihrer eigenen Umgebungssituation erhalten, das sie in ihrer Praxis oder Beratungseinrichtung niemals in dieser Weise bekommen würden. Und das trotz des beträchtlichen zeitlichen Aufwands, der bei Hausbesuchen mit den bis zu 30 Minuten dauernden Fahrten mitunter einberechnet werden muss. Natürlich profitieren auch die Angehörigen, weil sie den Hausarzt, den Pfleger oder die Lotsin als enge Bezugsperson und Berater an ihrer Seite haben. Und schließlich die Gesellschaft und der Staat, weil sie aufgrund des Einsatzes der Familien – trotz Pflegegelder und vielfältiger weiterer Unterstützungsleistungen – enorme Mittel einsparen und nur so das System am Leben halten können.

Auch Dr. Frederik Mader ist überzeugt, dass es den Aufwand wert ist, den die vier Hausärzte in ihrer Nittendorfer Gemeinschaftspraxis im Großraum Regensburg mit ihren Hausbesuchen leisten. Nur so sei es möglich, ein Gesamtbild von der

Lebens- und Umfeldsituation ihrer alten und kranken Patienten
zu bekommen und ihnen eine darauf abgestimmte medizinische
Behandlung zu gewährleisten. Dies gilt allerdings nur, solange
auch genügend Hausärzte zur Verfügung stehen. Das ist heute
aber – gerade auf dem Land – schon längst nicht mehr die Regel.
Zwar verfügte Deutschland 2015 mit rund 372 000 Ärzten über
so viele Mediziner wie niemals zuvor. Im Jahr 2000 waren es
lediglich 150 000 Ärzte.[20] Doch die Statistik täuscht, weil immer
mehr Ärztinnen in Teilzeit oder im sicheren Angestelltenverhält-
nis arbeiten wollen und bei vielen auch die Freizeit einen hohen
Stellenwert genießt. Die nachrückende Ärztegeneration will es
sich eben nicht antun, möglichst 24 Stunden erreichbar zu sein
und keinen Hausbesuch auszulassen. Dies führt automatisch
dazu, dass sich auch in der ambulanten Medizin die Präsenzzei-
ten in den Praxen deutlich reduziert haben. Bis zu 60 Wochen-
arbeitsstunden, die noch in der »Elterngeneration üblich waren,
sind heute verpönt«.[21] Da bleibt natürlich auch weniger Zeit für
aufwendige Hausbesuche. Und das wiederum betrifft vor allem
hochbetagte und sehr kranke Menschen, denen es schwerfällt,
oder unmöglich ist, aus dem Haus zu kommen und in der Praxis
vorbeizuschauen.

Auslaufmodell Hausbesuch

Hausbesuche werden von den Medizinern selbst zunehmend
infrage gestellt. Aber nicht von allen. »Das wäre bei uns ein
Bruch mit der Tradition und würde bei unseren alten Patienten
ganz und gar nicht gut ankommen«, stellt Frederik Mader für
sich klar. Das glaubt auch sein Kollege Dr. Gerhard Bawidamann. Er gibt aber zu bedenken, dass sich die Hausbesuche für
die Allgemeinärzte in keiner Weise rechnen. Lediglich 22 Euro

für einen Hausbesuch, der in der Regel zwei- bis dreimal im Quartal erfolgt, können sie dafür abrechnen, zehn Euro mehr, wenn der Hausbesuch länger als zehn Minuten dauert. Zwar kommen dann noch Fahrtkostenerstattungen und mitunter Leistungen hinzu, die durch den Hausbesuch ausgelöst werden. Dennoch bleiben unterm Strich nicht mehr als 70 Euro brutto pro Stunde übrig. Oder auch weniger. Für eine Allgemeinarzt-praxis ist das in keiner Weise wirtschaftlich, wenn man es mit dem Umsatz vergleicht, den ein Hausarzt pro Stunde in der Praxis generieren muss, um den gesamten Praxisapparat wirtschaftlich zu unterhalten. Und dennoch gibt es zu Hausbesuchen gerade auf dem Land kaum eine Alternative. Denn nur so behält der Hausarzt bei älteren Menschen die Kontrolle über die wichtigsten Gesundheitsparameter wie Blutdruck, Blutzucker oder die Blutgerinnung und kann so noch rechtzeitig seine individuelle Behandlung anpassen. Ohne Hausbesuche wäre eine regelmäßige Kontrolle gerade bei geriatrischen Patienten, die nur noch schwer oder gar nicht mehr in eine Arztpraxis kommen können, nicht mehr möglich. Damit würden die Missstände bei der Betreuung alter Menschen dramatisch zunehmen.

Dennoch scheinen Hausbesuche der herkömmlichen Art eher ein Auslaufmodell zu sein, weil künftig für immer mehr pflege- und unterstützungsbedürftige Patienten auf dem Land immer weniger Hausärzte und Pflegekräfte zur Verfügung stehen. Also müssen künftig dort, wo Hausärzte fehlen, Alternativen her. Zum Beispiel die besonders geschulter Medizinischer Fachkräfte oder Gemeindekrankenschwestern, die wie in Kapitel 1 und 2 beschrieben, Aufgaben von Ärzten mit übernehmen, indem sie selbst Hausbesuche machen und sich auf ihre Weise und mit ihren Kompetenzen um alte und kranke Menschen kümmern. Natürlich haben diese alternativen Modelle auch ihre Grenzen, weil nicht ärztliche Fachkräfte medizinisch nicht das Fachwissen haben können wie ein Arzt. Dennoch können sie in vielfältiger Weise mit ihren Kompetenzen diese Lücke füllen.

Wer kann in die Rolle der Ärzte schlüpfen?

Wer nach Alternativen zu den zunehmend bröckelnden Hausbesuchen von Ärzten sowie zur sinkenden Bereitschaft oder zu den reduzierten Möglichkeiten von Familienangehörigen, die eigenen Eltern oder andere ältere Angehörige zu betreuen, sucht, dem fällt als primäre Alternative zunächst einmal die häusliche Krankenpflege ein. Und gerade dieser Sektor hat in den vergangenen Jahren einen enormen Schub erfahren. Rund 2,5 Millionen kranke und in unterschiedlicher Weise pflegebedürftige Versicherte können heute zu Hause auf die Unterstützung professioneller Pflegedienste bauen.[22] Deren Versorgung beinhaltet vor allem Leistungen aus der sozialen Pflegeversicherung (etwa Grundpflege und hauswirtschaftliche Dienste) sowie Leistungen der gesetzlichen Krankenversicherung – eben die häusliche Krankenpflege. Diese hat heute deshalb einen so hohen Stellenwert, weil sich die Verweildauer in deutschen Krankenhäusern von 1992 (13,3 Tage) bis 2016 (7,4 Tage) nahezu halbiert hat und zu Hause angesichts einer immer älter werdenden Bevölkerung ein weit höherer und intensiverer pflegerischer Betreuungsbedarf besteht, als dies noch vor 25 oder 30 Jahren der Fall war.

Zu den Tätigkeiten der häuslichen Krankenpflege gehören die Verabreichung von Injektionen unter die Haut, Medikamentengaben und Arzneimittelkontrollen sowie zunehmend auch »komplexe medizinisch-pflegerische Behandlungen«.[23] Kein Wunder, dass sich die Ausgaben für die häusliche Krankenpflege in den vergangenen 25 Jahren verdreifacht haben. Dies liegt auch daran, dass immer mehr Patienten einen Anspruch auf diese Form der mobilen Pflege zu Hause haben. Seit 2016 können zum Beispiel gerade auch ältere Patienten nach einem Krankenhausaufenthalt oder bei einer schweren Erkrankung auf die ambulante Krankenpflege (Grundpflege und hauswirtschaftliche Versorgung) zurückgreifen, wenn sie »nicht pflegebedürftig im Sinne der Pflegeversicherung sind«.[24] Damit versucht der Gesetzgeber, genau die Missstände anzugehen, die entstehen, wenn Hausärzte nicht mehr zum Hausbesuch kommen oder wenn Angehörige nicht mehr verlässlich die Versorgung sicherstellen können.

13 000 Pflegedienste sorgen heute in Zusammenarbeit mit den Angehörigen und den betreuenden Hausärzten dafür, dass eine Versorgung zu Hause so lange wie möglich aufrechterhalten werden kann. Und dieser großen Aufgabe scheinen die Pflegekräfte auch aus fachlicher Sicht immer besser gewachsen zu sein, konstatiert der Medizinische Dienst der Krankenkassen (MDK). Beispiel Schmerzbekämpfung: Bei 68 Prozent der betroffenen Versicherten nehmen Pflegekräfte heute eine treffende Schmerzeinschätzung vor, auf die der Arzt seine Schmerztherapie verlässlich aufbauen kann. Im Jahr 2009/2010 waren es lediglich 38 Prozent.[25] Auch in anderen Bereichen gibt es deutliche Verbesserungen, etwa bei der Behandlung chronischer Wunden oder bei der Medikamentenversorgung und Kontrolle auf der Basis der ärztlichen Verordnung.

»Um Opa kümmert sich der Pole«

Und dennoch reicht diese hohe Anzahl an einheimischen Pflegekräften bei Weitem nicht aus, um den Versorgungsbedarf gerade alter und kranker Menschen auch nur annähernd zu erfüllen. Wie kann man dieser Misere beikommen?

»Um Opa kümmert sich der Pole«, lautet eine Antwort aus der *Frankfurter Allgemeinen Sonntagszeitung*: »Eine Osteuropäerin oder, in seltenen Fällen, ein Osteuropäer, die oder der zu den alten Menschen ins Haus zieht und rund um die Uhr für sie da

ist, erscheint da vielen als perfekte Lösung. Experten gehen von
150 000 bis 300 000 osteuropäischen Pflegekräften in deutschen
Rentnerhaushalten aus.«[26]

Kann man eine Lösung als perfekt bezeichnen, wenn die Pflegekräfte aus dem Osten für ihren Rund-um-die-Uhr-Einsatz, der
zudem oft nur halblegal und versicherungsrechtlich undurch-
sichtig ist, mit 600 Euro Lohn häufig nur bescheiden entschädigt
werden? Ist es ethisch zu rechtfertigen, dass Pflegekräfte aus
Osteuropa aus rein wirtschaftlichen Gründen hierzulande arbeiten und dabei in Kauf nehmen müssen, dass die eigenen alten
und betreuungsbedürftigen Eltern womöglich auf der Strecke
bleiben?

Nein, auf diesem Fundament wird auf Dauer nicht gebaut
werden können, zumal auch eine Reihe von osteuropäischen
Staaten wirtschaftliche Fortschritte vermelden, die wieder mehr
Pflegekräfte zur Rückkehr in ihre Heimat ermutigen könnten.
Das wird den Druck insbesondere von Angehörigen, Pflegekräfte zu finden, in Zukunft weiter erhöhen. Hilfreich bei dieser Suche könnten zum Beispiel Pflegestützpunkte sein, auf die
heute immer mehr geriatrische Patienten und ihre Angehörigen
zurückgreifen können. In Rheinland-Pfalz und in weiten Teilen
von Hessen ist dieses Konzept schon Realität. So zum Beispiel im
Landkreis Darmstadt-Dieburg. Dort ist die Koordination aller
Pflegeleistungen personell, strukturell und finanziell gut aufgestellt. Und zwar mit drei in Dieburg angesiedelten Vollzeitstel-
len. Eine dieser Stellen füllt ein Sozialversicherungsangestellter
der Kranken- und Pflegekassen aus (Barmer GEK), der zudem
eine Qualifizierung zum Pflegeberater absolviert hat. Die zweite
Stelle wird von einer Diplom-Pflegewirtin besetzt, die Gesund-
heits- und Krankenpflegerin ist und zudem eine Ausbildung als
Case Managerin hat. Hinzu kommen zwei halbe Stellen und ehrenamtlich tätige Seniorenberater, die die hauptamtlichen Kräfte
zusätzlich unterstützen. Kein Wunder, dass hier die Beratungs-

bilanz beeindruckend ausfällt: 820 Erstberatungen und 1540 Folgekontakte konnten in den vergangenen drei Jahren im Schnitt pro Jahr bewältigt werden. Allein daran sieht man, wie hoch der Beratungsbedarf bei alten Menschen ist, wenn entsprechende Angebote auch tatsächlich zur Verfügung stehen. Knapp zwei Drittel der Beratungen verlaufen telefonisch, bei mehr als jedem fünften Fall kommt es zu einem persönlichen Kontakt oder zu einem Hausbesuch. Bei 13 Prozent aller Hilfesuchenden ist sogar eine koordinierte Fallsteuerung (Case Management) erforderlich, die sich zum Teil über Monate oder gar Jahre hinziehen kann. Vor allem benötigen die Senioren Unterstützung im Bereich der ambulanten Versorgung und bei Fragen der Pflegebetreuung und Pflegebedürftigkeit. Auch das kann den Hausbesuch eines Arztes ersetzen, wenn nicht die reine medizinische Behandlung im Vordergrund steht, sondern die Organisation und Koordination von Gesundheitsleistungen, die für ältere Menschen auf den Weg gebracht werden müssen.

Besonders hoch ist der Betreuungsbedarf im Pflegestützpunkt Darmstadt-Dieburg bei denjenigen Ratsuchenden, die bereits in einem höheren Alter sind, aber noch keinen Pflegebedarf oder noch keine Anzeichen von Demenz haben. Oft benötigen diese Unterstützung im Umgang mit Ämtern und Institutionen. Konkret gehören dazu zum Beispiel Schriftwechsel, Anträge oder die Kontoverwaltung. Auch das kann ein Pflegestützpunkt verlässlich in die richtigen Bahnen lenken. Und es kann die Arbeit eines Hausarztes, der bei seinen Hausbesuchen oft auch diesen Part ausfüllen muss, erleichtern.

Noch gezielter kann alten und kranken Menschen zum Teil dann geholfen werden, wenn spezielle krankheitsbezogene Lotsen zum Einsatz kommen: der Rheuma-Lotse, die Diabetes-Nanny, Parkinson-Assistentinnen oder Gesundheitsbegleiter, die als ehemals psychisch Kranke nun akut psychisch Kranke begleiten. Diese Lotsen werden für die speziellen Bedürfnisse bei den jeweiligen Erkrankungen fortgebildet und sind so geeignet, gerade alte und kranke Menschen zu betreuen und zu begleiten.

Vorreiter für den Einsatz von sogenannten Schlaganfall-Lotsen ist die Region von Ostwestfalen-Lippe. Gestartet war das Projekt mit Geldern der Bürgerstiftung Gütersloh, 2013 nahm die erste Schlaganfall-Lotsin ihre Arbeit auf. Kurze Zeit später wurde das Modellprojekt der Schlaganfall-Hilfe dank Förderung des Landes auf Ostwestfalen ausgeweitet: Fünf Lotsen arbeiten nun in Gütersloh, Bielefeld, Herford und Bad Oeynhausen.

Was die Schlaganfall-Lotsen machen, beschreibt Dr. Michael Brinkmeier, Vorstandsvorsitzender der Stiftung Deutsche Schlaganfall-Hilfe, so: »Es hat sich gezeigt, dass die Verzahnung zwischen Behandlung, Reha und Nachsorge nicht ausreichend vorhanden ist. Der Lotse, als Träger der Patientendaten, vermittelt etwa Reha-Maßnahmen, strickt ein Netz von Hilfeangeboten um den Patienten herum. Sie begleiten die Betroffenen, denn ein Schlaganfall führt häufig zu einer sofortigen Hilflosigkeit. Die Unterstützung des Lotsen reicht von der Aufklärung über die Information und Vermittlung von medizinisch-therapeutischen Maßnahmen, Antragsmodalitäten bis hin zur Beratung bei Lebensstil-Änderungen. Mit ihrem Fachwissen unterstützen die Lotsen auch die Angehörigen. Und der Ansatz ist sektorenübergreifend, sie sind Manager an den Schnittstellen der Erkrankung.«[27]

Mit dem Schlaganfall-Lotsen wieder aus dem Tief herauskommen

Das Projekt setzt also genau dort an, wo die rund 270 000 Schlaganfall-Patienten pro Jahr nach der Entlassung aus der Akutklinik oder der Reha zu Hause zunächst einmal in ein riesiges Loch fallen. Ein Schwerpunkt liegt deshalb auch bei der Nachsorge zu Hause, sagt die bereits langjährig erfahrene Schlaganfall-Lotsin

Anke Siebdrat: »Die Patienten sind in der Regel mit der Komplexität des Gesundheitssystems und seiner Vielzahl an Ansprechpartnern, mit den Terminen von Arztbesuchen und Therapien, der Kommunikation mit Kostenträgern und sozialrechtlichen Fragen überfordert.«[28] So kommen auf die Lotsen eine Menge Herausforderungen zu.

Dieser Ansatz soll nun auf ganz Ostwestfalen ausgeweitet werden und wird rund 8 Millionen Euro kosten. Finanziert werden soll das Projekt über den von der Bundesregierung bis zum Jahr 2019 aufgelegten Innovationsfonds, mit dem solche modellhaften Ansätze in breiterem Maß erprobt werden sollen. Zwei Lotsen pro Kreis sollen eingesetzt werden, um insgesamt rund 2000 Patienten versorgen zu können. Das wäre zwar immer noch keine Vollversorgung, doch »wenn wir zeigen, dass die Lotsen bei Schlaganfall-Patienten erfolgreich sind, könnte das System Vorbildcharakter für die Versorgung anderer Krankheitsbilder haben«,[29] sagt Brinkmeier. Um das zu erreichen, »müssen wir von unten Löcher in die chinesische Mauer bohren«, gab Brinkmeier beim Pfizer-Patienten-Dialog 2016 in Berlin die politische Marschrichtung vor. Dabei geht es ihm in erster Linie um die bessere Versorgung von Erkrankten zu Hause. Doch auch volkswirtschaftlich rechnet sich sein Ansatz, glaubt er zumindest. Die lebenslangen Kosten eines Schlaganfalls lägen durchschnittlich bei 45 000 Euro. Wenn man verhindere, dass sich ein Schlaganfall wiederholt und dem Patienten wieder zu einem geregelteren und gesünderen Leben in den eigenen vier Wänden verhilft, würde sich der Einsatz von Schlaganfall-Lotsen recht bald auch finanziell auszahlen. Die AOK Plus in Sachsen hat dies schon für sich entschieden. Sie finanziert nun als erste Kasse in Deutschland ein solches Nachsorgeprogramm für Schlaganfall-Patienten.

Das alles hat mein Interesse nun endgültig geweckt. Ich möchte mehr darüber erfahren, ob sich der Einsatz von Lotsen lohnt.

Angehörige, die gegen Mauern rennen

Martha C. war »so ziemlich am Ende«, als sie der Seniorenlotsin Judith Seidel zum ersten Mal begegnete. Kein Wunder, hat sie doch mittlerweile eine 25-jährige Tortur mit ihrem Mann hinter sich, die bei der 72-Jährigen, die selbst zu 80 Prozent schwerbehindert ist, merklich Spuren hinterlassen hat. Bis vor 25 Jahren war ihr heute 82-jähriger Mann Lothar C. Alkoholiker gewesen. Da gab es schon genügend Probleme, die mitunter auch eskalierten. Heute ist er zwar trocken, aber dennoch blieb keine Zeit zum Verschnaufen. Denn Lothar C. ist nicht nur immer älter, sondern im Lauf der Jahre auch immer schwerwiegender krank und pflegebedürftig geworden.

Zum Beispiel durch einen Schlaganfall, der gleich drei Operationen nach sich zog. Vor sieben Jahren dann ein Herzinfarkt, der zur Folge hatte, dass Bypässe gesetzt werden mussten. Und erst vor Kurzem bereiteten dem 82-Jährigen seine Gallensteine derartige Schmerzen, dass sie operativ entfernt werden mussten. Eigentlich ein Routineeingriff. Nicht aber bei einem gesundheitlich stark angeschlagenen geriatrischen und pflegedürftigen Menschen. Und so kam es, wie es kommen musste. Bei der Operation spielte das Immunsystem nicht mehr mit. Lothar C. erlitt eine Lungenentzündung und einen Herzinfarkt. Infektionen traten auf, die den 82-Jährigen vollends aus der Bahn warfen. Endstation Intensivstation, wo er in ein künstliches Koma versetzt wurde. Das Ehepaar hatte sich bereits mit dem nahen Tod des 82-Jährigen abgefunden. Doch dann kramten die behandelnden Ärzte die nicht eindeutig formulierte Patientenverfügung hervor und deuteten die dortigen Willensbekundungen so um, dass nun doch noch die volle Medizinmaschinerie angeworfen wurde.

Auf den ersten – rein medizinischen – Blick mit Erfolg, weil dies das Leben von Lothar C. zunächst gerettet hat. Auf den zweiten Blick – dem Blickwinkel der Betroffenen – stellt sich alles ganz anders da. »Warum hast du mich nicht sterben lassen«, beschimpfte der 82-Jährige seine Frau. Die Verärgerung darüber, als schwerwiegend Kranker gegen den eigenen Willen überlebt zu haben, geht so weit, dass Lothar C. einige Tage nicht mehr mit seiner Frau redete. Diese spielt den Schwarzen Peter an die Ärzte zurück: »Vieles ist doch nur Geldmacherei, wenn das Letzte noch vom todkranken Patienten herausgeholt wird. Und das war bei meinem Mann genau der Fall.«

Und was sagt die Seniorenlotsin Judith Seidel, die Martha C. zum ersten Mal im Krankenhaus traf und seit dieser Zeit begleitet und immer wieder auch zu Hause besucht? »Im Zweifel«, so sagt sie mir, »entscheiden die Ärzte immer für das Leben und damit auch nicht selten gegen den Willen der Angehörigen.« Und Zweifel tauchen dann auf, wenn die Patientenverfügung unvollständig oder veraltet ist. Genau das war bei Lothar C. der Fall gewesen.

Akuthilfe von der Seniorenlotsin

In dieser Angelegenheit konnte die Seniorenlotsin nur noch wenig ausrichten. Trotzdem war sie in vielfacher Weise für Martha C. eine wertvolle Stütze. Die 30-Jährige sagt von sich selbst, dass sie »dort löscht, wo es brennt«. Und bei alten und kranken Menschen brennt es häufig. Auch in Aschaffenburg, einer 70 000-Einwohner-Stadt zwischen Frankfurt und Würzburg gelegen, am äußersten Westzipfel Unterfrankens. Judith Seidel ist die tragende Säule eines dreijährigen Modellprojekts, das das Bundesministerium für Familie aufgelegt hat und das über das Bayerische Rote Kreuz umgesetzt worden ist. Das klingt allerdings zunächst besser, als es tatsächlich ist, weil die Stelle auf 450-Euro-Basis angelegt ist. 450 Euro pro Monat bedeuten sechs Stunden Einsatz als Seniorenlotsin in der Woche. Das ist wenig, sehr wenig Zeit für viele und komplexe Einzelfälle, die auch aufwendige Hausbesuche beinhalten. Doch sechs Stunden in einer Stadt, in der es keine trägerneutrale Pflegeberatung oder gar einen Pflegestützpunkt für Senioren und deren Angehörige gibt, sind besser als gar nichts. Dennoch bleibt Judith Seidel zumeist nichts anderes übrig, als sich die Probleme von alten und kranken Menschen anzuhören und auf verschiedene Unterstützungsangebote gezielt hinzuweisen oder diese miteinander zu vernetzen.

Mehr Zeit im Sinne einer echten Betreuung – neudeutsch Case Management genannt – hat sie für Martha C. investiert. Ohne persönliches und damit auch ehrenamtliches Engagement wäre das nicht möglich gewesen. Doch da schaut die Pflegeberaterin und Altenpflegerin Judith Seidel nicht immer so genau hin.

Davon hat Martha C. enorm profitiert. Schwer gezeichnet von den Ereignissen der zurückliegenden Monate sitzt sie nun vor mir und ist in ihrem Redeschwall kaum zu bremsen. Bereits im Krankenhaus gab es eine Menge zu regeln, was die 72-Jährige alleine nicht hätte regeln können, berichtet sie. Judith Seidel war zur Stelle und legte los. Zunächst kümmerte sie sich um den Antrag für die Krankenkasse, um die längst überfällige höhere Pflegestufe 2 auf den Weg zu bringen. Dann besorgte sie die notwendigen Hilfsmittel, die Lothar C. für zu Hause benötigte. Dies war vordringlich, weil es für Lothar C. zunächst keinen Heimplatz gab, sodass er erst einmal 14 Tage nach Hause musste. Judith Seidel gelang es schließlich, die Entlassung aus der Reha nach Hause um wenige Tage aufzuschieben, bis das Sanitätshaus die erforderlichen Hilfsmittel bereitgestellt hatte. Doch dann ging es Schlag auf Schlag. Zunächst musste ein ambulanter Pflegedienst für zu Hause beschafft und zugleich kurzfristig ein Pflegeheim gesucht werden. Über eine regionale Pflegeheimbörse, auf die Martha C. alleine nie und nimmer gestoßen wäre, gelang es schließlich, einen adäquaten Heimplatz für Lothar C. zu finden. Ohne Hausbesuche und ohne genaue Kenntnisse der Situation zu Hause kann auch eine gut fortgebildete Seniorenlotsin eine solch intensive Fallbetreuung nicht erfolgreich meistern.

Kaum waren diese drängenden Probleme gelöst, kamen neue Herausforderungen auf Judith Seidel zu. Wie kann das alles von Martha C. finanziell geschultert werden? Um diese Frage klären zu können, stellte die Seniorenlotsin zunächst einen Kontakt zur zuständigen übergeordneten Sozialhilfestelle in Würzburg her, um zu klären, ob Anspruch auf Sozialhilfe besteht. Dies ist aber erst dann der Fall, wenn alle Finanzmittel, über die Martha C. verfügt, ausgeschöpft sind. Da sie aber noch etwas Erspartes hat und zudem 700 Euro Rente erhält, muss sie zunächst die Kosten für den Heimplatz von annähernd 2000 Euro pro Monat selbst tragen. Und zwar so lange, bis das eigene Vermögen auf 3000 Euro geschrumpft ist, die Summe, die maximal zur Sicherheit und für den eigenen Bedarf einbehalten werden darf und nicht auf die Sozialhilfe angerechnet wird. Erst dann übernimmt die Sozialhilfe den vollen Kostensatz und zahlt zusätzlich 100 Euro Taschengeld im Monat für persönliche Ausgaben, die im Heim anfallen. Um Licht ins Dunkel dieser äußerst komplexen Zusammenhänge zu bringen, kontaktierte Martha C. den Sozialverband VdK, bei dem sie schließlich – allerdings erst beim dritten Ansprechpartner – die Auskünfte erhielt, die sie benötigte.

Doch ohne Judith Seidel hätte sie auch das sicherlich nicht geschafft. Zusammen mit ihrer Krankenkasse, die Martha C. sehr entgegengekommen ist, hat sie nun die schlimmsten Klippen erst einmal umschiffen können. Die Schonfrist währt aber nur vier Monate. Denn so lange ist der Heimplatz für Lothar C. im Wohnstift reserviert. Danach muss entschieden werden, ob der 82-Jährige wieder nach Hause kommt. Auch da stellen sich viele neue Fragen: Kann er zu Hause die 23 Stufen bis zum ersten Stock bewältigen? Schafft es Martha C. über die professionelle Pflege hinaus, die Unterstützung zu bieten, die für ihren schwerkranken Mann notwendig ist? Oder wäre sie damit überfordert und würde neben ihrem ersparten Geld auch noch zusätzlich ihr kleines Stückchen Freiheit verlieren? Fragen über Fragen, die den Einzelnen komplett überfordern, wenn er damit allein gelassen wird.

Verzweifeln an der Bürokratie

Martha C. hatte Glück, weil sie mit der Seniorenlotsin eine Person an der Hand hatte, die immer wieder in ihrem Büro, telefonisch oder bei Hausbesuchen präsent war und so vieles managen, koordinieren und auch viel kompensieren konnte. Das ist auch dringend notwendig, da Judith Seidel die Missstände hart anprangert: »Alle mauern, niemand gibt den Angehörigen so richtig Bescheid. Die große Bedeutung der Pflege- und Seniorenberatung wird trotz der zunehmenden Lawine alter und kranker Menschen völlig unterschätzt!« Martha C. spart deshalb auch nicht mit Lob für die Seniorenlotsin: »Sie hat mir viel Leid und Tränen erspart«, gibt sie zu. Und muss weinen.

Orts- und Szenenwechsel in die Hauptstadt. Zum ersten Mal bin ich der Sozialpädagogin Christine Gaszczyk, die für den Sozialverband VdK in Berlin als Hilfsmittelberaterin im Einsatz ist, in einem Café im Hauptbahnhof in Berlin begegnet. Nur wenige Tage zuvor hatten wir telefoniert und unser Treffen vereinbart. Ich wollte mehr über sie und ihre Arbeit wissen, die als Beraterin für Hilfsmittel und Wohnraumanpassung versucht, für alte und nicht mehr so fitte Menschen für ein Zuhause nach Maß zu sorgen. Dabei verfolgt sie vor allem das Ziel, alten Menschen so lange wie möglich ein Verbleiben in den eigenen vier Wänden zu ermöglichen. Gerade hierbei ist es natürlich erforderlich, die Wohnsituation zu kennen und sich vor Ort bei Hausbesuchen ein Bild darüber zu machen, was in einer Wohnung verändert werden kann oder ob ein Umzug unumgänglich ist.

Zum Beispiel bei einem 87-Jährigen in Berlin mit Pflegestufe 1, der eigentlich einen Badewannenlifter bräuchte, um weiter sein Bad zu Hause nutzen zu können. Von der Kasse ist sein
Antrag aber abgelehnt worden, weil bereits ein Badbrett vorhanden ist. Das reicht aber nicht aus, sagt Christine Gaszczyk und
unterstützt den Senior beim Widerspruch, der zumeist von nahen Angehörigen oder der gesetzlichen Betreuerin eingereicht
wird. Der Badewannenlifter ist inzwischen bewilligt und geliefert worden.

Ohne ihre Unterstützung wäre der 87-Jährige – wie sicherlich die meisten Menschen im höheren Alter – in dieser Sache
weitgehend hilflos gewesen. Der schon ganz leicht demente und
etwas pflegebedürftige Mann hätte alleine nicht gewusst, ob die
Ablehnung vielleicht doch berechtigt war und wie man sich dagegen hätte wehren können. Doch auch mithilfe der beim Sozialverband VdK in Berlin angestellten Hilfsmittelberaterin gestal-
tete sich der Widerspruch schwierig genug. Christine Gaszczyk
weiß, wo sie ansetzen muss. So haben die verordnenden Ärzte
nicht ausreichend begründet, warum es zum Einsatz des mobilen Badewannenlifters keine Alternative gibt. Das muss nun für
den Widerspruch noch einmal präzisiert werden. Auch weitere, bislang fehlende Unterlagen, die die Notwendigkeit dieser
Maßnahme untermauern, müssen von den nächsten Angehörigen zusammengesucht werden. Doch dieser Aufwand lohnt sich
zumeist, weil viele Widersprüche erfolgreich sind. Allerdings
können sie sich mitunter über einige Wochen oder Monate hinziehen. Klagen dauern manchmal sogar zwölf bis 18 Monate, bis
sie entschieden werden. So schickt man Menschen, denen häufig
nicht mehr viel Lebenszeit verbleibt, in die Warteschleife. Das ist
insbesondere für kranke alte Menschen unwürdig und skandalös zugleich, weil sie in dieser Zeit enorme Einbußen an Lebensqualität hinnehmen müssen.

Ein Widerspruch war auch bei einer 78-jährigen Berlinerin

fällig, die seit Jahren ein Sauerstoffgerät benötigt und mit Pflegestufe 1 dennoch einigermaßen gut allein zu Hause zurechtkommt. Aber auch sie schafft es nicht mehr, ohne Hilfe in eine herkömmliche Badewanne zu steigen. Bei ihr ging zwar der Antrag auf Umbau des Bades durch. Diese Verbesserung musste die 78-Jährige aber teuer erkaufen, weil ihr mit dem Umbau des Bades die Pflegestufe 1 aberkannt wurde, da sie nun ja weniger Hilfe im Bad benötigt und alle anderen Verrichtungen im Haus wie bisher auch einigermaßen selbstständig erledigen kann.

Etwa 100 solcher Beratungen führt Christine Gaszczyk im Monat am Telefon oder über E-Mail durch. Darunter sind auch 20 Hausbesuche, die vor allem dann erforderlich sind, wenn es nicht nur um das richtige Hilfsmittel geht, sondern um Wohnraumanpassungen jeglicher Art. Solche Termine können dann schon einmal eine Stunde oder länger in Anspruch nehmen – und finden mitunter auch mehr als einmal statt. Ab dem Alter von 80 Jahren sind Umbaumaßnahmen zumeist unumgänglich, wenn Krankheiten und Gebrechen die Eigenständigkeit im eigenen Heim immer stärker einschränken.

Am häufigsten scheitern Wohnraumanpassungen am fehlenden Geld. Das ist insbesondere bei alten Menschen der Fall, die jahrelang Grundsicherung oder nur niedrige Löhne erhalten haben, über niedrige Renten verfügen und dadurch keine relevanten Ersparnisse ansammeln konnten. Das gilt auch, wenn eine Pflegestufe vorhanden ist und der für die Wohnraumanpassung vorgesehene Zuschuss (bis 4000 Euro) zwar abgerufen werden kann, aber häufig nicht ausreicht. Dann müssen Schulden gemacht werden. 15 Prozent aus einer Stichprobe von 113 000 Personen, die im Jahr 2015 eine Schuldnerberatungsstelle aufgesucht haben, gaben Krankheiten als Hauptgrund ihrer finanziellen Misere an.[30] Hier ist sie also dann, die Altersarmut, von der immer wieder berichtet wird, ganz konkret, hautnah und unabänderlich.

Seit zwei Jahren nicht mehr das Haus verlassen

Gut zwei Monate später treffe ich mich erneut mit Christine Gaszczyk nahe der Friedrichstraße, um den gemeinsamen Hausbesuch bei der 81-jährigen Rosemarie O. vorzubereiten. Schon von Weitem sehe ich, wie Christine Gaszczyk auf mich zuläuft und dabei nicht gerade glücklich aussieht. Der Termin sei geplatzt, weil die 81-Jährige frühmorgens wegen akuter Schulterbeschwerden ins Krankenhaus eingewiesen werden musste.

So bleibt uns nichts anderes übrig, als uns erneut in ein Café zu setzen, und ich nutze die Zeit, um zu erfahren, was die Hilfsmittelberaterin bisher für Rosemarie O. tun konnte. Zum Beispiel legte sie der 81-Jährigen, die seit zwei Jahren nicht mehr an der frischen Luft war, ans Herz, einen Fahrdienst in Anspruch zu nehmen, den mobil beeinträchtigte ältere Menschen in Berlin nutzen können. Rosemarie O. hat davon aber erst von Christine Gaszczyk erfahren und nutzt diesen Sonderfahrdienst seit der Bewilligung nun regelmäßig vier- bis sechsmal im Monat. So konnte sie erstmals auch wieder mit dem Rollstuhl ihre Wohnung verlassen, was vorher wegen der Treppenstufen nicht ging. Doch jetzt, wo sie von den Einsatzkräften des Fahrdienstes die Treppen hinuntergetragen wird, kann sie wieder am Leben teilnehmen, Freunde besuchen oder zum Seniorentreff fahren. Außer dem Fahrdienst hat die Hilfsmittelberaterin für sie aber zusätzlich einen Wohnberechtigungsschein beantragt, da langfristig eine barrierefreie Wohnung besser wäre. Dieser wurde bewilligt und erleichtert nun den Zugang zu Wohnungen für bestimmte Personengruppen. Um sich selbst darüber zu informieren, hat sie eine Broschüre zum Thema »Wohnungssuche ohne Barrieren« erhalten, in der alle Wohnungsgesellschaften aufgelistet sind. Schließlich erfolgte eine Beratung, wie eine neue Wohnung und der Umzug finanziert werden können.

Denn ihre jetzige Wohnung ist zu eng für den Rollstuhl, die Türen sind zu schmal, das Bad müsste umgebaut werden. Des-

halb wird Rosemarie O. gerade bei verschiedenen Wohnungsgesellschaften registriert, damit sie Wohnungsangebote erhält,
da die alte Dame weder Internet hat noch sich damit auskennt.
Wieder also müssen viele Hürden überwunden werden, um
zu einer Lösung zu kommen. Und wieder ist ungewiss, ob und
wann diese Bemühungen zum Erfolg führen. Aber wer sich davor fürchtet, sagt Christine Gaszczyk, der hat schon von vornherein verloren.

Angst und bange darf aber auch den Hausärzten nicht sein,
wenn sie ihre Praxis verlassen und auf Hausbesuchstour gehen.
Denn dabei werden sie als ärztliche Lotsen gerade bei älteren
Patienten mit unzähligen Problemen und Herausforderungen,
die ärztlichen Sachverstand benötigen und doch weit über die
eigentliche Medizin hinausreichen, konfrontiert. Das habe ich
während meiner zweitägigen Begleitung zweier Hausärzte bei
Hausbesuchen auf dem Land eindrucksvoll hautnah erlebt.

Hausbesuchstour auf dem Land

Wir kennen uns schon lange von vielen Kongressen der Allgemeinmedizin, und deshalb ist es ein freudiges Wiedersehen für
beide Seiten. Ich treffe Dr. Frederik Mader in Nittendorf im weiteren Umland von Regensburg vor seiner Gemeinschaftspraxis.
Wir haben uns für die nächsten zwei Tage viel vorgenommen.
Ich werde mit auf Hausbesuchstour gehen. Insgesamt zu neun
alten und kranken Patienten, die er und sein Kollege Dr. Gerhard Bawidamann extra für mich ausgesucht haben. Ein bun-
ter Strauß aus dem Alltag der beiden Mediziner von insgesamt
60 Patienten, die die vier Ärzte in der Gemeinschaftspraxis zusammen in regelmäßigen Abständen zu Hause aufsuchen. Und
das in einer ländlichen Region in Deutschland, deren Einzugs-

gebiet sich über vier größere Ortschaften und zwölf Weiler mit rund 10 000 Einwohnern im engeren Kern und fast 20 000 Einwohnern im weiteren Umfeld erstreckt. Typisch auch deshalb, weil die vier Allgemeinärzte mit Ausnahme einer weiteren einzelnen Allgemeinarztpraxis die einzigen Hausärzte im weiten Umkreis sind. In der Region ist nicht mehr viel von der früheren Blüte der Landwirtschaft übrig geblieben, weil die Höfe ausbluten. Immer mehr junge Menschen ziehen aus den Dörfern und Weilern weg. Und der Anteil der älteren betreuungsbedürftigen Menschen nimmt immer weiter zu, da die Alten so lange wie möglich da bleiben wollen, wo sie sind und wo sie schon immer waren.

Von der Welt verlassen

Das ist also die Herausforderung, der sich Frederik Mader mit seinen Kollegen tagtäglich stellen muss. Auch heute. Wir sind unterwegs zum ersten Patienten, und ich werde schon auf der Fahrt zu dem 88-jährigen Helmut Z. eingestimmt, damit mir der Besuch nicht allzu schwer auf die Stimmung schlägt. Der Witwer, so erzählt Frederik Mader, hat den Tod seiner Frau vor gut einem Jahr noch längst nicht überwunden. Seitdem ist er traurig, leicht depressiv, er weint viel, ist einsam und fühlt sich sowohl von der Nachbarschaft als auch von den gut eine Stunde entfernt wohnenden zwei Kindern vernachlässigt. Kein Wunder, dass da der Besuch des Hausarztes willkommen ist. Das Medizinische ist schnell abgehakt. Der ehemalige bayerische Beamte hat keine körperlichen Schmerzen, ist nicht chronisch krank und körperlich noch so fit, dass er gerade von einem 45-minütigen Spaziergang zurückgekehrt ist. Auch die ganze Palette an Arzneimitteln, die andere alte und kranke Menschen in der Regel einnehmen müssen, fällt bei ihm weg. Lediglich seine leichte Schilddrüsenüberfunktion wird medikamentös behandelt. Richtiggehend zu schaffen macht ihm aber, dass er nicht mehr so gut hört und aufgrund seiner altersbedingten Makuladegeneration (einer Netzhauterkrankung) immer schlechter sieht.

Doch der 88-Jährige leidet vor allem seelisch. Immer wieder sinkt er in sich zusammen und bricht in Tränen aus. Einsam sei er, er fühle sich im Stich gelassen: »Ich weiß, wie dreckig es mir geht, aber ich will daran nichts ändern.« Jetzt ist Mader als Arzt und auch als Sozialarbeiter gefordert. Und diese Aufgabe erfüllt er mit Bravour. Aber sie kostet Zeit. Zwar entfallen nach Ergebnissen neuer Studien nur knapp 15 Prozent aller Konsultationen von Hausärzten auf soziale Fragestellungen. Diese nehmen dann aber »oftmals mehr als die Hälfte der Konsultationszeit« ein, hat das Institut für Allgemeinmedizin an der Medizinischen Hochschule Hannover herausgefunden.[31] Und genau diese Erfahrung habe ich auf meiner Hausbesuchstour ganz genauso gemacht.

Der Hausarzt ist überzeugt, dass der 88-Jährige »noch viele Jahre im Köcher« hat, wenn der Tod der geliebten Frau zumindest ansatzweise überwunden ist. Dazu müssen alle seine Ressourcen gestärkt werden, die ihn weitgehend stabilisieren. Zum Beispiel die Zusicherung, so lange im eigenen Haus leben zu können, wie es nur irgendwie geht. Das ist für Helmut Z. offenbar ganz besonders wichtig: »Ich kann mir gar nicht vorstellen, aus meinem Haus, das ich mir vor 46 Jahren aufgebaut habe, wegzugehen.« Also sichert ihm Mader zu, so lange wie möglich diesen Status zu bewahren, obwohl auch im Heim ein Platz für ihn reserviert ist. Wie lange das noch gehen kann, wird sehr stark von seiner Haushälterin abhängen, die ihm jeden Tag am späten Vormittag sein frisch gekochtes Essen bringt. Auf Vorrat wird auch am Wochenende gekocht, und einmal pro Woche wird zudem die Wohnung von der Haushälterin gesäubert. So kommt er fast täglich in Kontakt mit einem anderen Menschen. Das ist umso wichtiger, weil seine Freunde aus dem Kirchenchor fast alle verstorben sind und auch Bindungen zur Nachbarschaft weitgehend fehlen.

Dem Besuch des Hausarztes kommt weit über das Medizinische hinaus eine ganz besondere Bedeutung zu. Und da geht es mitunter ans Eingemachte. Beim letzten Hausbesuch wurde das Thema Suizid offen angesprochen. Helmut Z. erzählte nämlich seinem Hausarzt, dass er seine Waffe gesucht, aber nicht gefunden habe. Daraufhin habe Mader mit ihm einen Pakt geschlossen: Die Waffe soll verschollen bleiben und stattdessen der Blick in die Zukunft gerichtet werden. Diese Aufmunterung tut ihm gut. »Immer wenn Sie gehen, geht es mir wieder besser«, lässt er seinen Hausarzt an der Haustür wissen. Allein dieser letzte Satz war den Hausbesuch schon wert, freut sich Frederik Mader. »Bis zum nächsten Mal in vier Wochen«, ruft er seinem Patienten noch zu und ist im Auto in Gedanken schon wieder bei seiner nächsten Patientin.

Nicht jeder hadert mit dem Schicksal

Der nächste Hausbesuch bei der 81-jährigen Margit L. ist Kontrastprogramm pur. Zwar ist die ehemalige Slawistik-Dozentin, die keine Kinder hat und seit 19 Jahren verwitwet ist, auf den ersten Blick auch nicht zu beneiden. Ihre körperliche (Muskel-) Kraft lässt aufgrund einer sich weiter verschlimmernden neurodegenerativen Erkrankung immer mehr nach, was dazu führt, dass sie sich in ihrer Parterrewohnung nur noch mit ihrem Rollator fortbewegen kann. Ihr Haus kann sie kaum mehr verlassen, zumal sie auch mit einer Osteoporose zu kämpfen hat und immer wieder unter Schmerzen leidet.

Auch bei ihr wäre es kein Wunder, wenn sie zumindest zu depressiven Stimmungen neigen würde. Doch davon ist sie weit entfernt. Ganz anders als Helmut Z. kommt die 81-Jährige mit ihrem Schicksal überraschend gut zurecht. Voller Stolz zeigt sie mir ihr gerade auf ihre Bedürfnisse umgebautes Bad, das sie nun wieder mit Unterstützung gut benutzen kann. Keine zwei Monate zuvor hatte sie der Hausarzt darauf angesprochen. Ganz aktiv ist sie auch in ihrem »Mikrokosmos« Nachbarschaft eingebunden. Die Nachbarn helfen ihr beim Einkauf, und ein Nachbar kommt fast täglich zu einem Plausch vorbei. Ihre Schwester, die in Hildesheim wohnt, besucht die Seniorin viermal im Jahr sogar gleich für mehrere Tage. Auch geistig fordert sich die 81-Jährige. Konkret heißt das, dass sie täglich intensiv die Regionalzeitung liest, regelmäßig in die abonnierte *Süddeutsche Zeitung* schaut und auch Fachmagazine, etwa von der Stiftung Warentest, liest.

Und dann gibt ihr schließlich auch ihr Zuhause Halt. »Dieses organisierte Chaos hier in meinem eigenen Heim hält mich am Leben«, gesteht sie offen. Es ist wahrlich ein Wunder, dass sich die 81-Jährige in diesem Durcheinander zurechtfindet. Überall liegt alles Mögliche herum. Doch das stört sie in keiner Weise, weil sie nichts zu vermissen scheint. In bitterer Erinnerung hat sie noch die sechs Wochen, in denen sie einmal in ein Heim umziehen musste. Darüber fällt ihr Urteil harsch aus, obwohl die Pflege dort gut war, empfand sie den Heimaufenthalt doch als Rückfall in ihre Kindergartenzeit. »Über Basteln und Singen geht es dort nicht hinaus, und das ist nicht die Welt, in der ich leben möchte«, stellt sie klipp und klar fest.

Um weiter so lange wie möglich in ihrer Welt leben zu können, vertraut sie sich voll und ganz ihrem Hausarzt an. Der muss nun erst einmal dafür sorgen, die stärker werdenden Schmerzen in den Griff zu bekommen. Wie wichtig gerade das ist, weiß Mader nur allzu gut. »Schmerzen sind das Allerletzte, was ein alter und kranker Mensch gebrauchen kann«, stellt er immer wieder fest. Und irgendwann wird dann auch zu entscheiden sein, ob der Rollator durch einem Rollstuhl ersetzt werden muss, damit sie mit dann erweiterter Pflegeunterstützung noch länger in der vertrauten Wohnung leben kann.

Genauso wichtig ist es aber auch, immer wieder miteinander zu reden, weil das für das Wohlbefinden geriatrischer Patienten ganz entscheidend ist. »Hier wirkt die Droge Arzt im besten Sinne«, sagt der Allgemeinarzt. Und diese Droge entfaltet mitunter nachhaltig ihre Wirkung – bis zum nächsten Besuch rund einen Monat später. Wir verlassen Margit L. mit einem guten Gefühl.

Auch Monika W. leidet nicht unter speziellen lebensbedrohlichen Krankheiten. Die 86-Jährige klagt lediglich über Müdigkeit und Schwindelzustände. Die haben in jüngster Zeit aber dazu geführt, dass sie dreimal bewusstlos zusammengebrochen ist. Deshalb schaut Frederik Mader regelmäßig bei ihr vorbei, um sich ein Bild darüber zu machen, ob sie weiter zu Hause leben kann. Doch Monika W. kann sich auch auf ihr Umfeld zu Hause verlassen. Das lag in der Vergangenheit vor allem an einer ihrer Schwestern, die sich für die 86-Jährige aufgeopfert hat und zeitweise Tag und Nacht an ihrer Seite war. Für Frederik Mader war das allerdings keine dauerhafte Lösung, weil die jüngere Schwester »allmählich in die Knie ging«. Da musste rasch eine andere Lösung gefunden werden. Seit Kurzem wird die jüngere Schwester nun von einer slowakischen Pflegekraft unterstützt, die sich im vierwöchigen Rhythmus mit einer anderen slowakischen Pflegekraft abwechselt. Konkret heißt das, dass Monika W. Tag für Tag von ihrer Pflegerin an- und ausgezogen, geduscht und gepflegt sowie mit ausreichend Nahrung und Flüssigkeit versorgt wird. Hinzu kommt Waschen, Putzen, Spielen, Unterhalten, Spazierengehen, gemeinsam Fernsehen. Eine Pflegestufe ist beantragt, damit die Pflegekraft darüber zum Teil finanziert werden kann. Doch was bedeutet für Monika W. in dieser Lage Lebensqualität? Die Antwort kommt wie aus der Pistole geschossen. »Ich brauche fast keine Medikamente mehr!« Und auch von weiteren Klinikaufenthalten will sie nichts wissen. »Damit bin ich durch«, sagt sie. Dabei weiß sie doch selbst allzu gut, dass die nächste Einweisung nach dem nächsten Kollaps jederzeit möglich sein kann.

Wenn alte Ehepartner sich gegenseitig stützen

Fremde Unterstützung käme für das Ehepaar Roller dagegen ganz und gar nicht infrage. Doch auch Manfred R., einem fürsorgenden Ehemann für seine bereits demente Ehefrau, würde Unterstützung in jeder Weise guttun. Aber weder er noch seine Frau Helga sind bereit, fremde Hilfe etwa über einen Pflegedienst anzunehmen. Es ist schon beachtlich, was der 75-Jährige deshalb seit fünf Jahren für seine weitgehend hilflose Frau alles stemmen muss. Jeden Tag kocht er für sie frisches Essen, Nudeln und Käsespätzle sind bei beiden der Renner. Mehrmals am Tag muss er ihr die Windeln wechseln. Und stets muss er aufpassen, dass seine den ganzen Tag auf dem Sofa dahindösende Frau nicht aufsteht und unkontrolliert irgendwohin geht oder irgendetwas anstellt.

Eine ganz andere Gefahr sieht Frederik Mader. Da Helga R. am Tag noch rund 20 Zigaretten – mehr aus Gewohnheit und Langeweile und weniger zum Genuss – raucht, sieht der Hausarzt akute Brandgefahr, zumal die Asche oder das letzte Stück einer brennenden Zigarette nicht immer im Aschenbecher landen. Erneut versucht der Hausarzt, Manfred R. dafür zu sensibilisieren, besser jetzt als später seiner Frau ihre Zigaretten zu entziehen. Er weiß sehr wohl, dass diese Empfehlung wieder verpuffen wird. Vielmehr wird Manfred R. versuchen, sich noch mehr für seine schon fortgeschritten demente Frau ins Zeug zu legen, weil er für sie »durchs Feuer gehen würde«.

Der nächste Hausbesuch beim bereits hochbetagten 97-jährigen Patienten Andreas B. ist höchst komplex. Das beginnt schon bei der medizinischen Befundlage: Herzschwäche, erhöhter Blutdruck, demenzielle Tendenzen. So kann er zwar seine Adresse und sein Geburtsdatum richtig nennen, weiß aber nicht in jeder Phase des Besuchs, dass er mit seinem Hausarzt spricht. Bei der Pflege zu Hause ist er total von seiner zweiten Ehefrau Hilde B. abhängig, die 20 Jahre jünger ist und ihn seit 13 Jahren weitgehend alleine betreut. Andreas B. hat seit zwei Jahren Pflegestufe 2, und daher kommen zweimal pro Woche eine Haushaltshilfe und auch eine Pflegekraft, die den 97-Jährigen unter anderem zweimal in der Woche badet.

Doch bei diesem Hausbesuch offenbaren sich neue Probleme. Andreas B. isst immer schlechter, ist immer wackliger auf den Beinen und auch nicht mehr in der Lage, mit seiner Ehefrau Tischtennis zu spielen. Tischtennis mit 97 Jahren, welch ein Anspruch! Frederik Mader schlägt Krankengymnastik vor, um etwas für die Mobilität zu tun. Für Tischtennis wird aber auch das kaum reichen. Und dann rückt Hilde B. mit ihrem zweiten Sonderwunsch heraus. Ihr Mann sei so häufig allein, wenn sie im Haus oder Garten zu tun habe. Ihm täte dann eine Gesellschaft gut, eine Fürsorgerin oder einfach eine Besucherin, die sich in dieser Zeit mit ihrem Mann beschäftigen könnte. Nun taut Andreas B. plötzlich auf und winkt heftig ab. »Nein, ich will niemanden mehr um mich herum haben«, sagt er. »Wenn ich alles täte, was meine Frau will, wäre ich nicht mehr ich.«

Mader schlägt sich umgehend auf seine Seite. »Sie sollten«, so lässt er Hilde B. wissen, »akzeptieren, dass ihr Mann einen anderen und eigenen Blick auf die Welt hat. Ihr Mann möchte und braucht keinen Babysitter.« Das sitzt. Als wir gehen, ist Hilde B. verstummt.

Wir fahren durch alte Bauerndörfer und an weiten Feldern vorbei, die früher alle in Eigenregie betrieben wurden und heute weitgehend verpachtet sind. Die Landflucht hat auch diese Region erfasst. Junge Menschen übernehmen nicht mehr die Höfe ihrer Eltern, sondern ziehen weg. Das wäre bis Ende der 90er-Jahre noch undenkbar gewesen. Wir erreichen das Haus von

Maria D., der letzten Patientin für heute. Zuerst schauen wir in den alten Tante-Emma-Laden, den die Familie noch bis vor zwölf Jahren unterhalten hat und über dem noch die alten Schilder mit bekannten Kaffeemarken oder Zeitschriften hängen. Auch am Laden selbst ist nichts verändert worden, außer dass in den Regalen nun Lebensmittel zum Eigenverbrauch stehen. Auch wir profitieren davon, weil es erst mal einen Kaffee und selbst gebackenen Kuchen gibt.

Diese starke familiäre Verbundenheit lebt die Familie heute auf andere Weise weiter. Die 90-jährige Maria D., ledig, mit ganz leicht beginnender Demenz und zunehmenden Hör- und Sehschwächen, wird von ihrer Familie bestens umsorgt. Vor allem von einer ihrer Schwestern, die selbst mit einem metastasierenden Brustkrebs zu kämpfen hat. Unterstützt wird die Schwester von ihrem Sohn und einem Pflegedienst, der morgens und abends für jeweils 20 bis 30 Minuten vorbeischaut und die grundlegende Pflege übernimmt. Frederik Mader ist dennoch etwas besorgt, weil Maria D. immer schlechter hört, und bringt heute zum ersten Mal ein Hörgerät ins Spiel. Über sein Smartphone loggt er sich dann in seinen Praxiscomputer ein, um die Blutwerte zu überprüfen, die vor wenigen Tagen in der Praxis abgenommen wurden. Alles in Ordnung.

Immer wieder alles neu auf den Prüfstand stellen

Auch Maria D. möchte – nach negativen Erfahrungen mit einer Kurzzeitpflege – so lange zu Hause bleiben wie nur irgendwie möglich. Die Familie wird also so schnell »nicht aus dem Pflegen herauskommen«, sagt Frederik Mader voraus. Zwei Jahre lang hat sie schon zuvor bis zu ihrem Tod eine weitere schwer pflegebedürftige und bettlägerige Schwester versorgt. Und jetzt Maria D., die bei dieser Fürsorge durchaus noch einige Jahre leben kann. Dies gilt aber nur, wenn die gesamte Betreuung von ihm als Hausarzt auch weiterhin bei Hausbesuchen regelmäßig begleitet wird und immer wieder neu auf den Prüfstand kommt.

Dies trifft in gleicher Weise auch für Herbert K. zu, den ich am nächsten Tag mit Dr. Gerhard Bawidamann aufsuche. Dieser Hausbesuch erfolgt aus akuten medizinischen Gründen, weil der 86-Jährige eine größere offene Stelle am Zeh hat, die ärztlich versorgt werden muss. Der Allgemeinarzt unterweist daraufhin die Tochter, wie die Wunde weiter behandelt werden muss. Da Herbert K. zunehmend dement, depressiv und pflegebedürftig ist, wird die Tochter seit Kurzem von einer polnischen Pflegekraft unterstützt, die jeweils acht bis zehn Wochen bleiben kann. Als wir gehen wollen, fragt der 86-Jährige seinen Hausarzt, was er für den Hausbesuch zahlen muss.

Ähnlich stellt sich das Szenario bei Sabine R. da. Auch sie wird von ihrer Tochter, die ihren Beruf aufgegeben hat und von Pflegegeld und der Witwenrente lebt, voll umfassend versorgt. Und zwar vom Waschen über das Kochen bis hin zur Pflege im engeren Sinne. Der geistig regen 81-Jährigen ging es vor sieben Jahren schon einmal schlechter, als sie nach einem Schlaganfall halbseitig voll gelähmt war. Heute ist sie mithilfe eines Vierstockfußes wieder auf den Beinen und kann sogar langsam trotz ihrer Rückenprobleme und eines Leberschadens alleine in den Garten gehen. Gerhard Bawidamann ist mit dieser Entwicklung zufrieden und möchte daher rasch zum nächsten Hausbesuch starten. Wie bei vielen Hausbesuchen bekommt er auch hier zu hören, immer viel zu wenig Zeit mitzubringen. Und das, obwohl gerade die Hausbesuche viel Zeit (fünf bis 20 Minuten) in Anspruch nehmen.

Das gilt auch für den 93-jährigen Hans O., der seinem Hausarzt so viel zu erzählen hat, dass aus der Kurzvisite auch ohne Probleme ein halber Tag werden könnte. Bei diesem Hausbesuch geht es vorwiegend um die Überprüfung der Medikamente, die der körperlich fitte, aber geistig allmählich etwas abbauende frühere Landwirt täglich so schlucken muss. Alles ist vorschriftsmäßig von der Schwiegertochter, die den 93-Jährigen betreut, in Dosierspendern für morgens, mittags und abends vorbereitet und muss von Bawidamann immer nur angepasst werden. So bleibt noch genug Zeit für ein Gespräch. Dabei tischt Hans O. seinem Hausarzt wieder den Zwist mit der Kirchenverwaltung auf, der dazu geführt hat, dass er Gottesdienste heute nur noch im Fernsehen anschaut. Dies liegt aber auch daran, dass er zunehmend schlechter hört. Den 93-Jährigen kann das nicht erschüttern: »Manchmal ist es besser, wenn man nicht alles hört.«

Beim Abschied spricht der Hausarzt dann aber doch noch ein heikles Thema an, nachdem der 93-Jährige beim Hinausgehen fast über den im Wohnzimmer liegenden Teppich gestürzt wäre. »Diese Stolperfalle sollten Sie endlich beseitigen«, appelliert er an seinen Patienten. Beim nächsten Besuch in gut vier Wochen wird der Teppich weiter dort liegen, wo er schon immer lag und wohl immer liegen wird.

Mein Fazit nach neun Haubesuchen: Auch wenn Hausärzte bei ihren Hausbesuchen nicht alles richten und nicht alles klären können und vielfach eher als Sozialarbeiter unterwegs sind, sind sie doch gerade für sehr alte und multimorbid kranke Menschen ein wahrer Segen. Denn allein der Hausarzt kann entscheiden, ob ein alter Mensch aus medizinischen Gründen nicht mehr zu Hause bleiben kann, und allein er kann Verordnungen ausstellen oder Unterstützungsleistungen veranlassen, die ein Verbleiben im eigenen Heim ermöglichen. Das ist im Vergleich zu der ebenso wertvollen Arbeit von Lotsen, Gemeindeschwestern oder Fürsorgerinnen ein ungemein großer Vorteil. Dass aber regelmäßig stattfindende Hausbesuche, mit denen manche Einweisungen in ein Krankenhaus verhindert oder Verlegungen in ein Pflegeheim aufgeschoben werden können, so mickrig bezahlt werden, ist ein Armutszeugnis für unser Gesundheitssystem.

4. Warum Patienten im Krankenhaus so schlecht versorgt werden

Die Älteren werden sich noch erinnern: Daran, wie Patienten in den 1970er- und 80er-Jahren – in den Zeiten vor den Gesundheitsreformen und Finanzengpässen im Krankenhaus – noch behandelt und umsorgt wurden. Natürlich war auch damals nicht alles eitel Sonnenschein: Zum Mief dieser Jahrzehnte gehörten auch marode Gebäude, Mehrbettzimmer mit bis zu zwölf Betten und insgesamt weit weniger Komfort als heute, zum Beispiel bei der Essensauswahl oder bei den Besuchszeiten.

Für die Betreuung des Patienten konnten sich die Ärzte aber deutlich mehr Zeit nehmen. So gab es in der Inneren Medizin in der Klinik drei längere Behandlungsphasen.

- 1. Woche: In der sogenannten Auswaschphase wurde der Patient eine Woche lang gründlich diagnostiziert, wobei erst mal die meisten Medikamente abgesetzt wurden.
- 2. Woche: Die Therapie wurde auf der Basis der Untersuchungsergebnisse im Krankenhaus allmählich neu aufgebaut.
- 3. Woche: Beobachtungszeit, um zu schauen, ob die Behandlung richtig angeschlagen hat (Verträglichkeit, Wirkung). Nach drei Wochen dann schließlich die Entlassung und die Überführung in die ambulante Weiterbetreuung.

Heute erfolgt die Entlassung nicht nach drei Wochen, sondern häufig bereits nach wenigen Tagen: Da müssen die Klinikärzte schon ihr gesamtes verfügbares Repertoire an medikamentösen und klinischen Behandlungen ausnutzen, um ihre Ziele zu erreichen. Die Mediziner handeln wie Fließbandarbeiter streng leitlinienkonform und damit auch eigentlich nicht falsch. Letztlich passen sie sich nur einem System an, das ihnen genau dieses Handeln aufzwingt. Denn im Zeitalter der von der Politik eingeführten Diagnosis Related Groups (DRG, deutsch: diagnosebezogene Fallgruppen), einem von der Liegedauer vollkommen unabhängigen pauschalierten Abrechnungssystem für Behandlungen, ist es für Krankenhäuser finanziell vorteilhaft, wenn sie ihre Patienten möglichst früh entlassen. Für einen kranken Menschen ist dies indes keineswegs ein Vorteil. Für einen alten und kranken Menschen erst recht nicht.

Zu diesem Personenkreis zählt auch die 80-jährige Anna M., deren Gesundheitszustand sich von einem auf den anderen Moment deutlich verschlechterte. Ausgerechnet an einem Samstag.

Das Elend in der Notaufnahme und auf Station

Die Patientin hatte bis zuletzt weitgehend selbstständig zu Hause leben können und wurde von ihrem Hausarzt über lange Zeit ausreichend versorgt. Doch aufgrund eines Infektes ging es ihr plötzlich schlecht. Der Blutdruck stieg, es kam zum Harnwegsinfekt. Da ihr Hausarzt an diesem Wochenende keinen Dienst hatte und auch nicht erreichbar war, blieb nichts anderes übrig, als den Notarzt zu rufen. Dieser wollte kein Risiko eingehen und wies die hilfsbedürftige Patientin zur weiteren Abklärung ihres Gesundheitszustandes unversehens in die allgemeine Notfallambulanz des nächsterreichbaren Krankenhauses ein. Eine speziell für ältere Patienten ausgerichtete Notfallaufnahme gibt es zwar bereits vereinzelt, nicht aber in der Nähe von Anna M.'s Wohnort.

Was dann passiert, ist beschämend und skandalös zugleich und spielt sich leider allzu häufig so oder ähnlich in den meisten Krankenhäusern hierzulande ab. Zunächst einmal müssen die frisch in die Klinik eingelieferten Patienten und deren Angehörige eine ganze Reihe von formalen Prozeduren in der Notaufnahme durchlaufen. Das ist unvermeidlich und erleichtert auch die mitunter quälend lange Wartezeit. Diese kann eine Stunde, mitunter auch bis zu sechs Stunden dauern. Das ist allerdings nicht immer dem Krankenhaus allein anzulasten. Denn in den Notaufnahmen müssen von Jahr zu Jahr immer mehr unvorhersehbare Notfallpatienten behandelt werden. Der Grund dafür ist, dass die Bevölkerung immer älter wird, aber auch, dass viele Patienten auf Nummer sicher gehen wollen und nicht bis Montag abwarten, um ihre Beschwerden abklären zu lassen.

Da bei Anna M. trotz ihres sich plötzlich verschlechternden gesundheitlichen Zustands keine Lebensbedrohung – wie etwa bei einem Schlaganfall oder Herzinfarktpatienten – vorlag, musste sie volle sechs Stunden Wartezeit in Kauf nehmen. Die Priorisierung (Erbringung der medizinischen Leistungen nach Dringlichkeit), die Politiker und Gesundheitsexperten gern weit von sich weisen, greift bereits in der Notaufnahme mit voller Wucht.

Weil die Behandlungskapazitäten in den meisten Krankenhäusern bei Weitem nicht ausreichen, müssen die Ärzte täglich genau das tun, was die Politiker stets abstreiten. Sie müssen selektieren und priorisieren, das heißt, die Patienten nach Dringlichkeitsstufen behandeln. Das beginnt bereits bei der Notaufnahme, setzt sich bei den Operationen fort und spielt sogar auf den Stationen selbst ein Rolle, wenn dort bei Überbelegung wieder einmal entschieden werden muss, wer auf den Gang verfrachtet wird und wer in einem Patientenzimmer liegen darf. Fast in jedem deutschen Krankenhaus müssen daher heute Patienten zumindest vorübergehend auf dem Flur liegen. Das ist in höchstem Maße unwürdig, für sehr alte und schwerwiegend kranke Menschen allemal. Auch in einem der besten Gesundheitssysteme der Welt kann so etwas vorkommen. Absolut unhaltbar ist aber, dass die Verantwortlichen die Augen verschließen, weil sie nicht sehen wollen, was für alle tagtäglich ersichtlich ist.

Gerade für alte und kranke Menschen ist das eine extrem harte Belastung, weil sie sich in einer Ausnahmesituation befinden, mit der sie und auch ihre Angehörigen schlichtweg überfordert sind.

Was in diesen sechs Stunden Wartezeit alles passiert, obwohl eigentlich gar nichts zu passieren scheint, beschreibt ein Anästhesist so: »Eine der ersten Personen, die Ihnen in einer Klinik begegnen wird, ist die Pflegekraft in der Ambulanz oder Aufnahmestation. Deren Hauptaufgabe ist es, Sie von einem selbstständigen Menschen in einen Patienten zu verwandeln: Sie werden ausgezogen und verlieren mit Ihrer Kleidung Ihren Status als Individuum. Sie bekommen ein Kliniknachthemd und ein Bett, und es wird von Ihnen erwartet, dass Sie bis auf Weiteres im Nachthemd in diesem Bett liegen ...« Und dann passiert erst einmal wieder nichts. Irgendwann einmal tätigt die Ambulanzpflegekraft dann »auch erste Untersuchungen und verständigt einen Assistenzarzt der ihr passend scheinenden Abteilung. Sie bringt Sie auf das Gleis, dem der weitere Verlauf Ihres Klinikaufenthaltes folgen wird. Entscheidende Momente.«[32] Die Fließbandmedizin nimmt ihren Lauf.

So war es auch bei Anna M., bis sie endlich einen Arzt zu Gesicht bekam. Nach einer ersten kurzen Anamnese wird sie stationär aufgenommen. Ausgerechnet in eine Abteilung der Inneren Medizin im Haus, in der Platz- und Personalnot herrschen und wo ständig Eile geboten ist. Eine Station, für die es in vielen Krankenhäusern bis heute keine Alternative gibt, weil es entweder gar keine Geriatrie gibt oder weil die geriatrische Abteilung überfüllt ist. Also wurde auch Anna M. im Flur erst einmal zwischengeparkt, der zweite unwürdige Akt nach der langen Wartezeit in der Notaufnahme. Ohne etwas gegessen oder getrunken zu haben, war sie unterzuckert und völlig geschwächt. Zudem machte ihr der Harnwegsinfekt sehr zu schaffen. Wegen des hohen Blutdrucks wird die Patientin medikamentös neu eingestellt. Da die Klinik den Blutdruck in den drei Tagen wieder auf normale Werte bringen muss, bekommt Anna M. gleich vier Blutdruckmedikamente auf einmal. Der Preis dafür ist hoch. Anna M. bekommt zwar neue Medikamente, ihr geht es aber nach wie vor nicht gut. Mit dieser Bürde im Gepäck wird die Patientin ein paar Tage später an ihren Hausarzt übergeben. Doch nicht nur das. Auch der Blutzucker soll weiter intensiv behandelt werden, so die Empfehlung der Krankenhausärzte.

Blutig entlassen und dann zu Hause verlassen

Die Frage, ob in diesem Alter und in dieser Lage ein optimal eingestellter Blutzucker überhaupt noch sinnvoll oder notwendig ist, stellen sich die in Leitlinien gepressten Klinikärzte nicht. Denn bei hochaltrigen Patienten kommt es nicht mehr so sehr auf einen optimal eingestellten Blutzucker an, sondern vielmehr darauf, wie der Alltag am besten bewältigt werden kann. Haben Klinikärzte keinen Blick für den ganzen Patienten? Nein, denn Klinikärzte schauen nur auf die kurze Spanne zwischen dem aktuellen Moment der Einlieferung und dem Zustand bei Entlassung. Ziel dabei ist es, alle Werte zum Tag der Entlassung zu normalisieren. Ist das aber in drei oder vier Tagen überhaupt möglich? Nein, ist es nicht. Das wäre auch nicht so tragisch, wenn diese vorschnelle, sogenannte »blutige« Entlassung aus dem Krankenhaus mit dem ambulanten System abgestimmt und nicht so abrupt erfolgen würde. Genau das passiert aber. Beispiel Medikamentenversorgung: Insgesamt wurden Anna M. neun Arzneien verordnet, die die 80-Jährige nach der Entlassung täglich schlucken sollte. Das waren genau doppelt so viele wie bei ihrer Aufnahme ins Krankenhaus. Ansonsten wurden keine Maßnahmen in die Wege geleitet, um den Gang von der Klinik zurück ins eigene Heim zu erleichtern.

Wieder wird alles dem Hausarzt aufgeladen. Dieser diagnostiziert zunächst eine Übermedikation und lässt die meisten Zucker- und Blutdruckmedikamente erst einmal weg. Nach und nach kommt Anna M. so wieder auf die Beine. Die vier Arzneimittel, die Anna M. tatsächlich braucht, schaden ihr nicht. Sie kommt damit gut zurecht, ohne von einer unnötigen Medikamentenflut traktiert zu werden.

Ist damit alles in bester Ordnung? Nein, keineswegs. Denn um weiter einigermaßen fit zu bleiben, benötigt Anna M. nicht nur eine auf den Alltag abgestimmte, wohldosierte medikamentöse Behandlung. Genauso wichtig wäre es gewesen, wenn sie als 80-Jährige, bei der geistig und körperlich noch reichlich Potenzial vorhanden ist, Anregungen erhalten hätte, die ihre Mobilisierungskräfte stärken und die sie zu weitergehenden Aktivitäten anregen. Etwa mithilfe einer ambulanten Reha zu Hause, die hierzulande ein Schattendasein führt. Und auch eine geriatrische Reha könnte gerade in dieser Lebensphase zwar keine Wunder mehr bewirken, doch zumindest die eine oder andere im Grunde noch vorhandene, aber nicht mehr aktive Fähigkeit wieder zum Leben erwecken.

Das Problem dabei ist aber zum einen, dass Anna M. nie einen Geriater zu Gesicht bekommen hat. Weder in der Klinik, die über keinen speziellen Altersmediziner verfügt, noch in der Praxis, in der man Geriater ohnehin nicht findet. Und weil Anna M. im Krankenhaus und danach weder richtig gefördert noch gefordert wird, wird es nicht lange dauern, bis sie das nächste Mal mit akuten und vielleicht noch ernsteren Gesundheitsbeschwerden erneut stationär aufgenommen werden muss.

Doch es geht auch anders. Das belegen meine Besuche in Aschaffenburg-Alzenau und Berlin-Tempelhof (siehe Seite 126 ff.). Aber auch in den dortigen Einrichtungen könnte noch eine ganze Menge verbessert werden. Der Handlungsdruck ist enorm. Denn es muss vermieden werden, dass die vielen Millionen alten und kranken Menschen, die auf uns in den nächsten Jahren zukommen, das gleiche Schicksal wie Anna M. ereilt: sehr alt zu werden und dazu noch sehr krank zu sein und doch nicht die Therapie und Unterstützung zu bekommen, die benötigt wird und die auch möglich wäre.

Geriatrie in Deutschland: mehr Wundertüte als echte Hilfe

Ein Manko reiht sich im Krankenhaus an das andere. Kein Wunder, dass Anna M. und ihre Angehörigen sich rundherum verlassen fühlen, obwohl in der Geriatrie gerade in den vergangenen zehn Jahren bundesweit durchaus einiges in Bewegung gekommen ist, das für Verbesserungen sorgt.

Zum Beispiel bei der Versorgung alter und kranker Menschen im Krankenhaus. Am besten zeigt sich dies bei der Anzahl der zur Verfügung stehenden Betten in geriatrischen Fachabteilungen in bundesdeutschen Krankenhäusern. Im Jahr 2007 waren es erst 10 600, 2013 dann 14 000 und 2015 insgesamt 18 359.[33] Die Zahl an Häusern mit geriatrischen Betten ist allein von 2013 bis 2015 von 274 auf 406 hochgeschnellt. Das sind in Zeiten der Kostenbeschneidungen durchaus beachtliche Entwicklungen, zumal ein Behandlungsfall auf einer Geriatriestation durchschnittlich

5875 Euro und maximal 9226 Euro kostet. Doch Dirk van den Heuvel, Geschäftsführer des Bundesverbands Geriatrie e. V., rudert angesichts dieser Zahlen ein wenig zurück: »Der Begriff Geriatrie ist nicht geschützt. Mitunter wird auf einer Station auch nur mal das Türschild ausgetauscht, aber nur wenig Konzeptionelles in Richtung echter geriatrischer Versorgung verändert.«

Trotzdem sieht van den Heuvel, dass der Zug in die richtige Richtung fährt. Auch in der Geriatrie kann heute von einem wohnortnahen Zugang gesprochen werden. Der liegt dann vor, wenn eine geriatrische Einrichtung in 25 Minuten erreicht werden kann. Dies war vor einigen Jahren in den meisten Regionen noch nicht einmal ansatzweise der Fall. Zwar gibt es immer noch gerade in solchen Regionen in Nord- und Ostdeutschland Lücken, in denen überproportional viele ältere Menschen leben. Die Chance, in Zukunft als hochaltriger Patient im Krankenhaus auf einen Geriater zu treffen, hat sich für den Einzelnen in den vergangenen Jahren dennoch erheblich verbessert. Und auf einer Geriatriestation sind die Patienten unabhängig von deren Struktur überall in Deutschland allemal besser aufgehoben als auf herkömmlichen Stationen, etwa in der Inneren Medizin, der Orthopädie oder der Chirurgie. Denn in der Geriatrie spielt die »ganzheitliche Behandlung von Menschen zusammen mit aktivierender Pflege und einfühlsamen Anleitungen etwa bei der Nahrungsaufnahme« die zentrale Rolle, bekräftigt Dirk van den Heuvel.

Dennoch müssen Patienten auch in der Geriatrie eine Reihe von Missständen über sich ergehen lassen, weil auch dort hart um jeden Cent, jede Fachkraft und um jede Maßnahme gerungen wird. Und dann ist die Geriatrie eine große Wundertüte, weil es hierzulande kein einheitliches System der geriatrischen Versorgung gibt. Zudem gibt es mehrere verschiedene Versorgungsebenen: die Akutgeriatrie und Frührehabilitation im Krankenhaus sowie die geriatrische Reha im Krankenhaus oder in einer separaten Reha-Einrichtung. Wie die stationäre Altersmedizin gesetzlich geregelt ist, hängt von den politischen Strömungen und Rahmenbedingungen in den einzelnen Bundesländern ab und von den ebenfalls sehr unterschiedlich geregelten Vergütungsformen und Zugängen. Hinzu kommen Tageskliniken und ambulante geriatrische (Reha-)Angebote.

Politisch ist das alles sehr heikel, räumt Dr. Jürgen Bauer, Präsident der Deutschen Gesellschaft für Geriatrie (DGG), ein. Denn wie soll man den Politikern ein Gefühl für ein medizinisches Fach vermitteln, das sich in Bayern völlig anders darstellt als in Schleswig-Holstein? So findet zum Beispiel die gesamte geriatrische Versorgung inklusive Reha in Schleswig-Holstein, Bremen, Hessen, Berlin und Hamburg fast ausschließlich im Krankenhaus und in der Tagesklinik statt. Das Saarland, Baden-Württemberg, Mecklenburg-Vorpommern und Sachsen bringen die meisten ihrer geriatrischen Patienten in Reha-Betten und nicht im Krankenhaus unter. Das ist auch in Bayern der Fall. Dort hat es zuletzt einen enormen Schub gegeben, bekräftigt Chefarzt Dr. Jens Trögner vom Klinikum Amberg in seiner Funktion als Sprecher der Ärztlichen Arbeitsgemeinschaft zur Förderung der Geriatrie in Bayern e. V. Bis 2009 hatte es im Freistaat gerade einmal fünf Akutgeriatrien gegeben. Bis Ende 2016 sind über 60 neue geriatrische Abteilungen hinzugekommen. »Und das ist noch längst nicht das Ende der Fahnenstange«, sagt Trögner voraus, weil bis 2020 weitere akutgeriatrische Stationen hinzukommen werden. »Wir stehen vor großen Veränderungen im Krankenhaus. Und diese ist längst überfällig gewesen, weil wir künftig in jedem Jahr immer mehr hochaltrige und demente Patienten versorgen müssen.« Besonders gefragt ist dabei nicht die sonst im Krankenhaus übliche »High-Tech-Medizin, sondern High-Touch«, so Tröger.

Auf dieses High-Touch-Gefühl müssen notgedrungen all diejenigen geriatrischen Patienten verzichten, die heute und wohl auch künftig weiter in herkömmlichen Fachabteilungen in bundesdeutschen Krankenhäusern behandelt werden müssen, weil diese keine eigene geriatrische Abteilung oder keine geriatrische Expertise im eigenen Haus haben. In den rund 2000 bundesdeutschen Krankenhäusern gab es im Jahr 2015 über 400 geriatrische Fachabteilungen. Das sind zwar mehr als doppelt so viele wie noch im Jahr 2007. Es sind aber immer noch deutlich zu wenige, weil auch heute immer noch zu viele alte und kranke Menschen auf herkömmlichen Stationen im Krankenhaus behandelt werden müssen. Das ist bei manchen geriatrischen Patienten zwar durchaus zu vertreten, wenn etwa eine rein chirurgische oder orthopädische Maßnahme erfolgt und ansonsten keine weiteren Behandlungserfordernisse vorliegen. Nicht jeder ältere Patient ist eben ein geriatrischer Patient. Jedoch steht der alte Mensch nicht im Mittelpunkt der herkömmlichen Fächer in der Medizin, stellt Dr. Jürgen Bauer immer wieder fest. Dessen Behandlung sei heute so speziell, dass ein Orthopäde ihn nicht einfach so nebenher mitbehandeln könne.

So liegt der Anteil der über 70-jährigen Patienten mit geriatrischem Profil in der Inneren Medizin bei 23 Prozent, in der Neurologie bei 26 Prozent und in der Neurochirurgie bei 16 Prozent.[34] Ein Großteil dieser multimorbiden alten Patienten wäre in einer geriatrischen Abteilung mit Sicherheit besser aufgehoben. Doch dafür fehlen dort die Betten. Wenn man davon ausgeht, dass nur 25 Prozent all dieser Patienten besser in einem geriatrischen Bett liegen sollten, würde sich eine zusätzliche Steigerung von 350 000 Fällen in bundesdeutschen geriatrischen Abteilungen ergeben. Zum Vergleich: Im Jahr 2013 lag die Gesamtzahl aller geriatrischen Fälle in Deutschland gerade mal bei knapp über 300 000. Im *Weißbuch Geriatrie* wird daraus nur eine Schlussfolgerung gezogen: »Es ist davon auszugehen, dass ein nicht unerheblicher Anteil der Patienten mit geriatrischem Versorgungsbedarf nicht als solcher identifiziert wird, nicht in Versorgungsstrukturen der

Geriatrie behandelt wird und daher eine tatsächliche geriatrisch-fachspezifische Unterversorgung besteht.«[35]

Die Mangelsituation in der ambulanten Geriatrie

Vergleicht man die Krankenhauslandschaft allerdings mit der ambulanten Versorgung geriatrischer Patienten, ist es ein Meckern auf hohem Niveau. Der bundesweit renommierte Allgemeinmediziner Prof. Dr. Frank H. Mader aus Nittendorf liefert hierfür eine einleuchtende Begründung: »Der klassische Geriater ist der klinische Geriater.« Für die Hausarztmedizin in der Praxis fällt davon wenig ab. Viel zu wenig, kritisiert Mader. Und eine weitere Gefahr kommt neuerdings hinzu. Aufgrund der zunehmenden Spezialisierung in der Medizin, etwa bei der Schmerz- oder der Palliativmedizin, drohen die Hausärzte noch weitere Kompetenzen im Hinblick auf die Behandlung und Betreuung geriatrischer Patienten zu verlieren. Das Fazit, das der bayerische niedergelassene Allgemeinarzt Dr. Peter Landendörfer als einer der wenigen ambulanten Geriatrie-Spezialisten für seine niedergelassenen Kollegen zieht, ist deshalb ernüchternd: »Für die meisten unserer Kollegen ist der ältere Patient eben nichts weiter als ein älter gewordener Patient, der nach den gleichen Maßstäben behandelt wird wie eh und je. Beklagte Funktionsdefizite oder nachlassende Autonomie werden als Normalität des Alltag gedeutet.«[36]

Zur Verteidigung der Hausärzte muss man allerdings zweierlei feststellen. Viele Hausärzte versorgen ältere Menschen mit großem Engagement und viel Erfahrungswissen, das sie sich über lange Zeit angeeignet haben. Das habe ich auf meiner Reportagereise immer wieder eindrucksvoll erlebt. Und viele Hausärzte würden ihre Patienten auch gern an Spezialisten im niedergelassenen Bereich weiterleiten, wenn es etwa bei der Medikation zu speziell und zu kritisch wird. Sie können das aber nicht, weil es den Facharzt für Geriatrie bisher nur in ganz wenigen Bundesländern und zum Beispiel in ganz Berlin nur acht Ärzte mit entsprechenden Zusatzbezeichnungen gibt. Da bleibt die – häufig gar nicht mal notwendige und sehr teure – Überweisung ins Krankenhaus zur Sicherheit oft die einzige Alternative.

Allerdings kommt auch in die ambulante Geriatrie ein wenig Bewegung. Denn seitdem eine Reihe geriatrischer Abrechnungsziffern für Patienten mit dem vollendeten 70. Lebensjahr eingeführt wurden, gibt es neue Optionen für niedergelassene Ärzte. »Und diese sollten jetzt auch genutzt werden«, appelliert Dirk van den Heuvel an die niedergelassenen Ärzte.

Um die Entwicklung deutlicher aufzuzeigen, hilft ein genauerer Blick auf zwei völlig unterschiedliche Versorgungsmodelle in der Altersmedizin in zwei Bundesländern weiter: Bayern und Berlin. Parallelen gibt es in den beiden Bundesländern allenfalls in der demografischen Entwicklung. So wird der Anteil der Bevölkerung der über 65-Jährigen in Berlin 2025 im Vergleich zu 2015 von 19 auf 21 Prozent (Bayern von 20 auf 23 Prozent) ansteigen. Bei den über 75-Jährigen wird der Anteil in Berlin von neun auf elf Prozent anwachsen und bei den über 80-Jährigen von fünf auf sieben Prozent klettern. In Berlin werden damit 2025 insgesamt 260 000 Menschen über 80 Jahre alt sein (2015: 171 000), in Bayern gar 910 000 (2015: 693 000).

Es gibt also viel zu tun bei der altersmedizinischen Betreuung. Das geriatrische Gesamtkonzept in Berlin von 2010 ist deshalb zuletzt 2016 grundlegend überarbeitet worden und hat insbesondere zu einer deutlichen Erhöhung der geriatrischen Bettenkapazitäten in Berliner Krankenhäusern geführt.

Nach Daten aus dem Krankenhausplan des Berliner Senats 2016 standen zum 1. Januar 2015 rund 1700 genehmigte Betten in Plankrankenhäusern zur Verfügung. Die im Jahr 2010 für 2015 angestrebten 1730 Betten sind damit noch nicht in vollem Umfang erreicht worden. Im Krankenhausplan 2016 sind für das

Jahr 2020 bereits 2042 Betten veranschlagt worden. Das ist im Vergleich zu 2015 eine Steigerung um fast 350 geriatrische Betten.

Auch die Zahl der teilstationären Plätze hat sich in Berlin vom Jahr 2013 mit 155 Plätzen bis zum Jahr 2015 auf 226 Plätze erhöht. Dies wirkt sich natürlich auch auf die Anzahl der Belegungstage in Berliner geriatrischen Abteilungen aus. Während es 2007 noch zu 382 500 Belegungstagen gekommen ist, sind es 2013 bereits 514 500 Belegungstage gewesen. Das ist eine Steigerung von 35 Prozent in sechs Jahren. Setzt sich dieser Trend jedoch in diesem Tempo bis 2020 fort, wird die Zahl der Belegungstage in den Geriatrien allein in Berlin auf über 700 000 anwachsen.

Neue Reha-Konzepte statt Einweisung ins Pflegeheim

Wie dynamisch der gesamte Prozess ist, zeigt sich allein daran, dass bei den jüngsten Daten aus dem Jahr 2015 zum Beispiel die geriatrische Abteilung im Berliner St. Joseph Krankenhaus in Tempelhof mit ihren 36 Betten noch nicht einmal enthalten ist.

Doch diese 2016 neu eröffnete Geriatrie ist typisch für die gesamte Versorgungsstruktur, weil dort gleichzeitig – wie überall in Berlin – neben der Akuttherapie die geriatrische Frührehabilitation umgehend beginnt. So ist es in der Hauptstadt möglich, mit den neu eingewiesenen geriatrischen Patienten bereits am ersten stationären Behandlungstag mit der geriatrischen Frührehabilitation anzufangen.

So könne man schneller und gezielter reagieren, wenn sich der Gesundheitszustand der geriatrischen Patienten im Laufe der Zeit verschlechtert oder neue akute Probleme auftreten, sagt

Chefärztin Dr. Rahel Eckardt. Eine spezialisierte Anschlussheilbehandlung oder geriatrische Reha sei zudem auch nach dem meist dreiwöchigen Aufenthalt auf der geriatrischen Station immer noch möglich, wenn alte und kranke Menschen diese benötigen, um noch mobiler zu werden. Diese findet dann in Berlin im gleichen Haus statt, weil es in der Hauptstadt keine separaten Reha-Einrichtungen gibt.

Diese vielfältigen Versorgungsoptionen gelten aber in Berlin ausdrücklich nur für den stationären Bereich. Im ambulanten Bereich dümpelt die Geriatrie vor sich hin, weil sie insbesondere bei den Hausärzten bisher zu wenig im Fokus steht. So verwundert es auch nicht, dass es in Berlin nur ganz wenige spezielle ambulante Anlaufstellen für geriatrische Patienten gibt. Überhaupt passt zwischen dem ambulanten und dem stationären Sektor vieles nicht zusammen, stellt Eckardt immer wieder fest. Dies ist besonders bei der medikamentösen Versorgung der Fall. Zum Beispiel dann, wenn alte und multimorbide Menschen mit teuren oralen Antikoagulanzien (NOAK) zur Blutverdünnung oder mit hochpreisigen Antidementiva entlassen werden. Die Weiterverordnung dieser Präparate sei in der Praxis für den Hausarzt auf Dauer häufig nur schwer zu stemmen, wenn er viele geriatrische Patienten betreut. Denn dann läuft er Gefahr, sein Arzneimittelbudget zu überschreiten und in Regress zu kommen.

Schauen wir auf Bayern, wo die geriatrische Versorgung anders gewichtet ist. Dort ist der Schwerpunkt der geriatrischen Versorgung lange Zeit auf die geriatrische Rehabilitation gelegt worden. Erst 2009 ist das »Fachprogramm Akutgeriatrie« hinzugekommen, das zu einer klaren Zweiteilung zwischen Akutgeriatrie und geriatrischer Reha geführt hat. Hier springt die Dynamik dieses recht neuen medizinischen Versorgungssektors noch deutlicher ins Auge als in Berlin. Während 2009 in Bayern erst 10 000 Patienten in geriatrischen Betten lagen, waren es im

Jahr 2013 bereits über 23 000. Setzt sich dieser Trend bis 2020 fort, werden es dann 50 000 Patienten sein, die in den bayerischen Akutabteilungen der Geriatrie versorgt werden.

Im Jahr 2013 verfügte der Freistaat lediglich über 1093 Betten in der Akutgeriatrie. Bis Ende 2015 waren es bereits 1610 Betten plus 115 teilstationäre Plätze. Gar nicht so viele im Vergleich zu den 1550 Betten im deutlich kleineren Berlin, könnte man auf den ersten Blick einwerfen. In Bayern kommen allerdings 2015 noch rund 3000 geriatrische Reha-Betten hinzu. Und auch hier werden die Bettenkapazitäten in den nächsten Jahren mit Sicherheit noch weiter anwachsen.

Was heißt das nun konkret, runtergebrochen auf eine bestimmte Region? Picken wir uns hierfür ganz im Norden des Freistaates die Stadt und Region von Aschaffenburg heraus. Im Klinikum Aschaffenburg ist mit der Etablierung der geriatrischen Frührehabilitation im Jahr 2009 und der Gründung des geriatrischen Zentrums 2012 der Grundstock gelegt worden. 20 Betten stehen seitdem für die Akutgeriatrie und Frührehabilitation bereit. Doch nicht nur das. Im rund 20 Kilometer entfernten Kreiskrankenhaus Alzenau-Wasserlos, das mittlerweile mit dem Klinikum Aschaffenburg fusioniert ist, stehen weitere 46 Betten für die geriatrische Rehabilitation zur Verfügung, damit alte Menschen nach der Behandlung im Klinikum in- und außerhalb der Akutgeriatrie mithilfe der Reha »wieder besser ins Alltagsleben reinkommen«, sagt Hans Thomas Uebel, Oberarzt der geriatrischen Reha Alzenau-Wasserlos.

Und das ist auch dringend geboten, da ein Teil der geriatrischen Patienten überhaupt nur dann wieder auf die Beine kommt, wenn alle Maßnahmen der Akutgeriatrie und der Reha gut ineinandergreifen. Zum Beispiel nach einen Schlaganfall, einer Schenkelhalsfraktur, einer arteriellen Verschlusskrankheit, einer Herzschwäche oder einer chronisch-obstruktiven Lungenerkrankung. Hinzu kommen dann häufig auch noch weitere

Erschwernisse: Flüssigkeitsmangel, Infekte, akute Verwirrtheit oder eine fortschreitende Verschlechterung bereits bestehender Erkrankungen etwa bei Parkinson-Patienten.

Auf keinen Fall ins Heim

So unterschiedlich all diese Erkrankungen sind: Die Patienten wollen »in keinem Fall ins Heim kommen«, bekommt Dr. Jan Dorr, leitender Arzt der Akutgeriatrie und geriatrischen Frührehabilitation in Aschaffenburg, immer wieder zu hören. Um dies tatsächlich zu vermeiden, haben Dorr und Uebel ein regionales Versorgungs- und Reha-Konzept entwickelt, das – angesichts nur begrenzt verfügbarer Ressourcen – durchaus Modellcharakter hat und wie folgt ausgestattet ist: gemeinsame Visiten einmal pro Woche, abgestimmte Fallbesprechungen, Arzneimitteltherapie aus einer Hand und koordinierte Behandlungspfade, in die die Kompetenzen des Internisten Hans Thomas Uebel und des Neurologen Jan Dorr jeweils mit ihren Teams einfließen können. In der Akutgeriatrie kommt es dabei besonders darauf an, die Erkrankung zu behandeln und im Rahmen der Frührehabilitation bereits erste therapeutische Übungen zu beginnen, um vorhandene Aktivierungspotenziale von Patienten wieder zu entfachen. Das Reha-Potenzial und die Reha-Prognose sind in diesem Stadium aber noch höchst unsicher. Darüber hinaus wird versucht, die Arzneitherapie in gesunde Bahnen zu lenken, da geriatrische Patienten in der Regel zu viele und zu wenig miteinander abgestimmte Arzneimittel zu sich nehmen.

In der geriatrischen Reha werden die Patienten dann sehr viel stärker mobilisiert und gesundheitlich stabilisiert. Hierfür kommen aber nur diejenigen Patienten infrage, die ein »erkennbares Reha-Potenzial« haben, schränkt Hans Thomas Uebel ein. Denn geriatrische Patienten müssen in der mindestens dreiwöchigen Reha ein anspruchsvolles Programm durchlaufen, das pflegerische und insbesondere ergo-, logo- und physiotherapeutische Elemente beinhaltet. Mit diesen Therapien wird versucht, die funktionellen, sprachlichen und körperlichen Fertigkeiten wieder zu verbessern und die größtmögliche Selbstständigkeit zu erreichen, um, solange es geht, die Heimunterbringung zu vermeiden.

Können Beispiele wie die Einrichtungen in Aschaffenburg-Alzenau und Berlin die Herausforderungen, die mit der zunehmenden Überalterung der Bevölkerung entstehen, lösen helfen? Zum Teil schon, weil sich das geriatrische Versorgungsmodell bewährt hat, meint Jan Dorr. In der Gesamtheit aber nicht, da 20 Betten für eine Akutgeriatrie bei Weitem nicht ausreichen. Auf mittlere Sicht sieht der Chefarzt der Akutgeriatrie eine Verdreifachung der Bettenkapazität als dringend notwendig an. Um dies anzugehen, müsste der Bettenbedarfsplan geändert werden, was derzeit nicht machbar erscheint. Dorr bleibt daher Realist: »Ich kann mit dem jetzigen Status leben, zufrieden bin ich damit aber nicht.«

Wünsche bleiben aber auch bei der Berliner Chefärztin Dr. Rahel Eckart offen. »Wir sind zwar auf einem guten Weg, aber noch längst nicht da, wo wir hinwollen.« So sieht sie angesichts der demografischen Entwicklung in ihrem Einzugsbereich in Tempelhof einen Bedarf von 50 bis 60 geriatrischen Betten, der in den nächsten Jahren schrittweise erreicht werden soll. Zudem schweben ihr auch tagesklinische und ambulante Angebote vor, etwa über geriatrische Institutsambulanzen, um darüber auch im Krankenhaus Sprechstunden für ambulante geriatrische Patienten anbieten zu können.

Bis dahin wird es noch ein langer Weg sein. Die folgenden zwei Reportagen zeigen aber auch, dass ein Stück dieses weiten Weges bereits zurückgelegt worden ist.

Akutgeriatrie im Krankenhaus
Aschaffenburg–Alzenau

Station A03 Akutgeriatrie im Klinikum Aschaffenburg-Alzenau im nördlichsten Zipfel von Bayern am Vormittag eines beliebigen Wochentags um 9 Uhr. Es ist ein Tag wie jeder andere, und doch ist heute alles anders. Denn die Ankündigung von Dr. Jan Dorr, mich als an der Versorgungssituation geriatrischer Patienten interessierten Journalisten heute mit auf die Visite der 20-Betten-Station zu nehmen, ist schon ungewöhnlich. Alle auf der Station scheinen ein wenig aufgeregt. Ständig mit dabei sind die Oberärztin der Abteilung Geriatrie-Station Ute Maurer und Simone Koburger, die Stationsleiterin der Geriatrie.

Schon jetzt ist absehbar, dass die Visite deutlich länger als die üblichen zwei Stunden dauern wird, weil ich vor jeder einzelnen Visite erst einmal über die jeweiligen Erkrankungen und den individuellen Gesundheitsstatus unterrichtet werde. Der Besuch am Bett dauert dann zumeist auch länger, weil viele Patienten mehr erzählen als sonst und auch ich meinen Fragenkatalog abarbeiten möchte. Doch viele Patienten müssen gar nicht groß gefragt werden, weil förmlich aus ihnen heraussprudelt, worüber sie sich Sorgen machen.

Zum Beispiel Michael R. Der 86-Jährige ist drei Wochen zuvor wegen eines leichteren Schlaganfalls und daraus resultierenden Taubheitsgefühlen in das Klinikum eingewiesen worden. Das wäre zunächst nicht sonderlich tragisch gewesen, hätte Michael R. nicht im Krankenhaus eine Lungenentzündung bekommen, die ihn weiter zurückwarf. Diese musste zunächst in der Inneren Medizin behandelt werden. In der Akutgeriatrie ist er nun nicht nur medikamentös gut eingestellt, sondern auch ansonsten wieder richtig aufgepäppelt und für die Entlassung nach Hause vorbereitet worden, wo er im Haus seiner Kinder in eigenen Räumen bisher recht selbstständig gelebt hat.

Doch die Rückkehr nach Hause muss gut vorbereitet werden. Dafür ist die Sozialberatung im Klinikum zuständig. Das besondere Privileg des Sozialdienstes ist es, dass für die Versorgung von 20 Patienten in der Akutgeriatrie eine halbe Stelle angerechnet wird. Davon profitiert auch Michael R., weil von ihm – wie auch von allen anderen geriatrischen Patienten – eine ausführliche Sozialanamnese erhoben werden kann. Diese erfasst das Wohnumfeld, die finanzielle Situation, die Belastungssituation der Angehörigen und vieles weitere mehr. Das klingt aufwendig und ist es auch. Da bei dem 86-Jährigen bereits Vollmachten und Patientenverfügungen vorliegen, richtet die Sozialarbeiterin des Klinikums ihr Augenmerk eher auf praktische Dinge, die für die Rückkehr nach Hause von Bedeutung sind. Zum Beispiel auf die Beantragung eines Badewannenlifters, damit Michael R. künftig zu Hause weiter sein Bad nutzen kann. Oder auf die kontinuierliche Verordnung ambulanter Physiotherapie und Kneippaufgüsse, die für sein Wohlergehen enorm wichtig sind. Das Wohlbefinden der geriatrischen Patienten ist überhaupt das Schlüsselwort für die Sozialberatung. Schon ein einfaches »Wie geht es Ihnen?« tut den Patienten gut. Nicht einmal dafür bleibt auf manch anderen Stationen in deutschen Krankenhäusern Zeit. Ein auf Dauer untragbarer Zustand.

Viele geriatrische Patienten kämpfen im Krankenhaus und dann zu Hause mit der Einsamkeit, die auch Michael R. zu schaffen macht. Zwar lebt er in einer eigenen Wohnung im Haus seines Stiefsohns, der aber ist als Arzt beruflich stark eingespannt. Alltag eben – in einer Welt, in der das soziale und familiäre Gefüge mehr und mehr auseinanderdriftet und immer mehr alte Menschen zu Hause zu vereinsamen drohen.

Nicht immer spielen die Patienten auch mit

Um den Übergang vom Krankenhaus ins eigene Heim nach seinem Schlaganfall und der Lungenentzündung reibungsloser zu bewerkstelligen, rät Jan Dorr dem 86-Jährigen, nach dem Aufenthalt in der Akutgeriatrie noch eine geriatrische Rehabilitation anzuschließen. Diese Rechnung hat der leitende Arzt der Geriatrie aber ohne den Patienten gemacht. Eine Reha wolle er nicht mehr machen, weil man dort als Patient in ein starres Programm hineingepresst werde, das zwar für die Vorgaben einer Reha passe, nicht aber unbedingt seinen eigenen Bedürfnissen entspreche. Ganz anders sei es hier in der Akutgeriatrie. Hier richte man sich nach dem Bedarf der Patienten und passe die Behandlung immer wieder flexibel so an, dass der Patient nicht überrumpelt wird und auch selbst mitentscheiden kann. Was er damit meint, wird im nächsten Moment im Krankenzimmer deutlich. So fühlt sich Michael R. von seinem bereits dementen Bettnachbarn massiv gestört, weil er im Bad überall seine gebrauchten Windeln rumliegen lässt, beim gemeinsamen Frühstück immer wieder in Michael R.'s Teller herumstochert und sogar hin und wieder in sein Bett krabbeln will. Dorr plädiert für eine Verlegung des Bettnachbarn, die auch noch am gleichen Tag vollzogen wird. Doch Michael R. plagen noch ganz andere Sorgen. Da er nach der Entlassung nicht mehr Auto fahren können wird, grübelt er nun darüber, wie er seine Einkäufe künftig nach Hause bekommt und wie er zu den etwas weiter entfernten Haus- und Fachärzten kommen kann.

Im Laufe des Tages kommen wir immer besser ins Gespräch. Michael R. bietet mir an, ihn in ein paar Wochen einmal anzurufen und zu schauen, wie er mit der neuen Situation zurechtkommt. Zehn Wochen später melde ich mich. Und in der Tat hat er sich zu Hause sein eigenes Reha-Programm verpasst und kommt damit »sehr gut« zurecht. Und das ohne eine geriatrische Reha, ohne die empfohlene Physiotherapie (»da mach ich lieber meine Spaziergänge«) und ohne weitere professionelle Unterstützung. Das Einzige, was ihm zu schaffen macht, ist der Verzicht aufs Auto. Doch auch dieses Problem hat er für sich gelöst. Zum Einkaufen fahren ihn sein ebenfalls im Haus wohnender Sohn oder die Schwiegertochter, und für den Arztbesuch greift er aufs Taxi zurück. Kurz vor seinem 87. Geburtstag ist somit »alles fast wie früher«, erzählt er stolz.

Der nächste Patient ist Manfred D., der dem Tod nach einer schweren Lungenentzündung mit Blutvergiftung und zwei weiteren Lungenentzündungen gerade noch von der Schippe gesprungen ist, wie Jan Dorr es formuliert. Fast drei Monate lang musste er stationär in verschiedenen Abteilungen behandelt werden, unter anderem auch auf der Intensivstation. Nun liegt er seit einem Monat in der Akutgeriatrie und soll demnächst in die geriatrische Reha kommen. Manfred D. merkt man seine Ungeduld deutlich an. Er möchte nun nach vier Monaten endlich nach Hause. Dort habe er alles, was er brauche.

Dennoch stellt sich die Frage, wie es zu Hause konkret weitergehen soll. Denn auch nach der Reha wird der 78-Jährige nicht mehr imstande sein, weder für sich noch für seine ebenfalls schwer angeschlagene und schon desorientierte Frau, die mit ihm stationär aufgenommen worden ist, zu sorgen. Das hatte Manfred D. bisher mit Bravour bewältigt. Doch jetzt wird alles anders werden. Darauf bereitet ihn die Sozialberatung im Klinikum bereits seit Monaten vor. Und die Palette der Themen ist groß: Welche unterstützenden Dienste müssen eingeschaltet werden? Wie kann das finanziell alles gestemmt werden? Steht gar das heißgeliebte Haus zur Disposition, um die drohenden finanziellen Engpässe schultern zu können? Was muss an der bereits bestehenden Vorsorgevollmacht geändert werden, die den gesetzlichen Anforderungen nicht mehr entspricht? Und ist es sinnvoll für Manfred D., einen Schwerbehindertenantrag zu stellen, da sich seine Situation nun verschlimmert hat? Die

Pflegeüberleitung im Klinikum kümmert sich schließlich darum, wie es mit der Pflege seiner stark betreuungsbedürftigen Frau und mit Manfred D. selbst weitergehen kann.

Ich besuche ihn drei Wochen später am Ende seiner geriatrischen Reha in Wasserlos. Da weiß ich noch nicht, welch tragisches Schicksal dem 78-Jährigen leider im Weiteren droht (siehe Kapitel 5).

Schmerzbehandlung hat oberste Priorität

Doch mindestens genauso sorgenvoll blicken die betreuenden Ärzte der Akutgeriatrie zusammen mit den dort insgesamt vier tätigen Altenpflegern, zwei Pflegehelfern und 13 Krankenschwestern auch auf Helga K., deren Schicksal ein klassischer Fall auf einer akutgeriatrischen Station in Deutschland ist. So leidet die 79-Jährige bereits an Parkinson, Gangstörungen, Osteoporose und einer Wirbelsäulenfraktur, die chronische Rückenbeschwerden verursachen. Nach einem Sturz kommen neue Frakturen hinzu, die zusätzlich akute Schmerzen auslösen. Kein Wunder, dass Helga K. ihre Schmerzen – sie liegt bereits bei Schmerzgrad 9 von maximal 10 – kaum mehr aushält. Und kein Wunder, dass die leicht demente Patientin nun auch noch depressiv wirkt. Zu allem Unglück ist die dringend notwendige Operation gleich dreimal verschoben worden, weil andere Patienten vorgezogen werden mussten. Aus medizinischen Gründen, wie es dann so schön heißt. Trauriger Alltag in deutschen Krankenhäusern. Eigentlich ein Skandal, dass einer so schwer leidenden Patientin operativ nicht so schnell geholfen werden kann, wie es medizinisch zwingend notwendig ist.

Das ist jedoch nur die eine Seite der Medaille. Denn auch mit einem erfolgreichen operativen Eingriff und mit einer optimierten medikamentösen Therapie, womit die Schmerzskala bei Verlegung in die geriatrische Reha auf Level 5 (von zuvor 9) heruntergedrückt werden konnte, können längst nicht alle Probleme in einer Akutgeriatrie gelöst werden. Auch bei Helga K. stellt sich die Frage, wie es über die rein medizinische/medikamentöse Behandlung hinaus weitergeht. So wird sie dauerhaft Wärmebehandlungen benötigen, weil diese ihrem Rücken einfach guttun. Auch über weitere ambulante und finanzielle Unterstützungsmöglichkeiten klärt die Sozialarbeiterin die Patientin und ihre Angehörigen mit großer Geduld und Sachkenntnis auf.

Doch bei einer solchen, im wahrsten Sinne des Wortes überaus gebrechlichen Patientin sind die Stationsschwestern, die Pfleger und die Betreuungsassistentinnen ganz besonders gefordert. Sie müssen rund um die Uhr dafür sorgen, dass die Patientin nicht auf einer schmerzvollen Stelle liegt, dass sie nicht wundliegt, dass sie genügend trinkt und isst. Vor allem aber müssen solche Patienten von den Pflegekräften wie den Angehörigen – falls diese greifbar sind – an die Hand genommen werden, damit sie Wärme und Zuneigung verspüren, die sie in dieser für sie verzweifelten Lage mehr als andere brauchen. Genau dafür wird in der Akutgeriatrie auch gesorgt, die für 20 Betten und zusätzlich für zehn interdisziplinär zu versorgende Patienten etwas besser mit Personal ausgestattet ist. Aber auch diese Kapazitäten reichen längst nicht aus.

Aufwendige Betreuung, dünne Personaldecke

Immerhin stehen der Akutgeriatrie aber neben der Sozialarbeiterin mit einer halben Stelle noch zwei Betreuungsassistenten zur Verfügung. Das ist mehr als auf anderen Stationen und lässt noch eine halbwegs qualifizierte Pflege zu, sagt Stationsleiterin Simone Koburger. Allerdings sind die Betreuungsassistentinnen größtenteils damit beschäftigt, das Essen für die geriatrischen Patienten auszugeben. So wie an diesem Mittag Claudia Schick. Die Idee, die dahintersteckt, ist eigentlich gut. Die Essen werden je nach Appetit, Alter, Krankheit und Vorlieben direkt im Zimmer ausgegeben und portioniert. Heute können die Patienten zwischen Hühnchen mit Paprikasoße und Maultaschen auswählen. Simone Koburger sieht das mit einem weinenden und einen lachenden Auge. Einerseits, so sagt sie, ist das persönlicher, weil die Betreuungsassistentinnen beim Essen mit den Patienten automatisch ins Gespräch kommen. Zudem muss auch insgesamt weniger Essen weggeworfen werden. Andererseits fehlt aber die dafür verwendete Zeit an allen Ecken und Enden. Dann etwa, wenn die Betreuungskräfte nachts neben gefährdeten und verwirrten Patienten sitzen sollten, die zum Beispiel das Fenster mit der Tür verwechseln und immer wieder zum Fenster laufen. Oder es fehlen Altenpfleger, die gerade an Wochenenden gebraucht würden, wenn die Personaldecke besonders dünn ist.

Doch anstatt das Personal auszubauen, wird auch hier – wie fast überall in deutschen Kliniken – am Personal gespart. Geriatrische Patienten sind teuer, das wissen auch die Geschäftsführungen von Kliniken nur allzu gut. Aber sie benötigen nun mal viel Fürsorge.

Wie zum Beispiel Claudia Z., bei der im Alter von 76 Jahren ein stenosierendes (sich verengendes) Adenokarzinom (vom Drüsengewebe ausgehendes Krebsleiden) diagnostiziert wurde. Unglücklicherweise fing sie sich zudem im Krankenhaus auch noch einen Keim ein und musste allein deshalb drei Monate lang auf der Intensivstation liegen. Erst nachdem die ärgste Gefahr gebannt war, wurde sie in die Akutgeriatrie verlegt. Ihre Erkrankung hat ihr schwer mitgespielt. So musste ihre Luftröhre operativ geöffnet werden, wobei die Nerven dabei teilweise in Mitleidenschaft gezogen worden sind, sodass es Claudia Z. lange Zeit kaum gelang, ihre Beine anzuheben. Rehafähig war sie lange Zeit auch nicht, weil zunächst einmal der Keim bekämpft werden musste.

Die dargestellten Beispiele sind ein zwar zufälliger, aber insgesamt doch typischer Querschnitt einer akutgeriatrischen 20-Betten-Station in Bayern und auch in vielen weiteren Bundesländern mit einer ähnlichen Versorgungsstruktur. Sie zeigen, wie breit das Krankheitsspektrum ist und wie komplex sich die Behandlung und Betreuung auf einer geriatrischen Station gestalten. Für viele alte Patienten ein langer Weg, den sie aber durchaus gestärkt antreten können, wenn alle an einem Strang ziehen.

Wo ein anderer Geist herrscht: Geriatrie in Berlin-Tempelhof

Schon meine erste Begegnung im St. Joseph Krankenhaus in Berlin-Tempelhof ist ungewöhnlich. Im Eingangsbereich der Klinik treffe ich dort erst einmal keinen Arzt, keine Verwaltungskraft und auch keine herkömmliche Krankenschwester. Zuallererst begegne ich M. Roswitha – einer Ordensschwester. Im Foyer des Krankenhauses hat sie einen kleinen Bücherflohmarkt aufgebaut und versucht, den Patienten des knapp 500-Betten-Hauses wie auch den Besuchern und dem Personal ihre Bücher schmackhaft zu machen. Darunter ist alles, was man sich so vorstellen kann. Wie wichtig die Ordensschwestern in diesem konfessionellen Krankenhaus gerade für alte und kranke Menschen auch heute noch sind, ist mir zu diesem Zeitpunkt noch nicht bewusst. Es wird mir aber später klar, als ich mit der Chefärztin der Geriatrie Dr. Rahel Eckardt, zusammensitze und sie sehr rasch auf das Thema »Begegnungskultur« in einem konfessionellen Krankenhaus einschwenkt.

Die Wertschätzung für den Patienten sei in diesem Haus, in dem sie selbst neu ist, völlig anders als in allen anderen Hospitälern, in denen sie zuvor gearbeitet hat. Durch die Ordensschwestern, aber auch durch umfassende Begleitung und Betreuung gerade der alten und kranken Patienten herrsche im Haus »ein anderer Geist« als in anderen Großkrankenhäusern oder Universitätskliniken.

Das St. Joseph Krankenhaus gehört heute zum Elisabeth Vinzenz Verbund, einem der größten Krankenhausverbünde in Deutschland. Das Haus wurde 1928 von der Kongregation der Schwestern von der heiligen Elisabeth, einer Ordensgemeinschaft der katholischen Kirche, gegründet. Die Ordensschwestern, die bereits seit 1842 im Dienst notleidender Menschen arbeiten, wählten die heilige Elisabeth von Thüringen als Vorbild der tätigen Nächstenliebe zur Patronin ihres Werkes. Die Arbeit beruht auf dem zentralen Gebot der christlichen Nächstenliebe, die auch im St. Joseph Krankenhaus unterschiedslos allen Menschen entgegengebracht wird.

Eine solche Philosophie kommt den Patienten in der Geriatrie besonders entgegen. Davon ist auch Schwester M. Therese überzeugt, die unter anderem für die religiöse Seelsorge auf der 22 Betten umfassenden geriatrischen Station zuständig ist. Sie ist eine von insgesamt noch 13 Ordensschwestern, die vor Ort im St. Joseph Krankenhaus leben. Nicht einmal mehr die Hälfte von ihnen ist noch direkt in der Patientenbetreuung tätig. Vor 20 Jahren war dies ganz anders. Damals waren 35 Schwestern im Tempelhofer Krankenhaus aktiv. Heute müssen die Aufgaben strikt aufgeteilt werden, damit die Ordensschwestern überhaupt noch segensreich wirken können.

»Die geriatrischen Patienten sind dabei nicht einmal unsere größte Herausforderung«, verrät mir die Ordensschwester zu meiner großen Verblüffung. Da in Berlin die akutgeriatrischen Patienten auf der gleichen Station mit der Reha beginnen, sehen viele Patienten eine Perspektive für sich, auch wenn sie schon sehr alt sind und gegen viele Erkrankungen anzukämpfen haben. Schwer unfallverletzte Patienten beispielsweise, die zum großen Teil deutlich jünger sind, wissen dagegen nicht, ob sie überhaupt noch einmal so richtig auf die Beine kommen. Und schwer krebskranke Patienten müssen immer mit der Vorstellung leben, noch im Krankenhaus an ihrer Tumorerkrankung zu sterben. Mit diesen akuten »Todesszenarien« werden Patienten in der Geriatrie nicht so häufig konfrontiert, obwohl sich gerade bei den Hochbetagten das natürliche Lebensende abzeichnet.

Dennoch ist der Betreuungsbedarf bei den geriatrischen Patienten hoch. Dies gilt auch für den religiösen Beistand, für den Schwester M. Therese auf der Geriatriestation zuständig ist. Diesen Wünschen kommt sie natürlich nach, in persönlichen Gesprächen über den Glauben, beim gemeinsamen Beten oder auch bei den Gottesdiensten, die im St. Joseph Krankenhaus täglich stattfinden. Eine derartige religiöse Fürsorge ist für gläubige Menschen auch zugleich menschliche Fürsorge. Dennoch räumt Schwester M. Therese ein, sich nicht mehr so um die Patienten kümmern zu können, wie dies früher mit fast dreimal so vielen Ordensschwestern möglich war: »Wir sind heute einfach zu wenige Schwestern für zu viele Patienten«, sagt die Ordensschwester. Eine echte Fürsorge für den Patienten, die weit über den religiösen Beistand hinausgeht, sei heute nicht mehr möglich.

Um diese Entwicklung ein wenig abzufedern, ist unter anderem schon 2002 im Tempelhofer Krankenhaus der Begleit- und Hospizdienst gegründet worden. Und der hat sich seitdem prächtig entwickelt, sagt Catharina Jebe-Akakpo, die Koordinatorin dieser Angebote. Bis zu 30 ehrenamtliche Mitarbeiter, die sich in einem einjährigen Kurs für diese Aufgabe gewappnet haben, stehen ihr mittlerweile zur Verfügung.

Einfach nur zuhören und mitfühlen

Ihr Einsatzbereich ist vielfältig: Gefordert sind die Begleiterinnen im St. Joseph Krankenhaus zum Beispiel, wenn Patienten selten Besuch von Angehörigen oder Freunden bekommen. In solchen Situationen nehmen sich die Ehrenamtlichen Zeit für Gespräche, lesen vor, gehen mit den Patienten spazieren oder fahren mit dem Rollstuhl aus. Sie machen kleine Besorgungen und Botengänge oder helfen beim Schreiben von Briefen. Jeder Ehrenamtliche arbeitet auf einer bestimmten Station, wo er in der Regel einmal wöchentlich für mehrere Stunden Patienten besucht. Manchmal reicht es auch einfach aus, »zuzuhören und mitzufühlen«, sagt Catharina Jebe-Akakpo. Da kann es dann auch schon mal sein, dass ein alter gebrechlicher Mensch »in einer Viertelstunde sein ganzes Leben abspult«. Die Begleiterinnen leisten aber mitunter auch ihren Beitrag, um die Einsamkeit zu lindern, etwa wenn keimbelastete Patienten eine gewisse Zeit lang isoliert liegen müssen. Kein Wunder, dass diese Angebote von den meisten Patienten und auch von Angehörigen dankend angenommen werden.

Darüber hinaus unterstützen auch die Mitarbeiterinnen des Sozialdienstes: Sie beraten etwa zur häuslichen Pflege oder zu einer Reha nach der Zeit im Krankenhaus, sie informieren über Hilfsmöglichkeiten oder erledigen einen Teil der Bürokratie für die Betroffenen, damit Patienten so sicher wie möglich in den Alltag zurückkehren können.

Und so fühlen sich im Tempelhofer St. Joseph Krankenhaus gerade ältere Menschen besser aufgehoben als anderswo. Dies liegt aber auch am medizinischen Angebot, das die neue Klinik für Geriatrie ihren Patienten bieten kann. Und da ist zunächst einmal alles enthalten, was heute zum Standardrepertoire einer geriatrischen Abteilung gehören sollte. Zum Beispiel die Betrachtung des ganzen Patienten – und zwar von Kopf bis Fuß. Daran arbeitet ein ganzes Team von Mitarbeiterinnen und Mitarbeitern, die in anderen Stationen eines Krankenhauses so zumeist nicht zur Verfügung stehen. Dazu zählen internistisch ausgebildete Ärzte, die sich anschließend zum Geriater weitergebildet haben, spezialisierte Pflegekräfte und Altenpflegerinnen, Physio- und Ergotherapeuten sowie Logopäden, Neuropsychologen, Sozialarbeiter und Seelsorger. Obligatorisch ist mittlerweile auch ein ausgeklügeltes Schmerz-, Wund- und Arzneimanagement, das Patienten in anderen Krankenhäusern so oft nicht vorfinden. All das ist auch dringend geboten, denn auf der Station gibt es »kaum eine Erkrankung, die es nicht gibt«, sagt Rahel Eckardt, die selbst Fachärztin für Innere Medizin mit der Zusatzbezeichnung Klinische Geriatrie ist. Abgedeckt werden dort – neben der geriatrischen Nierenheilkunde und der Alterstraumatologie – vor allem Erkrankungen und Störungen des Herz-Kreislauf-Systems, der Atmungsorgane, des Stoffwechsels sowie der Verdauungsorgane und des Nervensystems.

Oftmals zahlt es sich auch aus, wenn sich die Spezialisierungen in der Geriatrie an den Schwerpunktausrichtungen des Gesamtkrankenhauses orientieren. In Berlin-Tempelhof ist die Ausrichtung auf die Geriatrie auf den ersten Blick deshalb verblüffend, weil das Krankenhaus mit 4000 Geburten pro Jahr seit 2012 das geburtenstärkste Krankenhaus in ganz Deutschland ist. Vielleicht hat es auch deshalb bis zum April 2016 gedauert, bis endlich eine geriatrische Abteilung eröffnet worden ist. Aufgrund der demografischen Entwicklung auch in Berlin-Tempelhof eine längst überfällige Entscheidung.

Geriatrische Versorgung beginnt schon in der Notaufnahme

Dies gilt umso mehr, als geriatrische Patienten mit bestimmten Erkrankungen in Tempelhof maßgeschneiderte Angebote vorfinden. Zum Beispiel alte Patienten mit Nierenerkrankungen und Dialysepatienten, weil sie im St. Joseph Krankenhaus von der geballten Kompetenz der größten außeruniversitären Nephrologie in Deutschland profitieren können. Die Geriatrie und die Station für Nierenkranke sind deshalb vom ersten Tag an ganz eng miteinander verzahnt worden. Alte und nierenkranke oder dialysepflichtige Menschen, die sonst Tag für Tag hin- und hergeschoben werden und zum Teil lange Wege gehen müssen, um an verschiedenen Stellen ihre überlebenswichtige Behandlung zu erhalten, haben in Tempelhof alles unter einem Dach.

Ganz eng verzahnt ist die Tempelhofer Geriatrie auch mit der Orthopädie und Unfallchirurgie. Geplant ist die Gründung eines Alterstraumatologischen Zentrums (ATZ). Dort sollen Patienten nach operativer Versorgung von alterstypischen – häufig osteoporosebedingten – Frakturen des Oberschenkelhalses oder der Wirbelsäule und Patienten nach dem Einsatz von künstlichem Gelenkersatz bei Auftreten einer Arthrose gemeinsam therapiert werden. Dazu gehören gemeinsame Visiten, eng abgestimmte Behandlungspläne und Teamsitzungen beider Abteilungen, damit die zumeist ohnehin geschwächten alten und kranken Patienten, die durch einen orthopädischen oder chirurgischen Eingriff noch gebrechlicher werden, wieder möglichst rasch auf die Beine kommen oder einfach ein wenig mobiler werden.

Da beide Abteilungen auf einer Ebene liegen, wird »hier bei uns tatsächlich das Miteinander gelebt«. Ein Miteinander, das anderswo im bundesdeutschen Gesundheitssystem häufig auf der Strecke bleibt.

Mangelernährung alter Menschen

Doch manche Probleme werden schon ins Krankenhaus mitgebracht. Davon bleiben auch die geriatrischen Abteilungen nicht verschont. Das trifft zum Beispiel auf die Mangelernährung alter Menschen zu. Rund 1,5 Millionen Menschen sind in

Deutschland nach Angaben des BerufsVerbands Oekotrophologie (VDOE) mangelernährt. Besonders betroffen davon sind alte Menschen und chronisch Kranke. Laut VDOE leiden 28 Prozent aller stationär behandelten Patienten bei Aufnahme ins Krankenhaus unter Mangelernährung. Die Zahlen sind erschreckend, bekräftigt auch die *ÄrzteZeitung*: »Jeder dritte Patient in gastroenterologischen Abteilungen, fast 40 Prozent der onkologischen Patienten und 56 Prozent der Patienten in geriatrischen Abteilungen sind mangelernährt.«[37] 56 Prozent ist eine skandalös hohe Zahl, über die sich allerdings kaum jemand aufregt.

Darüber wiederum echauffiert sich Rahel Eckardt. Bei jedem zweiten geriatrischen Patienten könne man in Tempelhof feststellen, dass er mangel- oder fehlernährt ist – das betrifft vor allem Patienten mit Untergewicht, aber durchaus auch solche mit Fettleibigkeit. Schlimm findet sie vor allem, dass das Thema gar nicht richtig wahrgenommen wird: »Das Thema Ernährung wird in Kliniken häufig wahl- und lieblos abgehandelt.« Dass es auch anders geht, sieht man in Berlin-Tempelhof. Dort setzt man erst einmal auf ein gutes Screening, in Großbritannien längst üblich, hierzulande noch die große Ausnahme. Dabei wird festgestellt, wo genau die Schwachstellen bei der Ernährung liegen. Zudem werden recht aufwendige Essprotokolle erstellt. Danach kann man erkennen, ob 300 oder 600 Kilokalorien am Tag fehlen und auf welche Kost umgestellt werden sollte, um wieder eine ausreichende und auch ausgewogene Nahrung aufzunehmen.

Das allein reicht aber oft nicht aus, stellt Eckardt immer wieder fest. Gerade bei alten und kranken Menschen müsse die Nahrung häufig zusätzlich angereichert (zum Beispiel Kartoffelbrei mit Sahne), flüssige Zusatznahrung aufgenommen oder es müssten im Akutfall die notwendigen Kalorien per Infusion zugeführt werden. Bedacht werden müsse dabei auch, dass gerade bei übergewichtigen und adipösen Patienten im Alter eine Diät in der Akutsituation im Krankenhaus nicht ungefährlich ist. Die

Patienten verlieren dabei vor allem an Muskelmasse und Muskelkraft und sind dann noch schwerer zu mobilisieren.

Trotz der großen Bedeutung von Ernährungsberatung in der Geriatrie beschleicht Rahel Eckard immer wieder das Gefühl, dass das Thema erst noch zu den Ärzten und in die Pflege »reintransportiert« werden muss. Dem Patienten und Angehörigen wiederum müsse klargemacht werden, dass gerade auch im Alter die Ernährung eine »wichtige Medizin« ist. Und zwar so wichtig, dass sie im Alltag ganz entscheidend zur Lebensqualität beiträgt. Dass sich damit auch die Kosten reduzieren lassen, scheint bei den Krankenkassen noch nicht angekommen zu sein. Dabei ist das durchaus »nachvollziehbar, weil mangelernährte kranke Menschen häufiger Infektionen oder Wundheilungsstörungen erleiden als ausreichend ernährte Patienten. Daraus resultieren eine erhöhte Pflegeintensität, längere Klinikverweildauern sowie häufige stationäre Wiederaufnahmen.«[38]

Ob sich diese Misere so schnell abstellen lassen wird, ist zu bezweifeln. Eines wird sich aber in Berlin-Tempelhof mit Sicherheit im Verlaufe des nächsten Jahrzehnts ändern. Wer das St. Joseph Krankenhaus dann spätestens zum 100-jährigen Bestehen im Jahr 2028 betritt, wird wahrscheinlich nicht mehr auf eine Ordensschwester treffen, die einen freundlich begrüßt und die nicht nur für gläubige Patienten eine wichtige Stütze darstellt. Die Veränderungen in der modernen Krankenhauswelt und in der Gesellschaft haben eben ihren Preis – in die eine wie in die andere Richtung.

Altenpfleger im Krankenhaus als neues Betreuungsmodell

Mitunter werden auch im deutschen Gesundheitswesen noch manche Träume wahr. Zum Beispiel im St. Franziskus Hospital in Münster, in dem die Betreuung von geriatrischen Patienten, die entweder notfallmäßig oder auch geplant operiert werden müssen, anders aussieht als allgemein üblich.

Denn im Münsteraner Krankenhaus kommen ältere Patienten bereits in der Notfallaufnahme in Kontakt mit dem dortigen Geriatrie-Team. Und zwar in Person einer Altenpflegerin, die sich vorstellt und anbietet, dass sie bis vor und dann auch nach stattgefundener Operation an der Seite der Patientin bleiben wird und für sämtliche Fragen, Ängste oder Ähnliches stets ansprechbar ist. Um die aktuelle kognitive Leistungsfähigkeit der Patienten einstufen zu können, nimmt die Altenpflegerin noch in der Aufnahmesituation ein sogenanntes kognitives Screening vor. Dabei kommen Tests zum Einsatz, mit denen das mentale Befinden eines Patienten und seine Orientierungsfähigkeit (etwa über den »Mini-Mental«-Test und den Uhrentest) ermittelt werden kann. Das Ziel ist, keine Demenzdiagnostik, sondern ein Bild vom Befinden des Patienten zu erhalten, um die geeignete oder notwendige Form der persönlichen Zuwendung gerade für ältere Menschen mit vorbestehenden kognitiven Defiziten zu finden.

Gerade die Phase in der Ambulanz ist mit vielen Angst machenden Faktoren verbunden. So erklärt die Altenpflegerin – falls notwendig – auch mehrfach, warum eine Operation stattfinden und unter welchen Bedingungen die Anästhesie erfolgen wird. Die Altenpflegerin begleitet die Patienten auch zu den noch durchzuführenden Voruntersuchungen wie EKG und Röntgen und stimmt die Patienten seelisch auf den operativen Eingriff ein. Bereits in dieser Anfangszeit wird eine intensive Bindung zwischen dem Patienten und der Altenpflegerin hergestellt. Außerdem werden Hilfsmittel wie Brille und Hörgeräte organisiert und Angehörigenkontakte – falls gewünscht und möglich – hergestellt. Schließlich wird der geriatrische Patient mit auf die Station begleitet, wo vorzugsweise regionalanästhesiologische Verfahren zum Einsatz kommen.

In Münster ist dies zumeist die Regionalanästhesie in Form der sogenannten Spinalanästhesie. Auf diese Form der Anästhesie, bei der die Betäubung nicht am ganzen Körper, sondern unterhalb vom Bauchnabel eingeleitet wird, schwört die Münsteraner Anästhesistin Dr. Simone Gurlit, Leiterin der Abteilung für perioperative Altersmedizin im St. Franziskus Hospital. So bleibt der Patient bei der Operation wach und muss nicht mittels einer Vollnarkose in den Tiefschlaf versetzt werden. Deshalb kann auch auf sedierende Medikamente, die bei dieser Patientengruppe ohnehin vermieden werden sollten, weitgehend verzichtet werden. Gerade für ältere Patienten ist dies eine extreme Entlastung.

Zur Entspannung trägt zudem die Altenpflegerin bei, die jeden Schritt vor, während und nach der Operation begleitet. Sie bleibt während der gesamten Operation beim Patienten. Bedarfsabhängig erklärt sie, hört zu, stimuliert oder hält einfach seine Hand.

Nah am Patienten dran

Nach der Operation begleitet die Altenpflegerin die Patienten in den Aufwachraum beziehungsweise auf die Intensivstation und kümmert sich nun erneut um Hilfsmittel, Telefonkontakte etc. In den folgenden Tagen wird die individuelle Betreuung nach dem Prinzip »kognitives Fördern und Fordern« mit verschiedensten Maßnahmen wie Vorlesen, Gedächtnistraining oder Ähnlichem fortgesetzt. Schließlich wird frühzeitig der Kontakt zum Sozialdienst hergestellt, um eine angepasste Rückkehr in den Alltag zu gewährleisten. Vor Entlassung aus dem Krankenhaus wird der Test wiederholt, der bereits bei der Aufnahme der Patienten ins Krankenhaus durchgeführt wurde. Je nach Ergebnis wird dann entschieden, welche Unterstützungsleistungen benötigt werden, damit die Rückkehr nach Hause oder in eine Betreuungseinrichtung möglich ist.

Von dieser ungewöhnlich intensiven Begleitung hat auch die 75-jährige Michaela O. profitiert. Sie wurde nach einem Sturz mit einer Lendenwirbelfraktur und mit Schmerzen im rechten Nierenbereich und drohendem akuten Nierenversagen notfallmäßig eingewiesen. Fast vier Wochen lang ist sie dabei von Altenpflegerin Ute Bröker umsorgt worden. »Besonders gut hat es mir getan, dass die Altenpflegerin mir bei der OP eineinhalb Stunden die Hände gehalten hat«, sagt die 75-Jährige. »Da war die Operation für mich nur noch halb so schlimm.« Auch sonst sei die Altenpflegerin für sie immer da gewesen, wenn sie irgendetwas benötigte. Das war für sie eine große Hilfe, weil der »Klinikalltag nicht leicht ist« und sie sich auf keine nahen Angehörigen – außer einer engen Freundin – mehr stützen kann. Und wenn einmal keine Hilfe notwendig war, freute sich die 75-Jährige »immer auf ein Lächeln« und auf die Zuwendung, die ihr entgegengebracht wurde.

Diese besondere Form der Zuwendung wird mit der Zeit zu einer »Konstanten«, die die Patienten stabilisiert, bekräftigt Ute Bröker: »Die Patienten öffnen sich uns sehr und sagen uns mitunter mehr als den nahen Angehörigen.« Dafür bringen die Altenpflegerinnen viel Zeit mit, auch wenn sich Ute Bröker heute gleich um vier Patienten ausführlich gekümmert hat. Um eine Demenzpatientin, die sich nicht mehr gut orientieren kann, um eine weitere Patientin, bei der die Operation noch bevorsteht, und um zwei 90-jährige hochaltrige Unfallpatienten, die sich gerade von ihren Operationen erholen. Das Aufgabenspektrum ist dabei weit gestreut. Es reicht von der Unterstützung beim Essen über das Vorlesen bis hin zu seelsorgerischen Aufgaben. »Gern wollen uns die Patienten auch ihre Lebensgeschichte erzählen«, sagt Ute Bröker. »Zumeist sind dies Geschichten, die die Angehörigen nicht mehr hören können, weil sie sie schon hundert Mal gehört haben.« Wichtig sei auch, die Patienten aus ihrem Zimmer herauszuholen und je nach Möglichkeit mit ihnen innerhalb oder auch außerhalb des Krankenhauses etwas zu unternehmen. Eine Schwester habe heutzutage dafür keine Zeit mehr, und das sei auch gar nicht ihre Aufgabe. Deshalb bleiben die meisten Patienten in deutschen Krankenhäusern Tage und mitunter auch Wochen nach einer OP zumeist ans Bett gebunden oder im Zimmer liegen, was dem Heilungsprozess mit Sicherheit nicht dient.

Von dem Betreuungsmodell in Münster profitieren aber auch solche Patienten, die sich einem geplanten größeren Eingriff unterziehen müssen. Diese können dann gezielter und schon deutlich früher – nämlich im Rahmen der prästationären Voruntersuchungen – vom Team betreut werden.

Auch Horst M. kam diese Betreuung zugute. Der 91-Jährige ist fast blind und verfügt nur noch über ein Sehvermögen von maximal 20 Prozent. Am besten hat ihm in Münster gefallen, dass er seine Hüftoperation wegen der Spinalanästhesie bei vollem Bewusstsein miterlebt hat. Die Angst davor konnte ihm in zweierlei Hinsicht genommen werden, sagt er. Zum einen dadurch, dass die ihn betreuende Altenpflegerin Maria Dohmke ihm jederzeit – gerade auch bei der OP – zur Seite stand und ihn so immer wieder beruhigen konnte. Zum anderen aber auch dadurch, dass er während der OP immer mit den Operateuren sprechen konnte. Im Aufwachraum konnte Maria Dohmke ihm dann die Orientierung geben, die er als geriatrischer und dazu noch fast blinder Patient allein nie gehabt hätte. Eine Aufgabe, die das häufig ohnehin überforderte Pflegepersonal bei solch geschwächten Patienten im Klinikalltag auch nicht annähernd schultern kann, meint der 91-Jährige, der schon so manchen Krankenhausaufenthalt hinter sich hat.

Und auf noch etwas wird in Münster in ganz besonderer Weise geachtet. Zwar sind die rein operativen Ergebnisse heute bei geriatrischen Patienten, die vor 20 Jahren noch nicht mal operationsfähig waren, »exzellent«, ist Dr. Simone Gurlit in Münster überzeugt. Genauso sicher ist sie sich aber auch, dass es nach den Operationen häufig zu massiven Komplikationen (beispielsweise Lungenentzündungen sowie Herzbeschwerden) kommt, unter denen gerade kognitiv eingeschränkte oder gar demenziell vorerkrankte ältere Menschen ganz besonders leiden. Weder die derzeitige Vergütungsstruktur in Krankenhäusern noch die etablierten Behandlungsabläufe können den besonderen Bedürfnissen dieser ständig wachsenden Patientengruppe bisher auch nur annähernd gerecht werden, kritisiert Gurlit. Diese Menschen sind daher besonders gefährdet, im Rahmen eines Krankenhausaufenthaltes eine Verwirrtheit zu erleiden – ein sogenanntes »Delir«.

Gefahr der Verwirrtheit (Delir)

Nach aktuellen Studien sind bis zu rund 80 Prozent der älteren Patienten auf Intensivstationen, die künstlich beatmet oder in einen schmerzfreien Dämmerschlaf versetzt werden, betroffen. Ohne Behandlung könne das Delir schwere Komplikationen nach sich ziehen – und bis zum Tod führen.[39] Laut Deutscher Krankenhausgesellschaft sind zuletzt pro Jahr rund 42 000 stationäre Fälle von Delir bekannt geworden. Die Dunkelziffer ist hoch. Man geht derzeit davon aus, dass rund 60 Prozent der Deliren unerkannt bleiben.

Beim Delir treten in der Regel psychomotorische Störungen auf wie zum Beispiel ein gesteigerter oder reduzierter Antrieb, Bewusstseins- und Aufmerksamkeitsstörungen sowie Schläfrigkeit. Man unterscheidet das »hyperaktive Delir« (hier stehen Agitation und Aggressivität im Vordergrund) vom »hypoaktiven Delir« (Zeichen hierfür sind psychomotorische Verlangsamung und Apathie) sowie die Mischform beider Typen, die am häufigsten auftritt. Insbesondere hochaltrige Patienten zeigen zumeist ein hypoaktives Delir, das in der Hektik der Tagesroutine häufig zu spät oder gar nicht diagnostiziert wird. Der Schlaf-Wach-Rhythmus wird dadurch nachhaltig gestört, überdurchschnittlich häufig treten auch depressive Verstimmungen auf.

In vielen Allgemeinkrankenhäusern kann Verwirrtheit bereits zum Aufnahmezeitpunkt als Begleitsymptom vieler somatischer Erkrankungen beobachtet werden. Mindestens zwei Drittel aller stationär behandelten Patienten mit 65 Jahren oder älter sind gefährdet, im Krankenhaus ein Delir zu erleiden, zum Beispiel nach Operationen oder schweren Infektionen, sagt Simone Gurlit. Besonders gefährdet sind auch hier wieder geriatrische Patienten, vor allem die in der klinischen Routine häufig lange unerkannt behandelten demenziell Vorerkrankten, die mit dem Alltag im Krankenhaus in keiner Weise zurechtkommen.

Solche Verwirrtheitszustände können auch den Erfolg einer Reha beeinflussen. Doch häufig kommt es dazu erst gar nicht. Entweder sind die Patienten aufgrund ihrer Verwirrtheit gar nicht rehafähig, oder sie lehnen eine Reha schlichtweg ab. Und zwar aus Gründen, die mir immer wieder zu Ohren gekommen sind: zu anstrengend, nicht mehr lohnenswert, zu langwierig, zu reglementiert.

Im Krankenhaus gerade dann niemanden an der Seite zu haben, der einen von der Notaufnahme über die Operation bis zum stationären Aufenthalt betreut, ist vor allem für geriatrische Patienten, die keine engen Angehörigen mehr haben, besonders schlimm. Doch eine solche Begleitung ist in der deutschen Krankenhauslandschaft in der Regelversorgung für gesetzlich Krankenversicherte nicht vorgesehen.

In Münster wurden mehr als 2400 Patienten nach dem oben beschriebenen Konzept in der fünfjährigen Modellphase perioperativ betreut. In der Gruppe mit hüftgelenksnaher Fraktur (Durchschnittsalter 82 Jahre) erlitten weniger als 7 Prozent der

Betreuten ein Delir. Das ist zum Vergleich mit den in der Literatur nachgewiesenen höheren Prozentraten von 40 Prozent gerade mal ein Siebtel. Oder anders ausgedrückt: In Münster käme im St. Franziskus Hospital ein Delir siebenmal häufiger vor, wenn die Versorgung geriatrischer Patienten nicht auf diese Weise ablaufen würde. Ein Erfolg, der auch schon prämiert worden ist. Zum Beispiel mit dem »Förderpreis zur Optimierung der Pflege psychisch kranker alter Menschen« (FOPPAM) von der Deutschen Gesellschaft für Gerontopsychiatrie und -psychotherapie sowie mit dem »Gesundheitspreis NRW«, verliehen vom Ministerium für Arbeit, Gesundheit und Soziales des Landes Nordrhein-Westfalen. Ein Erfolg war auch, dass das Konzept nach Ablauf der Förderung durch das Bundesministerium für Gesundheit in die Regelversorgung überführt worden ist. Allerdings können hierfür keine zusätzlichen Ziffern abgerechnet werden, weil die Krankenkassen nicht mit im Boot sind.

Die Maßnahmen rechnen sich laut Simone Gurlit trotzdem. Die Münsteraner Anästhesistin ist sogar überzeugt davon, dass mit dem dort verfolgten Behandlungsansatz dauerhaft Geld eingespart werden kann. Zwar musste das St. Franziskus Krankenhaus erst einmal in Vorleistung treten, weil eine eigenständige Abteilung für perioperative Altersmedizin aufgebaut wurde, in der neben der ärztlichen Leitung auch noch fünf Altenpflegerinnen (verteilt auf drei Stellen) finanziert werden mussten. Diese Gelder hat die Klinik aber nach Überzeugung von Simone Gurlit aus zwei Gründen schon längst wieder reingeholt. Weil die Verweildauer bei dieser sehr patientennahen und intensiven Betreuung in der Münsteraner Klinik zurückgegangen ist, kann das Krankenhaus die Betten viel schneller wieder neu belegen. Da in den Kliniken nach Fällen und entsprechenden Fallpauschalen abgerechnet wird, können so mehr Patienten aufgenommen und mehr »Fälle« abgerechnet werden, was die Einnahmen steigen lässt. Und wenn ein Delir wie bei den in Münster betreuten Patienten deutlich seltener auftritt, können auch hier enorme Folgekosten gespart werden. Gurlit: »Das wirklich Teure im Krankenhaus sind bei alten und multimorbiden Menschen die Folgekosten zur Therapie des Delirs.«

Bewährte Modelle sollten allen zugutekommen

Höchst beklagenswert ist allerdings, dass fast zehn Jahre nach der erfolgreichen Modellphase dieser innovative Ansatz der geriatrischen OP-Versorgung über Münster hinaus lediglich noch in Neumarkt in der Oberpfalz praktiziert wird und ansonsten nur noch in Form einiger abgespeckter Module in vereinzelten Kliniken. »Bisher ist es uns nicht gelungen, unseren innovativen Ansatz in die Breite zu tragen«, bedauert die ärztliche Leiterin der Abteilung. Und diese Ausweitung zur besseren Versorgung des alten Menschen im OP und zur Verhinderung eines perioperativen Altersdelirs wäre längst nicht nur in den Abteilungen für Geriatrie überfällig, sondern in allen zentralen operativen Fächern in der Medizin. Etwa in der Chirurgie oder der Orthopädie, der Anästhesie und in vielen weiteren Fächern mehr.

»Alle werden sich viel stärker öffnen müssen«, sagt Simone Gurlit voraus. »Künftig wird auch für hoch spezialisierte Gebiete der Medizin die Kenntnis über sogenannte »Nebendiagnosen« des geriatrischen Patienten und ihren möglich Einfluss auf den Handlungsverlauf zunehmend wichtig sein.«

Beim Gesundheitsministerium in Nordrhein-Westfalen wie auch bei Kliniken und deren Geschäftsführern im Land, die zweimal im Jahr ein zweitägiges Hospitationsprogramm im St. Franziskus Hospital in Münster durchlaufen, sind solche Gedankengänge hin zu einer ganzheitlichen Behandlung durchaus präsent. Doch kritisch festzuhalten bleibt auch: Der große Wurf ist bisher ausgeblieben.

Aber Simone Gurlit bleibt optimistisch. Wenn der Kostendruck in den Krankenhäusern noch weiter ansteigt, wird auch der Druck zu handeln zunehmen, um die Rate der Komplikationen und damit der Kosten in den Häusern zu senken. Dann schlägt die Stunde der Vorreiter aus Münster. Und vielleicht schlägt sie sogar früher, als sich dies viele heute vorstellen können.

5. Nach der Klinik: Wie geriatrische Patienten im Stich gelassen werden

Reha-Maßnahmen können heute nicht mehr mit einer Kur von früher verglichen werden, in der es darum ging, es sich einige Wochen auf Kassenkosten gutgehen zu lassen und sich vielleicht noch einen Kurschatten zu angeln. Doch oft ist auch heute noch schwer nachzuweisen, was eine Reha tatsächlich bringt. Bei Rehabilitationen nach Knie- oder Hüftoperationen ist dies am ehesten möglich, wenn Patienten danach tatsächlich wieder besser laufen können oder objektiv mobiler werden. Bei anderen Rehabilitationen nach gravierenden Herz-Kreislauf- oder Krebserkrankungen ist eine Beurteilung über den Erfolg schon weit schwieriger. Bei Abspeckmaßnahmen sehr dicker (adipöser) Patienten und insbesondere bei schwergewichtigen Kindern und Jugendlichen ist der Nutzen noch fragwürdiger. Hier sind die nachhaltigen Effekte einer Reha eher bescheiden, weil viele Patienten zu Hause in ihren Alltagstrott zurückfallen und schnell wieder ihr altes Gewicht oder mehr erreichen (Jo-Jo-Effekt).

Mangelware geriatrische Reha

Wie sieht es aber mit einer geriatrischen Reha aus? Eine Reha-Maßnahme für Patienten also, die zum Teil aufgrund ihres hohen Alters und ihrer schwerwiegenden Erkrankungen kaum rehafähig sind und auch nicht in ein anspruchsvolles Reha-Programm hineinpassen? Und wie soll man mit solchen alten Menschen umgehen, die mit ihrem Leben weitgehend abgeschlossen haben und gar nicht mehr mobilisiert werden wollen? Erschwerend kommt hinzu, dass geriatrische Reha-Maßnahmen auch sehr viel teurer sind als die üblichen Anschlussheilbehandlungen (AHB), wie Reha-Maßnahmen heute im Fachjargon heißen.

Doch für viele ältere Patienten sind geriatrische Rehas durchaus geeignet. Die Kostenträger versuchen aber immer wieder, auch hochaltrige Menschen in eigene AHB-Häuser abzuschieben, und enthalten den 90- oder 100-jährigen Patienten so eine eigentlich für sie maßgeschneiderte spezielle geriatrische Reha vor. Dabei kommt es bei der Bewilligung nicht nur auf das Alter an, sondern darauf, ob eine spezielle auf den älteren Menschen zugeschnittene geriatrische Reha bessere Erfolgsausschichten hat als eine herkömmliche Reha. Und das entscheiden die Krankenkassen – meist nach Aktenlage, ohne den Menschen selbst jemals gesehen zu haben. Natürlich wollen sie dabei möglichst Kosten einsparen, die niedriger ausfallen, wenn ältere Patienten keine geriatrische Reha durchlaufen.

Denn diese Reha ist teuer und bundesweit über alle Einrichtungen gerechnet auch nicht kostendeckend. Die Finanzierung erfolgt über tagesgleiche Pflegesätze, die nach Erhebungen des Bundesverbands Geriatrie zwischen 155 und 205 Euro je Behandlungstag und Patient liegen. »Vereinzelt gibt es Einrichtungen, die noch unter diesen Werten« liegen.[40] Addiert man aber den extrem hohen Personalaufwand, der drei Viertel aller Kosten ausmacht, den Sachaufwand und einen durchschnittlichen

Investitionsaufschlag (14,90 Euro pro Tag) hinzu, fallen durchschnittliche Kosten in Höhe von 248,90 Euro pro Behandlungstag und Patienten an. Die Folgen listet das *Weißbuch Geriatrie* schonungslos auf: »Nicht zuletzt musste in vielen Einrichtungen die Personalvergütung auf ein möglichst niedriges Niveau angepasst werden.« Die »sehr kritische« Finanzierungssituation in der rehabilitativen Geriatrie führt »zur Aufgabe von Einrichtungen und damit zum Verlust von Strukturen und Kapazitäten … Die wirtschaftliche Situation der Einrichtungen verschärft sich weiterhin von Jahr zu Jahr und engt den Handlungsspielraum der Akteure enorm ein.«[41]

Wenn sich hier nichts ändert, droht »eine nachhaltige Erosion«.[42] Denn der politisch verfolgte Grundsatz »Reha vor Pflege« ist nur ein Papiertiger, kritisieren die Deutsche Gesellschaft für Geriatrie und die Deutsche Gesellschaft für Gerontologie und Geriatrie gleichermaßen. 2015 ist bei insgesamt 1,5 Millionen Pflegebegutachtungen durch den Medizinischen Dienst der Krankenkassen nur in knapp 31 000 Fällen eine Empfehlung für eine geriatrische Reha ausgesprochen worden.[43]

Da drängt sich natürlich schnell der Verdacht auf, dass dieser sehr personal- und kostenintensive Versorgungssektor der Medizin möglichst klein gehalten werden soll. Das ist schon angesichts der demografischen Entwicklung und des großen Unterstützungsbedarfs alter und kranker Menschen ein Skandal!

Hinzu kommt als Problem natürlich auch, dass angesichts der Schwäche und Gebrechlichkeit sehr alter und kranker Menschen bezüglich der Erwartungen und Behandlungsergebnisse bei der Reha von vornherein kleinere Brötchen gebacken werden müssen. Doch oftmals gibt es zu einer geriatrischen Reha gar keine Alternative. Nichts zu tun bedeutet häufig, dass Patienten gar nicht mehr aus dem Bett herauskommen und ohne jegliche Perspektive dort verkümmern. Ein Erfolg könne es schon sein, wenn nach einer Reha nicht mehr zwei, sondern nur noch ein

Pfleger benötigt wird, um die geriatrische Patientin aus dem Bett zu heben, und sich diese dann wieder selbst mithilfe eines Rollators ein wenig mobiler und damit auch wieder eigenständiger bewegen kann.

Bescheidene Erfolge also, die aber durchaus auch bei der Entlassung aus der Reha von großer Bedeutung sein können. Dabei sollte das Entlass-Management auf die Bedürfnisse von geriatrischen Patienten ausgerichtet sein. Das ist es aber meistens nicht, weil dem Hausarzt nicht rechtzeitig alle erforderlichen Informationen für die ambulante Weiterbetreuung vorliegen. Weil die Medikamentenversorgung durch den Hausarzt anderen Kriterien unterliegt, als das im Krankenhaus der Fall war. Weil sich die notwendige Beschaffung neuer Heilmittel verzögert, weil kurzfristig keine Lieferungen möglich sind. Oder weil den Kostenträgern nicht rechtzeitig bekannt war, dass weitere und auch andere Hilfsmittel benötigt werden.

Damit sind alte und kranke Menschen, die gestern noch in einem Krankenhaus lagen, von heute auf morgen bereits überfordert. Wenn sie zu Hause dann auch noch mit einer ganzen Latte unterschiedlicher Kostenträger aus der Kranken-, Renten- und Pflegeversicherung konfrontiert werden und mit einer noch höheren Anzahl von Leistungsanbietern (Ärzte, Therapeuten, Apotheker, Pflegedienste, Alten- und Pflegeheime, Heil- und Hilfsmittelerbringer), fühlen sich viele ältere Patienten nach dem Krankenhaus nicht nur entlassen, sondern verlassen.

Es kann sogar sein, dass ein unzureichendes Entlass-Management all die Bemühungen und Erfolge, die während eines stationären Klinik- oder Reha-Aufenthaltes mühselig erzielt wurden, mit einem Schlag weitgehend zunichtemacht.

Reha vor Pflege – nur ein Papiertiger?

Wer es als alter und kranker Mensch geschafft hat, das Krankenhaus wieder verlassen zu können, steht vor schwerwiegenden Entscheidungen. Diese hängen ganz stark davon ab, wohin man entlassen wird. Am besten natürlich zurück in die eigenen vier Wände, mitunter gibt es aber auch zu einem Alten- oder Pflegeheim oder einer Einrichtung mit betreutem Wohnen keine Alternative. Wohin und wie der Übergang auch immer erfolgt: Hilfreich ist in den meisten Fällen eine geriatrische Reha, weil dann die Chancen steigen, mobiler und selbstständiger weiterleben zu können.

Wer aber kommt für eine geriatrische Reha infrage? Vorwiegend werden unfallchirurgische ältere Patienten mit einer Hüftfraktur, nach Operationen, mit massiven Schmerzen oder schwerwiegenden und nur langsam heilenden Wunden aufgenommen. Die drei wesentlichen Ziele einer Reha sind erst einmal immer die gleichen: Die Patienten sollen wieder sicherer laufen, weniger Schmerzen haben und möglichst nach Hause entlassen werden. Dafür muss dann natürlich ein höchst individuelles Programm entwickelt werden, für das wesentliche Grundvoraussetzungen gelten: Die Reha-Maßnahme muss aus medizinischer/fachlicher Sicht notwendig sein. Das ist dann der Fall, wenn erworbene gesundheitliche Defizite gemindert werden können oder der Gesundheitszustand bei beginnender oder drohender Verschlechterung erhalten werden kann. Das Ziel ist stets die Wiedererlangung von Selbstständigkeit im täglichen Leben und die Verringerung oder gar Vermeidung des Hilfe- und Pflegebedarfs. Dafür muss der ältere Patient sowohl rehabilitationswillig als auch -fähig sein, und er muss bereit sein, sämtliche therapeutische Maßnahmen zu akzeptieren und anzuwenden. Das ist oft nicht selbstverständlich.

Ein entscheidender Parameter, ob die Reha von Erfolg gekrönt ist, ist der sogenannte Barthel-Index. Der Barthel-Index ist ein Bewertungsverfahren für die alltäglichen Fähigkeiten eines Patienten, um den Grad der Selbstständigkeit beziehungsweise der Pflegebedürftigkeit feststellen zu können. Dabei werden Punkte für Aktivitäten des täglichen Lebens verteilt, wobei minimal 0 Punkte (komplette Pflegebedürftigkeit) und maximal 100 Punkte (vollständige Selbstständigkeit) erreicht werden können. Der Barthel-Index umfasst zehn Bereiche, angefangen vom Essen, von der persönlichen Pflege und dem Ankleiden über den Toilettengang, Baden, Bewegen und Stuhl- beziehungsweise Urinkontrolle bis hin zur Bewegung beziehungsweise zum Rollstuhltransfer. Wer beim Essen Geschirr und Besteck selbstständig benutzt, erhält zehn Punkte, wer zum Beispiel beim Schneiden Hilfe braucht, fünf Punkte, und wer gar nicht mehr alleine essen kann, bekommt 0 Punkte. Für eine geriatrische Reha sollte ein Barthel-Index von mindestens 20 vorliegen.

Die geriatrische Reha erlebt einen Aufschwung, der aber nicht ausreicht

Das ist sozusagen die Grundlage, auf der die Verordnung und Umsetzung einer geriatrischen Reha beruhen. Und diese wird mittlerweile bundesweit in 170 Rehabilitationseinrichtungen mit geriatrischen Fachabteilungen oder eigenständigen Reha-Häusern mit insgesamt 8324 Betten angeboten, wie die jüngsten Daten des Bundesverbands Geriatrie e. V. ausweisen.[44] 2007 standen erst 6500 Betten zur Verfügung.

Vorreiter einer eigenständigen geriatrischen Reha in Deutschland sind mit weitem Abstand die Bundesländer Baden-Württemberg (2015: 1809 Betten) und Nordrhein-Westfalen (1354 Betten) sowie – eindeutig an der Spitze liegend – Bayern (2946 Betten). Daher habe ich für die Reportage über die Potenziale der geriatrischen Reha ein Beispiel aus Bayern gewählt. Den größten Sprung hat zuletzt allerdings Baden-Württemberg gemacht. Dort ist die Anzahl der geriatrischen Reha-Betten allein von 2013 bis 2015 von 1082 auf 1809 Betten angewachsen. In diesen drei Jahren sind im Ländle alleine 14 geriatrische Reha-Einrichtungen neu geschaffen worden.

Die hohe Anzahl an separat ausgewiesenen Reha-Betten sagt aber nichts über die Effizienz einer geriatrischen Reha in dem jeweiligen Bundesland aus. Denn in Bundesländern wie Berlin, Brandenburg, Bremen, Hessen, Hamburg, Sachsen-Anhalt, Schleswig-Holstein und Thüringen, die über gar keine oder nur vereinzelte extra Reha-Betten verfügen, ist die geriatrische Rehabilitation integrierter Bestandteil der Behandlung im Akutkrankenhaus oder speziell in der Akutgeriatrie. Entsprechend höher ist dort der Anteil an Betten in Krankenhäusern, die über geriatrische Abteilungen verfügen. So verfügt Hessen zum Beispiel über mehr als 2000 Akutbetten in der Geriatrie (Baden-Württemberg: 764), aber lediglich über 65 eigenständige Reha-Betten.

Doch wie sieht es mit dem wirtschaftlichen und gesamtgesellschaftlichen Nutzen der geriatrischen Reha aus? Auch hier sind heute – unabhängig von der Struktur der Reha-Angebote – Antworten möglich, obwohl nicht viele schlüssige Forschungsergebnisse darüber vorliegen. Der Bundesverband Geriatrie hat errechnet, dass pro Jahr mindestens 229 Millionen Euro eingespart werden können, wenn durch stationäre geriatrische Reha-Behandlungen nur zehn Prozent der Pflegekosten wegfallen. In der Realität ist aber eher davon auszugehen, dass nach einer qualifizierten geriatrischen Behandlung und Reha bei bis zu 25 Prozent aller Patienten die Pflegebedürftigkeit verhindert, hinausgeschoben oder vermindert werden kann. Dann summieren sich die eingesparten Kosten bereits auf bis zu 573 Millionen Euro im Jahr.[45] Pro Fall und Jahr ließen sich damit 2788 Euro an Pflegekosten einsparen.

Die Lebensqualität steht bei der Reha über allem

Viel wichtiger ist aber noch, dass man davon ausgehen kann, dass sich die Lebensqualität von alten und multimorbiden Menschen nach einer geriatrischen Reha verbessert. Physisch und auch psychisch sind viele ältere Menschen besser gewappnet, wieder im Alltag zu Hause zurechtzukommen, als direkt nach einem Krankenhausaufenthalt.

Wer dagegen gänzlich ohne eine Reha im Gepäck aus dem Krankenhaus entlassen wird, für den ist ein genau abgestimmtes Entlass-Management besonders wichtig. Und da hat sich in letzter Zeit einiges getan. Zumindest theoretisch. Denn der Gesetzgeber hat das Dilemma erkannt und in drei Gesetzen seit 2007 das Entlass-Management gerade für solche Patienten, die keinen Anspruch auf Leistungen der Sozialen Pflegeversicherung haben, immer weiter gestärkt. Seit den letzten Neuerungen im GKV-Versorgungsstärkungsgesetz von 2015 »können die Krankenhäuser Arznei-, Verband-, Heil- und Hilfsmittel, häusliche Krankenpflege und Soziotherapie für bis zu sieben Tage nach der Entlassung verordnen … Zum anderen hat der Patient gegenüber seiner Krankenkasse einen Anspruch auf Unterstützung beim Entlass-Management. Soweit Hilfen durch die Pflegekassen, zum Beispiel ein Pflegebett oder wohnumfeldverbessernde Maßnahmen, erforderlich sind, müssen Kranken- und Pflegekassen kooperieren.«[46] Besonders sinnvoll ist diese Regelung bei solchen älteren Menschen, die lediglich nur noch wenige Tage nach der Entlassung bestimmte Arzneien einnehmen oder die schwer zu beschaffende Medikamente schlucken müssen, oder insbesondere bei Patienten, die vor dem Wochenende oder vor Feiertagen entlassen werden.

Was jetzt aber noch fehlt, sind gängige Rahmenvereinbarungen und verbindliche Standards, die bundesweit gelten und an die sich alle Beteiligten halten müssen. Dazu gehört ein Entlassplan, der alles enthalten sollte, was ein (älterer) Patient für die Anschlussversorgung nach dem Krankenhaus benötigt. Und natürlich Entlassbriefe, die all die Adressaten rechtzeitig und verlässlich erreichen, die im Weiteren im ambulanten System die Verantwortung für ältere multimorbide Patienten tragen.

Genau nach dieser Devise handelt das Marienhospital Bottrop bereits seit Jahren. Und das läuft so ab: Besteht schon kurz nach der stationären Aufnahme bei älteren Patienten in Bottrop bei einer ersten sozialen und pflegerischen Bestandsaufnahme Grund zur Annahme, dass nach der Entlassung Unterstützung notwendig ist, werden die dafür zuständige Sozialpädagogin oder die beiden Case Managerinnen sofort hinzugezogen. Bei über 70-Jährigen nimmt eine der drei Kräfte innerhalb von 24 Stunden – zumeist persönlichen – Kontakt zu den Patienten auf. Mit der Zeit wird das Gesamtbild über einen Patienten am Bett in enger Kooperation mit den Ärzten und Pflegekräften und vor allem den Angehörigen vervollständigt. Dabei geht es um die Pflege, eine mögliche Pflegestufe oder um Versorgungsfragen im Alltag. Zudem wird eruiert, ob eine (geriatrische) Reha möglich und sinnvoll ist, oder es werden Plätze im Hospiz oder auf einer Palliativstation gesucht. Bei Bedarf wird der Kontakt zum Amtsgericht gesucht, und es wird geprüft, ob Angehörige bereits mit den notwendigen Vollmachten ausgestattet sind oder ob möglichweise gar ein gesetzlicher Betreuer eingesetzt werden muss. Auf der Grundlage dieser Erkenntnisse wird dann frühzeitig ein individuell abgestimmter Hilfeplan für die Zeit nach dem Krankenhaus erstellt.

»Kein Aufbruch ins Ungewisse« heißt die Devise, nach der im Marienhospital gehandelt wird. Das ist nicht immer einfach, zumal sich die Fachkräfte im Entlass-Management auch in Bottrop trotz der recht guten personellen Ausstattung mit insgesamt 2,5 Stellen nicht um jeden betagten Patienten kümmern können. Außerdem muss immer noch ausgelotet werden, ob die Angehörigen auch wirklich das einfordern, was der geriatrische Patient nach der Entlassung tatsächlich selbst möchte. Bei solchen komplexen Sachverhalten können die Entlass-Managerinnen im Rahmen von Fallkonferenzen auf den Sachverstand des pflegerischen Bereichsleiters der klinikeigenen Geriatrie zurückgreifen. Dort wird dann zum Beispiel entschieden, ob für einen Patienten vor der Entlassung noch eine im eigenen Haus bis zu drei Wochen dauernde »interne Reha« sinnvoll ist oder ob der hochbetagte Patient gleich nach Hause entlassen wird. Angehörigen pflegebedürftiger Patienten wird noch während des Klinikaufenthalts ein individuelles Pflegetraining am Krankenbett angeboten. Wenn der pflegerische Übergang zu Hause trotz aller Anleitungen aus der Klinik aber dennoch nicht rund läuft, sind bis zu sechs Wochen nach der Entlassung noch ergänzende Hausbesuche möglich.

Hört sich irgendwie alles ganz normal und selbstverständlich an. Ist es aber nicht. Das bestätigen auch die vielen älteren Patienten im Marienhospital Bottrop, die schon zuvor in anderen Häusern behandelt und entlassen worden sind. Die weit verbreiteten Missstände sind bundesweit noch längst nicht abgestellt. Es gibt Lichtblicke wie im Bottroper Marienhospital, ansonsten aber noch viel zu viele dunkle Flecken. Bis sich das definitiv ändert, darf die Politik nicht aus ihrer Verantwortung für das Entlass-Management entlassen werden.

Zu Besuch auf einer geriatrischen Reha-Station

Ich bin mit Oberarzt Hans Thomas Uebel verabredet, einem Internisten und Leiter der geriatrischen Rehabilitation im unterfränkischen Alzenau-Wasserlos. Dort werde ich Patienten wiedersehen, die ich bereits einige Wochen zuvor in der Akutgeriatrie des gleichen Klinikums kennengelernt habe (siehe S. 126).

Die 92-jährige Maria P. hatte den nötigen Barthel-Index von 20 gerade so erreicht, als sie von der chirurgischen Klinik des Klinikums Aschaffenburg in die geriatrische Reha verlegt wurde. Dort wurde sie zwei Wochen lang behandelt, weil die Patientin zu Hause gestürzt war und sich dabei einen Bruch des Oberschenkelknochens und einen Oberarmbruch – jeweils linksseitig – zugezogen hatte. Das Beispiel ist heute der Klassiker schlechthin: sehr hohes Alter, noch allein in einer eigenen Wohnung lebend, im Obergeschoss mit einer Treppe aus 20 Stufen. Die Wohnung ist nicht barrierefrei eingerichtet, zu Hause bewegt sich Maria P. mit dem Rollator, im Bad benutzt sie einen fest installierten Badhocker und eine Toilettensitzerhöhung. Sie leidet unter alterstypischen Krankheiten wie Osteoporose, chronischer Niereninsuffizienz, Bluthochdruck, einem wundgelegenen Rücken, reduzierter Hörfähigkeit sowie ersten kognitiven Defiziten. Da kommt allein schon aufgrund des hohen Alters einiges zusammen, was zu einem Sturz führen kann.

Daher war in diesem Fall auch aus Sicht der Krankenkasse eine geriatrische Reha angemessen. Ohne diese wäre die 92-Jährige wohl nicht mehr so recht auf die Beine gekommen. Sie verfügte kaum noch über Kraftpotenziale, und auch ihre Kondition war massiv eingeschränkt. Sie konnte sich nicht aus dem Liegen aufsetzen, und auch Sitzen war ihr nicht möglich. Den Wechsel in den Rollstuhl konnte sie in keiner Weise aktiv mitgestalten. Auch Stehen gelang ihr nicht, Treppensteigen – 20 Stufen wie zu Hause – schon gar nicht. Die Patientin war bettlägerig und damit völlig immobil.

In einer geriatrischen Reha konnten durch eine Komplexbehandlung aus Ergo- und Physiotherapie folgende Erfolge erzielt werden:

- eine deutliche Verbesserung bei Kraft und Kondition
- sie kann wieder sitzen, wenn auch instabil
- der Transfer in den (Roll-)Stuhl ist wieder mit wenig Unterstützung möglich
- sie kann wieder stehen, jedoch weiter nur unsicher
- sie kann mit dem Rollator 200 Meter gehen
- sie kann wieder eigenständig essen
- sie kann sich wieder alleine waschen; duschen und baden dagegen nicht
- sie kann wieder – mit leichter Hilfestellung – auf die Toilette gehen

Die geriatrische Reha war daher aus medizinischer Sicht ein voller Erfolg; der Barthel-Index war bei Entlassung auf 60 Punkte – und damit um 40 Punkte – angestiegen. Normalerweise reicht bereits ein Anstieg von 20 Punkten aus, damit sich eine geriatrische Reha »gelohnt« hat. Bei Maria P. waren es deutlich mehr, allerdings in einer deutlich längeren Zeitspanne von fast sieben Wochen im Vergleich zu den üblicherweise bewilligten drei Wochen.

Wenn auch insgesamt die Beweglichkeit und Selbstständigkeit deutlich verbessert werden konnte, benötigt Maria P. nach dieser geriatrischen Reha trotzdem Hilfe und Unterstützung bei allen Alltagsaktivitäten. Da ihr eigenes Heim nicht barrierefrei ist und sie dort zudem nicht wie zuvor allein leben kann, ist sie zunächst einmal in eine Kurzzeitpflegeeinrichtung in der Nähe verlegt worden. Dort wird sie weitere vier Wochen lang stabilisiert werden müssen, und erst dann wird definitiv entschieden werden können, welche tragfähige Lösung für die 92-Jährige auf Dauer gefunden werden kann.

Nicht immer von Erfolg gekrönt

Doch ein Reha-Erfolg hängt ganz entscheidend davon ab, ob der Patient mitspielt oder nicht. Hans Thomas Uebel stimmt mich auf einen weiteren Patienten ein, der das aufwendige Spiel ganz und gar nicht mitmachen will. Ich bin bass erstaunt, denn als ich in das Zimmer eintrete, treffe ich dort wieder auf Manfred D., den ich schon in der Akutgeriatrie kennengelernt hatte. Dort hatte er sich wieder etwas gefangen – nach drei Lungenentzündungen fast schon ein kleines Wunder. Dennoch bin ich entsetzt über den Gesamtzustand des 78-Jährigen. Man sieht ihm förmlich an, was er in den vergangenen Monaten durchgemacht hat. Er ist bleich im Gesicht, wirkt lustlos und ist etwas durcheinander.

Jetzt geht es in der Reha darum, den 78-Jährigen so zu mobilisieren, dass er zumindest wieder etwas eigenständiger wird. Doch das Protokoll der Therapeuten lässt wenig Zuversicht aufkommen. Wie ein Mantra wiederholen sich bestimmte Aussagen über Wochen:

– Transfer aus dem Bett und ins Bett mithilfe von zwei Pflegern bei völliger Passivität von Manfred D.
– Patient hat keine Krankheitseinsicht und keinen Überblick über seine Situation
– Patient lehnt Mobilisierungsübungen ab
– Patient kommt nur mit viel Hilfe in den unsicheren Stand
– Patient hat heute erneut Therapieangebote abgelehnt
– Patient ist heute sehr verwirrt
– Standübungen am Gehbock gestalten sich schwierig
– Patient ist nicht weiter zu motivieren

In solch einem Fall hat die Pflegeüberleitung alle Hände voll zu tun, um eine tragfähige Lösung für den Patienten zu finden. Tragfähig heißt in diesem Fall, dass sich für Manfred D. und seine ebenfalls schwer angeschlagene Ehefrau so gut wie alles

ändern muss. Sie werden beide nicht mehr in ihr Haus zurückkehren können. Und Manfred D. wird nach drei Monaten Krankenhausaufenthalt, einem weiteren Monat Akutgeriatrie und
noch einem Monat geriatrische Reha nicht mehr für seine stark
betreuungsbedürftige Frau sorgen können.

Zwar hat die geriatrische Reha dazu geführt, dass sich auch
sein Barthel-Index von fünf auf 30 verbessert hat und damit rein
formal sogar von einem Erfolg der Reha gesprochen werden
kann. Doch in diesem Fall gibt der Index nicht die reale Situation wieder, in der sich Manfred D. befindet. Das trifft vor allem
für die Alltagskompetenzen zu. Er ist jetzt wieder in der Lage,
mit Hilfe zur Toilette zu gehen und seinen Stuhlgang besser zu
kontrollieren. Trotz rehabilitativer Maßnahmen konnten jedoch
keine Verbesserungen beim Essen und Trinken erzielt werden.
Beim An- und Ausziehen sowie bei der Körperpflege ist er weiter auf Hilfestellung angewiesen. Bis zuletzt war das Stehen nur
äußerst unsicher, Treppensteigen ganz und gar nicht möglich.
Und auch der Transfer vom Bett in den Rollstuhl war am Ende
nur mit tatkräftiger Unterstützung von Pflegekräften machbar.

Keine gute Voraussetzung für die Entlassung nach Hause.
Selbst wenn Rollator, Pflegebett, Rollstuhl und Badewannenlifter zur Verfügung stehen. Ein ambulanter Pflegedienst wird
die notwendige Versorgung übernehmen, wobei ein Antrag auf
Pflegeeinstufung gestellt ist. Auch eine ergotherapeutische Wei-
terbehandlung soll auf den Weg gebracht werden. Angesichts
der gesamten Umstände dürfte es nur eine Frage der Zeit sein,
bis der nächste Zusammenbruch kommt und die nächste stationäre Einweisung erfolgt. Das spüre ich, als ich sein Zimmer mit
einem beklemmenden Gefühl verlasse.

Dass es dann aber so schlimm kommt, habe ich nicht erwartet. Drei Monate nach der Entlassung aus der Reha verstirbt der
78-Jährige an seinen vielen schwerwiegenden Erkrankungen. Im
Geist hatte er schon lange zuvor aufgegeben, jetzt spielte auch

der Körper nicht mehr mit. Dennoch darf man auch hier nicht fragen, ob es das alles wert gewesen sei. Denn Manfred D. fühlte sich in seinen letzten Lebensmonaten geriatrisch gut betreut. Viel mehr kann und darf man in solch einer prekären Situation nicht erwarten.

Keine Zeit zu verlieren

Bessere Perspektiven hat da schon Helga K., die ich ebenfalls bereits kenne und auf die ich nun während ihrer Reha erneut treffe. Stark gezeichnet von den Behandlungsprozeduren der vergangenen Wochen liegt die grazile Seniorin in ihrem Reha-Bett. Sie ist kaum in der Lage zu sprechen und scheint mit ihrem Schicksal zu hadern. Glücklich sieht sie jedenfalls nicht aus. Dabei konnte bereits in der Akutgeriatrie der Schmerzustand der 79-Jährigen nach einer erfolgreichen Operation vom fast unerträglichen Level 9 (von maximal 10) auf 5 heruntergeschraubt werden. Seitdem muss sie aber mit einem postoperativen Durchgangssyndrom (Einschränkung der Normalfunktionen und Verlangsamung aller seelischen und geistigen Abläufe) leben. In den ersten Tagen nach der Operation war sie zudem stuhl- und urininkontinent. Da altersbedingte Krankheiten wie Parkinson, Osteoporose und Gangstörungen bei ihr noch hinzukommen, gab es zur geriatrischen Reha keine Alternative, sagt Hans Thomas Uebel.

Doch im Gegensatz zu Manfred D. war Helga K. auch bereit, die Reha anzunehmen und alle Möglichkeiten auszuschöpfen. Und das ist für Patienten, die lange im Krankenhaus gelegen und dabei viel an Muskelkraft verloren haben, auch dringend notwendig. Die Defizite und Verluste, die dabei entstehen, brauchen das Dreifache an Zeit, um wieder wegtherapiert zu werden, stellt Hans Thomas Uebel immer wieder fest.

Deshalb gilt es für Helga K., keine Zeit zu verlieren. Schon am ersten Tag setzen das Gehtraining und die Gangschule am Rollator – immerhin gleich auf einer Strecke von 200 Metern – ein. Bereits am dritten Tag konnte sie auf einer Treppe 24 Stufen im Nachstellschritt bewältigen. Sie nahm am Frühsport teil, absolvierte das Ergometertraining, trainierte am Laufband- und Seilzug. Zudem fand sie Gefallen an der Gartentherapie und genoss das Zusammensein mit anderen im Mittwochscafé. Ergebnis nach drei Wochen geriatrischer Reha: Ihr Barthel-Index stieg von 50 auf 85 Punkte an. Und bei Helga K. ist das nicht nur formal, sondern auch tatsächlich ein hervorragendes Ergebnis. Den Transfer vom Liegen zum Sitzen kann sie nun selbstständig bewältigen. Auch das Sitzen selbst ist stabil möglich. Vom Sitzen in den Stand benötigt sie nur noch leichte Unterstützung. Eine Wegstrecke von 200 Metern mit dem Rollator bereitet ihr keine Probleme mehr. Sogar das Treppensteigen war wieder über zwölf Stufen – im Nachstellschritt – möglich. Das An- und Ausziehen sowie der Toilettengang – vorher nur mit Hilfestellung möglich – gelingen wieder vollkommen selbstständig.

Zur Vorbereitung auf die Entlassung nach Hause wurden von der Reha-Klinik Hilfsmittel für die Inkontinenzversorgung und eine Toilettensitzerhöhung rezeptiert. Rollator und Badewannenlifter stehen zu Hause bereits zur Verfügung. Da Helga K. weiter an sich arbeiten will, sollen weitere physio- und ergotherapeutische Maßnahmen zu Hause erfolgen. Die dringend erforderliche Nachsorge kommt bei ihr also ins Rollen. Da sie bereits Pflegegrad 1 besitzt und zudem auch eine Patientenverfügung im Falle weitergehender medizinischer Maßnahmen im Notfall existiert, ist Helga K. für ihren sicher nicht einfachen Wiedereinstieg zu Hause gut gerüstet. Von den Potenzialen einer geriatrischen Reha hat sie jedenfalls in hohem Maße profitiert.

Die Nachsorge, die kein Ende nehmen will

Ich kann es erst gar nicht glauben, doch auf der Patientenakte steht es schwarz auf weiß: Marlene R., 102 Jahre alt, nach einem Schlaganfall Patientin in der Akutgeriatrie. Die hochbetagte Frau fasziniert mich auf den ersten Blick, und sie wird mich so schnell nicht mehr loslassen. Ein halbes Jahr werde ich die am 3. Januar 1914 Geborene begleiten. Ein halbes Jahr in ständiger Sorge um sie, begleitet von andauernder Nachsorge und der ständigen Furcht vor dem nächsten einschneidenden Ereignis.

Doch der Reihe nach. Bis zu ihrem ersten Schlaganfall hat die 102-Jährige noch weitgehend alleine gelebt. Das hat prima geklappt, berichtet sie mir stolz in ihrem Bett in der Akutgeriatrie im Klinikum Aschaffenburg-Alzenau. Jetzt ist sie deutlich angeschlagen: eine Halbseitenlähmung rechts, eine leichte Verdrehung der Wirbelsäule, gelegentliches Sprachversagen, Vorhofflimmern und Schlafprobleme; sie wirkt gebrechlich und schwach, zumal sie zu wenig trinkt und isst. Mit 102 Jahren nach solch einem Einschlag alles kein Wunder.

In der Akutgeriatrie, der ersten Station auf einem langen Weg, sind die Stationsschwestern erst einmal gefordert, ihr genügend Flüssigkeit und Nahrung zuzuführen. Der leitende Oberarzt Dr. Jan Dorr will sich selbst ein Bild über den Zustand der Patientin machen. Nur mit Mühe gelingt es der 102-Jährigen, ein paar Tropfen aufzunehmen. Es wird erhebliche Anstrengungen kosten, Marlene R. wieder auf die Beine zu bekommen. Das weiß auch ihre inzwischen 74-jährige Tochter, die für ihre hochaltrige Mutter immer da ist und geduldig auf all meine Fragen eingeht.

Kognitiv ist die Patientin noch erstaunlich gut beieinander. Sie weiß das meiste um sie herum einzuschätzen und hat auch die letzten 100 Jahre gut vor Augen, wenn man sie auf einzelne Ereignisse anspricht. So erzählt sie mir zum Beispiel von ihren Kriegserlebnissen und davon, wie sie die Bombennächte im Kartoffelkeller überlebt hat. Sie erinnert sich an zwei Weltkriege, was nur die wenigsten heute noch lebenden Menschen von sich sagen können. Sie könnte viele interessante und spannende Geschichten erzählen.

Nicht optimal, und dennoch geht es voran

Doch im Klinikalltag fehlt das Personal, das genügend Zeit mitbringen würde, sich die spannende Lebensgeschichte von Marlene R. anzuhören. Denn im Krankenhaus zählt das Hier und Heute. Trotz aller medizinischen und therapeutischen Bemühungen wird die lebensbejahende Patientin nicht mehr in ihre eigenen vier Wände zurückkehren können. Da stellen sich viele Fragen, zumal noch keine Vollmachten, Patientenverfügungen und nicht einmal ein Schwerbehindertenausweis vorliegen. Bisher kam sie lediglich mit einem Rollator und einem Stock aus, das wird in Zukunft nicht mehr ausreichen. Der Sozialdienst, neben der Pflegeüberleitung zuständig für die Nachsorge in der Zeit nach dem Krankenhausaufenthalt, ist also auch hier in voller Weise gefordert. Und natürlich ihre Tochter und ihr Schwiegersohn, weil sowohl ihr Ehemann als auch ihr Sohn bereits verstorben sind.

In der Akutgeriatrie ging es jetzt zuerst einmal darum, die Patientin zu stabilisieren und für die geriatrische Reha vorzubereiten, in der die 102-Jährige noch weiter mobilisiert werden soll. Aber diese wird Marlene R. nicht bewilligt, weil die Krankenkasse, bei der sie versichert ist, erst einmal die eigenen ihr vertraglich angegliederten Reha-Einrichtungen füllen will. Und die nächstgelegene Einrichtung ist in diesem Fall ein Haus, in dem explizit keine geriatrische Reha angeboten wird, sondern lediglich herkömmliche Anschluss-Heilbehandlungen (AHB). Diese liegt auch noch 50 Kilometer weiter entfernt als die nächstgelegene geriatrische Reha-Einrichtung. Doch der Patientin wird keine Wahl gelassen.

An einem Freitag wird sie in die bewilligte Einrichtung aufgenommen – und muss dort vier Tage warten, bis ihr Reha-Programm mit bis zu fünf Maßnahmen am Tag startet. Vor allem die Gangschule läuft für sie erfolgreich, gelingt es der 102-Jährigen doch bereits nach zehn Tagen, mit Hilfe wieder aus dem Rollstuhl aufzustehen. Das quittiert die Greisin mit einem breiten Lächeln – zum ersten Mal seit langer Zeit. Bis sie aber wieder – zumindest am Rollator – laufen kann, wird es noch ein langer Weg sein. Zur Verwunderung von Mutter und Tochter wurde die logopädische Therapie aufgrund von Personalengpässen nach einer Woche eingestellt und erst auf Drängen der beiden wieder aufgenommen. Nur weil die Reha zweimal auf insgesamt sechseinhalb Wochen verlängert worden ist, konnte sie beim Sprechen letztlich doch beträchtliche Fortschritte machen.

Und so ziehen Mutter und Tochter dennoch ein positives Fazit, auch wenn Einrichtungen mit generellen Anschlussheilbehandlungen finanziell und personell längst nicht so gut ausgestattet sind wie Häuser mit einer speziellen geriatrischen Reha. Marlene R. kann zwar auch nach der Reha nicht wieder in ihr eigenes Zuhause zurück. Doch sie hat ein Seniorenwohnheim ganz in der Nähe ihrer Tochter gefunden. Dort folgt der nächste Schritt im Nachsorgeprogramm. Die Physiotherapeutin kommt ins Haus, um weiter mit ihr zu arbeiten. Auch für die Tochter von Marlene G. ist nun vieles einfacher, weil sie nicht mehr jedes Mal 150 Kilometer hin- und zurückfahren muss, um ihre Mutter sehen zu können. Marlene R. scheint gut angekommen zu sein.

Doch sechs Wochen später passiert das, wovor sich alle gefürchtet haben: Marlene R. erleidet erneut einen Schlaganfall und wird wieder in der Akutgeriatrie aufgenommen. Also beginnt die ganze Prozedur, die sie schon einmal vor gut drei Monaten durchgemacht hat, aufs Neue: vier Stunden Wartezeit in der Notaufnahme, Infusionen, erneute Aufnahme in der Akutgeriatrie. Doch diesmal ist ihr Zustand trotz aller bisher eingeleite-

ten Nachsorgemaßnahmen schlechter als bei der Erstaufnahme.
Sie macht einen äußerst verwirrten Eindruck, ihre Mundwinkel
hängen herunter, und sie kann gar nicht mehr sprechen. Allerdings kann sie noch alleine schlucken und ihre Beine bewegen,
weil dieser zweite Schlaganfall wohl nicht ganz so schwerwiegend ausgefallen ist. Fast alles, was in einem Vierteljahr mühsam wieder aufgebaut wurde, scheint – im wahrsten Sinne des
Wortes – mit einem Schlag weg zu sein. Kein Wunder, dass die
Tochter und alle Angehörigen zutiefst besorgt sind. Nur Oberarzt Jan Dorr behält die Ruhe, weil solche Schicksale wie das von
Marlene R. heute zunehmend zum Alltag einer geriatrischen Station gehören. Und auch die Medikation muss nicht groß erwei-
tert werden, weil nur Medikamente gegen Bluthochdruck und
Vorhofflimmern verabreicht werden müssen.

Trotzdem stellt die Tochter bei ihrer Mutter an manchen Tagen depressive Tendenzen und Angstzustände fest. An anderen
Tagen wiederum, an denen sie gut gegessen und geschlafen hat,
ist sie in weit besserer Verfassung. Doch der zweite Schlaganfall hat ihr förmlich die Sprache verschlagen. Marlene R. ist nicht
mehr in der Lage, auch nur einen Satz verständlich herauszu-
bringen. Der Tochter graut davor, dass nun die äußerst aufwendige logopädische Behandlung wieder von vorn anfangen muss.
So ernüchternd es auch ist: In gewisser Weise beginnt die Nachsorge hier wieder bei null.

Auch über 100-Jährige dürfen nicht aufgegeben werden

Nach zwei weiteren Wochen akutgeriatrischer Behandlung ist
es dann so weit: Die 102-Jährige wird wieder in ihr mittlerweile schon vertrautes Seniorenwohnheim entlassen. Und sie wird
erneut hart an sich arbeiten müssen, um zum Bespiel genügend
Nahrung und Flüssigkeit aufzunehmen. Sie wird sich bemühen,

täglich mit dem Rollstuhl aus ihrem Zimmer herauszukommen, um einfach mal frische Luft zu schnappen. Und sie wird wieder zweimal pro Woche intensiv mit der Logopädin arbeiten müssen.

Doch solange sie bereit ist, diese Mühen auf sich zu nehmen, ist auch für die Tochter diese aufwendige Nachsorgeprozedur der richtige Weg, der nun erneut eingeschlagen wird. »Die Alternative wäre doch, einen Menschen aufzugeben«, sagt die Tochter. Aber aufgeben will hier niemand. »Das Alter ist doch nicht alles«, relativiert sie mögliche aufkommende Bedenken. »Manch eine 100-Jährige ist doch geistig fitter und williger als manch 80-Jähriger.«

Durchaus gute Voraussetzungen also, dass Marlene R. sich von diesem erneuten Rückschlag noch einmal erholen kann. Eine Garantie gibt es nicht. Doch die Medizin und speziell die Geriatrie für hochbetagte Patienten machen heute eine Menge möglich, was noch vor nicht allzu langer Zeit undenkbar schien: 100-jährige Menschen trotz drohender Rückschläge so zu behandeln, dass dennoch Lebensqualität vorhanden ist. Der Aufwand hierfür ist enorm, weil die Nachsorge kein Ende zu nehmen scheint. Doch wie lange werden die Maßnahmen noch ihre Wirkung entfalten? Bis morgen, noch ein paar Wochen, Monate oder gar Jahre? Für Marlene R. und ihre Tochter stellt sich diese Frage nicht. Für sie ist dieser Weg, an dem jeder Tag ihr letzter sein kann, genau der richtige.

6. Vernachlässigte Potenziale der Digitalisierung und Telemedizin

Wer kennt sie nicht, diese Ängste um ältere Angehörige, die vielleicht krank, aber noch nicht pflegebedürftig, alleine zu Hause wohnen? Ängste vor einem Sturz, einem Schlaganfall oder Herzinfarkt, der schnell alles verändern kann, wenn nicht zügig Hilfe kommt. In solchen kritischen Momenten zählt mitunter jede Minute. Gute Karten hat dann derjenige, der auf ein verlässliches Notrufsystem zurückgreifen kann. Doch damit ist längst nicht mehr das Wählen der 112 gemeint, sondern der Einsatz von digitalen Hausnotrufsystemen oder der Telemedizin, die eine Bildschirmverbindung mit der Notrufzentrale oder dem eigenen Arzt möglich machen. Aber auch einfache, smarte Lösungen wie zum Beispiel im Notfall Alarm auslösende Halsketten, Armbanduhren oder Bewegungsmelder.

Über eine Kette am Hals oder über ein Armband kann im Notfall auf Knopfdruck ein Alarm zur nächsten Notrufstation ausgelöst werden, bei der dann sämtliche wichtige Daten des Nutzers (Adresse, bekannte Krankheiten, Kontaktdaten von Bezugspersonen) hinterlegt sind. Je nach Situation werden Notarzt, Rettungsdienst oder die Angehörigen verständigt. Ein Bewegungsmelder zum Beispiel schlägt dann an, wenn schon länger keine Bewegung mehr im Haus erfolgt ist. Es gibt Warnsysteme, die Alarm auslösen, wenn der Herd nicht abgeschaltet ist, und andere elektronische Helfer für das Haus wie automatische Türöffner, selbst steuernder Bodenstaubsauger oder ein automatisch fahrender Rasenmäher für den Garten.

Wie der Fortschritt in Deutschland blockiert wird

All das klingt beruhigend und findet doch in der heutigen Seniorengeneration in Deutschland nicht immer Anklang. »Denn mit technischen Assistenzsystemen im Haus beschäftigen sich drei Viertel aller alten Menschen erst dann, wenn sie auf die Nase gefallen sind und es dann vielleicht schon zu spät ist«, sagt Sabine Brückner-Zahneisen, die in Bamberg technische Assistenzsysteme für alte Menschen vertreibt. Viele könnten sich im Alter zwischen 70 und 80 nicht mehr mit der Technik anfreunden, es sei denn, sie sind darauf angewiesen, wie zum Beispiel bei der Nutzung eines modernen Rollstuhls. Diese Erfahrung hat auch Elisabeth Steinhagen-Thiessen von der Charité in Berlin gemacht: »Technik wird dort akzeptiert, wo sich der Nutzen schnell erschließt. Dann geht mitunter die Post ab.«

Der Trend hin zur vernetzten Digitalisierung wird auch bei älteren Menschen nicht mehr aufzuhalten sein. Die nun nachrückende Seniorengeneration steht technischen Innovationen deutlich aufgeschlossener gegenüber als die hochbetagten Menschen heute. Denn in der Gruppe der über 65-Jährigen geht heute bereits nach Daten des Statistischen Bundesamts jeder zweite ins Internet. Und es werden von Tag zu Tag immer mehr Menschen in immer höherem Alter.

Warum das Vertrauen in die Technik schwerfällt

Doch viele alte Menschen aus der heutigen Seniorengeneration haben ein großes Problem damit, sich im hohen Alter einer ausgeklügelten Technik anzuvertrauen, ohne die sie in ihrem bisherigen Leben auch gut zurechtgekommen sind. Vielen sind die Anwendungen zudem zu kompliziert, sie bieten viel zu viele Optionen, die alte und kranke Menschen vermeintlich nicht brauchen oder nicht wollen. Hinzu kommt, dass es mittlerweile unüberschaubar viele Anbieter von technischen Unterstützungssystemen gibt, die den Überblick und die Transparenz erschweren. Jedes Produktangebot hat eigene Standards, die mit anderen Systemen nicht kompatibel sind. Manche Senioren scheuen die Investitionen, die im Haus selbst erforderlich sind, oder die Gebühren, die darüber hinaus Monat für Monat anfallen. Und wieder andere würden sich gern ein solches System anschaffen, können es aber nicht bezahlen.

Anton Zahneisen und Sabine Brückner-Zahneisen finden aber schon die einfachsten und preisgünstigsten Modelle solcher Assistenzsysteme für Senioren hilfreich, auch wenn diese zum Teil auf der Technik des vorigen Jahrtausends fußen. Viele stören sich auch daran, dass die um den Hals baumelnde Notrufkette oder auch die Armbanduhr mit dem deutlich sichtbaren roten Alarmpunkt von außen für jedermann ersichtlich ist.

Ein gern geäußerter Einwand gegen das Hightech-Wohnen von Senioren besteht darin, dass damit »kalte Technik« über »menschliche Wärme« gestellt würde. Das allerdings kann Viktor Grinewitschus, Professor für Energiemanagement in der Immobilienwirtschaft von der EBZ Business School in Bochum, nicht mehr hören: Denn bei »smarten Assistenzsystemen« – wie er sie nennt – gehe es nicht »um die volle technische Dröhnung«, sondern um eine Kombination aus Technik und Dienstleistung. »Eine smarte Wohnung ist in erster Linie das Zuhause eines

Menschen, aber sie erkennt eben auch, wenn der Bewohner Probleme hat, und sendet entsprechende Signale nach außen.«[47]

Doch die Argumente, die aus Sicht vieler älterer Menschen gegen den Einsatz von zu viel Technik sprechen, sind damit noch längst nicht erschöpft. Viele fürchten, dass die Technik ihre Einsamkeit und Isolierung befördert. Angehörige und Freunde könnten sich vielleicht nicht mehr so in der Verantwortung fühlen, wenn sie das Gefühl haben, dass Oma und Opa gut überwacht sind oder der Kontakt mal eben schnell mit dem iPhone oder dem iPad über Skype erledigt werden kann. Die Technik also als Wegbereiter für noch größere Einsamkeit, weil Besuche und persönliche Kontakte von Mensch zu Mensch ausbleiben?

Die zunehmende Vereinsamung zu Hause sieht auch Eberhard Schott, Professor für Betriebswirtschaftslehre an der Fachhochschule Aschaffenburg, als gravierendes Problem für ältere Menschen an. Das politisch bevorzugte Prinzip »ambulant vor stationär« und »Pflege zu Hause anstatt Pflegeheim« führt genau zu dem Dilemma, dass alte Menschen umso mehr isoliert werden, je kränker sie sind. Dann, so Schott, ist »der wichtigste Automat in der Altenpflege der Fernseher«.[48]

Die Potenziale der Technik werden verkannt oder verhindert

Doch die digitalen Systeme eröffnen den alten Menschen, die lieber zu Hause wohnen bleiben wollen, ganz neue Möglichkeiten: größere Freiheiten, mehr Sicherheiten und eine rechtzeitige Versorgung im Notfall. Wenn ein alter Mensch länger in seiner Wohnung bleiben kann, spart dies nicht nur ihm und den Angehörigen, sondern auch gesamtgesellschaftlich Kosten, weil die Ausstattung einer Wohnung mit Sensoren »deutlich billiger« ist als ein Platz im Pflegeheim, bekräftigt Schott.

Das ist aber bei vielen politischen Entscheidungsträgern noch nicht richtig angekommen. Auch wegen der strengen Datenschutzbestimmungen hierzulande. Dabei geht es unter anderem um die Verschlüsselung und Speicherung von Daten. Der Datenschutz dürfe aber auch nicht zu einer Totalblockade für den Fortschritt werden, meint Eberhard Schott: »Datenschutz ist oft ein extrem vorgeschobenes Argument und wird als Monstranz vorneweg getragen, um Veränderungen zu verhindern.«[49] Noch drastischer drückt dies Prof. Arno Elmer, Initiator von Innovation Health Partners in Berlin, einer unabhängigen Kommunikationsplattform zur Unterstützung digitaler Projekte im Gesundheitswesen, aus: »Wenn Datenschutz massiv und in großem Stil medizinischen und pflegerischen Nutzen verhindert und damit sogar das Leben von Menschen gefährdet, verliert dieser seine Existenzberechtigung.«[50]

Dies ist ein Grund dafür, dass Deutschland im Vergleich zu Gesundheitssystemen in anderen Ländern bei der Digitalisierung arg hinterherhinkt. Zwar kommt auch hierzulande einiges in Bewegung, dennoch werden digitale Lösungen häufig nur auf dem zweiten Gesundheitsmarkt – dem der privat finanzierten Leistungen – angeboten. Das wiederum trifft gerade diejenigen älteren Menschen, die nicht besonders betucht sind.

Auch in den medizintechnisch zumeist hochgerüsteten bundesdeutschen Krankenhäusern besteht erheblicher Nachholbedarf. Zwar werden dort heute Befundergebnisse und Abrechnungsdaten digital erfasst und elektronisch weitergegeben. Von einer elektronischen Patientenakte, Robotereinsätzen bei Operationen oder dem Einsatz von Smartphone oder iPad im Klinikalltag, zum Beispiel in der Patientenversorgung auf einer geriatrischen Station, können viele junge Ärzte aber nur träumen. Dies widerspricht eindeutig den Gewohnheiten der heute etwa 50-jährigen Babyboomer-Generation, die die Potenziale digitaler Mediennutzung ganz anders beurteilt. Davon ist Prof. Klaus Hahnekamp, Direktor der Anästhesiologie der Uni-Medizin

Greifswald, überzeugt: »Der Jahrgang 2016, der jetzt in die Krankenhäuser gekommen ist, wurde etwa 1993 geboren. Das heißt, diese Bildungselite ist es gewohnt, über elektronische Medien zu lernen, sie ist mit Windows 95 aufgewachsen.«[51] Das kann mitunter sogar groteske Züge annehmen, ergänzt Hahnenkamp: »Selfies bei der OP? Es gibt schon sterile Plastikhüllen, genannt Steri-Phones, die es erlauben, das Smartphone mit in den OP zu nehmen.«

Die nachrückende Generation wird sicher auch Sorge dafür tragen, dass die Telemedizin hierzulande weiter vorankommt. Zumindest Tendenzen in diese Richtung sind auch bei der Bundesärztekammer zu erkennen. Sie sieht – gerade wegen des demografischen Wandels und zunehmenden Ärztemangels – endlich Handlungsbedarf und hat dies bereits 2015 in einem vierseitigen Positionspapier untermauert. Große Hoffnung setzt sie beispielsweise in Tele-Tumorkonferenzen oder in Telekonsile in der Notfallversorgung, zum Beispiel bei Schlaganfallpatienten. Nachholbedarf bestehe noch bei der Palliativversorgung und bei der Telemedizin auf dem Land, um gerade zu chronisch kranken Menschen im Bedarfsfall immer eine Verbindung herstellen zu können. Dennoch bleibt festzuhalten, dass solche technikgestützten Versorgungsmodelle ihre Bewährungsprobe erst noch bestehen müssen. Wolfgang Loos, Vorstand der Gesellschaft für Telemedizin, fackelt auch nicht lange herum und spricht Klartext: »Keines der Telemedizin-Projekte ist in der Lage, den nötigen Nachweis über seinen Nutzen zu bringen. Es fehlt einfach das Geld für Studien.«[52]

Mehr Technik bei der Versorgung alter Menschen wagen

Smarten Assistenzsystemen als Unterstützung für alte Menschen gehört die Zukunft. Davon ist Anton Zahneisen überzeugt. Gemeinsam mit seiner Frau hat er sich für die Bamberger Wohnungsbaugesellschaft SOPHIA mit 15 anderen Wohnungsgesellschaften aus fünf europäischen Ländern am europaweiten Forschungsprogramm »I-stay@home« beteiligt. Ziel war es, herauszufinden, mit welchen sogenannten smarten Assistenzsystemen alte Menschen länger in ihrem eigenen Zuhause leben können, ohne von der Technik überfrachtet oder gar von ihr abhängig zu werden. Die Ergebnisse sprechen für sich und eröffnen auch alten und kranken Menschen neue Perspektiven. So kam das Tablet zum Beispiel bei den Teilnehmern sehr gut an, weil es die Kommunikationsmöglichkeiten gerade für immobile Senioren stark verbessert. Technik kann also auch als Wegbereiter und Türöffner für Kommunikation fungieren. Besonders gute Noten erhielten die mit ausgeklügelter Technik versehenen Einbauten wie etwa die Herdabschaltung, der Hausnotruf oder auch die kameragestützte Videoüberwachung von Haus- und Wohnungstüren.

Der Bedarf für solche technischen Assistenzsysteme wird in Zukunft weiter zunehmen, ist Anton Zahneisen überzeugt. In 15 Jahren – so sagt er voraus – werden allein in und um Bamberg 600 Pflegekräfte fehlen. »Da werden wir uns dann anders behelfen müssen.« Zum Beispiel mit Quartiermanagement, Nachbarschaftshilfe oder altersgerechten und mit viel digitaler Technik ausgestatteten Wohnparks in Kommunen, wie sie jetzt zum Beispiel in Fichtelberg im Fichtelgebirge modellhaft entstehen. Ohne den Einsatz der entsprechenden Technik und die Erprobung altersgerechter technikunterstützter Wohnsysteme werden solche innovativen Wohnmodelle aber nicht funktionieren. Die

Politik ist nun am Zug, in diese Richtung positive Signale zu senden. Entweder ambulante und technikunterstützte Angebote für Senioren in den Kommunen auszubauen und auch finanziell mit zu fördern oder aber die frühzeitige Flucht in Alten- und Pflegeheime weiter zu forcieren.

Denn die Crux dabei ist, dass technisch unterstützte ambulante Angebote finanziell bisher weitgehend privat geschultert werden müssen. Die Pflege alter und kranker Menschen wird hingegen in weiten Teilen von der Pflegeversicherung getragen. Doch gerade hier werden die Kosten derart ins Uferlose steigen, dass gesamtgesellschaftlich dringend politischer Handlungsbedarf besteht, um die Pflegebedürftigkeit im Alter so lange wie möglich hinauszuschieben. Deshalb sollte – nein, muss – man künftig deutlich mehr Technik wagen.

Das gilt insbesondere auch für die Medizin. Und Besserung ist nun auch hierzulande nach einer langen Durststrecke zumindest in Ansätzen in Sicht. Hoffnungsträger ist das E-Health-Gesetz, das es ermöglichen soll, dass sämtliche Erkrankungen auf der Gesundheitskarte gespeichert werden können, wenn ein Patient dies wünscht. Insbesondere alte und multimorbid kranke Menschen könnten davon profitieren, weil zum Beispiel in einem Notfall die zuständigen Ärzte schnell die gesamte Palette von Krankheiten einlesen und die Notfallversorgung darauf ausrichten können. Hilfreich könnte auch die elektronische Patientenakte sein, mit der sich jeder Patient über Diagnosen und Therapien online informieren kann. Weit früher werden hoffentlich Krankenhäuser, ambulant tätige Mediziner und die Apotheker die Potenziale der elektronischen Gesundheitskarte nutzen können. Vorgesehen ist, dass die Patientendaten über die Karte elektronisch verschlüsselt zwischen den einzelnen Partnern im Behandlungsprozess ausgetauscht werden. Vielleicht kann dann dieser elektronische Schlüssel einen Beitrag dazu leisten, die medizinischen Akteure besser miteinander zu vernetzen und viele im Alltag heute doppelt und dreifach erbrachte Leistungen zu reduzieren. Das wird aber nur dann gelingen, wenn die Datenschützer nicht wieder querschießen.

Andere Länder sind weit voraus

Während hierzulande mit dem E-Health-Gesetz das digitale Zeitalter in der Medizin erst langsam – viel zu langsam – in Schwung kommt, sind andere Länder uns schon zehn Jahre voraus. Zum Beispiel Dänemark. »Hier sind Praxen, Kliniken und Patienten miteinander vernetzt. Ob Überweisung zum Facharzt, Einweisung ins Krankenhaus oder Entlassbrief an den Hausarzt, Rezepte für die Apotheke oder Rehabilitationspläne, alles wird elektronisch abgewickelt und ist jederzeit für den Patienten einsehbar.«[53] Im absolut gesicherten, zugangsgeschützten Bereich können Patienten jederzeit auf ihre Daten zugreifen und mit ihrer Zustimmung auch die Ärzte und weitere im Behandlungsprozess Beteiligte. Dazu gehören auch telemedizinische Beratungen und Video-Schaltungen von der Praxis oder Klinik nach Hause. Gerade ältere Menschen profitieren davon, weil sie auf diese Weise länger zu Hause leben und dort auch weiter gut betreut werden können, selbst wenn sie nicht mehr so mobil sind.

Doch auch für die Mobilität selbst können internetbasierte Bewegungsprogramme eine Menge bewirken. Das belegen die Ergebnisse einer Studie des University Medical Center im niederländischen Leiden. Ältere Patienten, die täglich an einem webbasierten Aktivitätsprogramm teilnahmen, das jede Woche gesteigert wurde, waren nach drei Monaten körperlich deutlich fitter und auch mental zufriedener als eine Kontrollgruppe, die sich nicht mehr als sonst bewegte.[54] Allerdings mussten die Teilnehmer in der Lage sein, mit dem Internet umzugehen, was ja bekanntlich (noch) nicht bei allen alten Menschen der Fall ist.

Aber auch hierzulande kommt beim Thema Digitalisierung endlich manches in Bewegung. So kann die digitale Technik dafür sorgen, dass Vitalparameter und Aktivitäten älterer Menschen zu Hause aufgezeichnet und im Notfall schnell weitergeleitet werden. Auch elektronische Fall- und Patientenakten sind schon vereinzelt im Einsatz. Diese können auf der Suche nach einer Diagnose bei einer seltenen Erkrankung von großem Nutzen sein. Der private Krankenhausbetreiber Rhön-Klinikum setzt hierfür zum Beispiel den IBM-Supercomputer Watson ein, der Krankendaten von Patienten des Zentrums für seltene Erkrankungen am Uniklinikum Gießen-Marburg einliest. Dort werden die individuellen Krankenakten eines einzelnen Patienten mit einer vermuteten seltenen Erkrankung mit dem immensen Datenpool des Supercomputers abgeglichen, was durchaus zu einer präzisen Diagnose verhelfen kann. Für alte Menschen, die an ungewöhnlichen und nicht genau definierbaren Krankheiten leiden, wäre das zumindest ein Hoffnungsschimmer, wenn sich solche digital gestützten Programme bewähren würden.

Technisch weniger aufwendig, aber heute schon in breiterem Maße praktikabel ist die Nutzung des Smartphones und Tablets bei der Versorgung alter Menschen. Diesen Vorteil macht sich auch Mandy Kaczmarek zu eigen, die im brandenburgischen Frankfurt/Oder und in den Landkreisen Märkisch-Oberland und Oder-Spree bei ihren Besuchen älterer Patienten zu Hause immer ihr Tablet dabeihat. Mandy Kaczmarek ist nach fünfmonatiger Weiterbildung von einer Medizinischen Fachangestellten (MFA) zu einer Agnes-zwei-Fallmanagerin aufgestiegen. Das befugt sie unter anderem, an jedem Mittwoch im Auftrag von Hausärzten bis zu 20 Patienten aufzusuchen, um bei ihnen nach dem Rechten zu schauen.

Eine App leistet viel, ist aber kein Allheilmittel

Auf ihrem Tablet hat sie die elektronische Patientenakte »Cura Case«, in der sie alles Notwendige über den jeweiligen älteren Patienten vorfindet: Pflegestufe, Heilmittel-Anwendungen, das Medikamentenspektrum, die soziale Situation und sogar einen geriatrischen Testbogen. Über »Cura Case« kann sie aber auch abgleichen, ob die Patienten neu benötigte Hilfsmittel wie zum Beispiel einen Rollator oder Badlifter schon erhalten haben. »Da die alten Menschen mit der Bürokratie ganz und gar nicht zurechtkommen, muss ich mich vor allem darum kümmern«, erzählt sie mir. Und dafür sind »mir gerade die älteren Patienten sehr dankbar«. Manchmal ist das aber auch für die 42-jährige Agnes-zwei-Schwester nicht einfach. Manche wollen keinen Rollator, weil sie sich nicht bloßstellen wollen. »Wie sieht denn das aus?«, bekommt die Fallmanagerin immer wieder zu hören. Ihre App erinnert sie dann beim nächsten Mal daran, das Thema erneut anzusprechen.

Den persönlichen Kontakt zum Patienten darf man auch bei der Telemedizin nicht aus den Augen verlieren, obwohl diese Methode ja gerade eine orts- und zeitunabhängige Kommunikation und Behandlung zwischen älterem Patient und Arzt ermöglichen soll. Deshalb legt auch Prof. Friedrich Köhler, Leiter des Zentrums für kardiovaskuläre Telemedizin an der Charité in Berlin, auf diesen einen Satz so besonderen Wert: »Wer miteinander Telemedizin betreiben möchte, muss sich mindestens einmal die Hand gegeben haben.«[55] Dennoch werden wohl telemedizinische Anwendungen oder auch spezielle Medizin-Apps die klassische Arzt-Patienten-Beziehung verändern. Und das mit belegbaren Erfolgen. »Herzkranke Patienten könnten mithilfe der Telemedizin länger leben als ohne die Technik, und sie könnten Krankenhausaufenthalte vermeiden.«[56] Zum Beispiel dadurch, dass bei einer nur unzureichend funktionierenden Schrittmacherfunktion frühzeitig ein Alarm ausgelöst wird, dem dann noch rechtzeitig begegnet werden kann. Wirksam ist die Telemedizin auch bei Herzinsuffizienzpatienten. Bei Teilnehmern der sogenannten Champion-Studie wird zum Beispiel die tägliche Medikamentenanpassung an den Werten eines telemedizinischen Drucksensors in der Lungenstrombahn ausgerichtet. Dies hat die Behandlungsqualität derart verbessert, dass 30 Prozent weniger Patienten mit Herzinsuffizienz in ein Krankenhaus eingeliefert werden müssen. Und das führt nicht nur zu mehr Lebensqualität für die betroffenen Patienten, sondern ist wiederum wirtschaftlich von enorm großer Bedeutung. Die Kosten eines Krankenhausaufenthalts als Folge von Herzinsuffizienz liegen in Deutschland nämlich zwischen 5000 und 10 000 Euro.[57]

Doch mithilfe der Telemedizin kann auch noch ein ganz anderes Dilemma gelöst werden: Sie kann moderne Medizin zu älteren Menschen bringen, die fernab eines hoch technisierten und spezialisierten Uniklinikums wohnen. Aktuell wird in Deutschland daher auch die telemedizinische Großstudie »TIM-HF-II« vorangetrieben, an der bis 2018 insgesamt 1500 Patienten teilnehmen. Dabei soll herausgefunden werden, wie es mithilfe der Telemedizintechnik und Fernbetreuung künftig möglich ist, regionale Versorgungsunterschiede zwischen dem ländlichen Raum und Metropolregionen auszugleichen.

Das ist auch das wesentliche Ziel der telemedizinischen Anwendungen des Projekts »CCS Telehealth« in Ostsachsen. In diesem Modellvorhaben findet eine Zweitbefundung von Gewebeschnitten mithilfe eines hochauflösenden Scans statt. Bestandteil des Modells ist eine ambulante Nachsorge von Herzinsuffizienz- und Schlaganfallpatienten über ein »Telecoaching«, in dem betroffene Patienten nach der eigentlichen Behandlungsphase online weiterbetreut werden.

Zartes Pflänzchen Telemedizin für geriatrische Patienten

Telemedizinische Erfahrungen liegen mittlerweile auch für viele weitere Erkrankungsfelder vor. Eine stets aktuelle Übersicht von bislang weit über 200 Telemedizinprojekten liefert das Telemedizin-Portal des Fraunhofer-Instituts. Darin enthalten sind zum Beispiel auch Angebote für Patienten mit chronischen Wunden. In einer sogenannten Televisite begutachten Wundexperten des Universitätsklinikums Hamburg-Eppendorf (UKE) die chronischen Wunden der am Projekt beteiligten Patienten, die mit einem Smartphone ausgestattet werden und ein Foto der Wunde datengeschützt an die Dermatologen oder Gefäßchirurgen am UKE senden können. Davon profitieren dann wiederrum ältere Menschen, die beträchtlich unter chronischen Wunden leiden und nur eingeschränkt mobil sind.

Speziell älteren Menschen dient auch das Verbundprojekt »Nutzenbewertung der Telemedizin als Unterstützung für die ambulante geriatrische Versorgung« (TUG) in Stuttgart. Hier fungiert die Telemedizin – etwa über ein großes Zentrum oder auch über kleinere Stationen – als Kümmerer. Sie dient als Hilfsmittel, um alle Beteiligten besser miteinander zu vernetzen, aber auch um das Selbstmanagement älterer Menschen zu stärken, in dem etwa über eine App neue krankheitsbezogene Informationen versendet werden.

Dennoch bleibt festzuhalten, dass die Telemedizin hierzulande nach wie vor ein zartes Pflänzchen ist, das zwar langsam wächst und gedeiht, aber zumindest im regulären Abrechnungssystem in Deutschland noch nicht richtig Fuß gefasst hat. Zwar können nun – besonders in der Herzmedizin – erste telemedizinische Leistungen und Anwendungen abgerechnet werden. Bisher aber ist das nicht mehr als ein Tropfen auf dem heißen Stein. Das liegt auch daran, dass hierzulande, etwa im Gegensatz zur Schweiz, ein Arzt einen Patienten unmittelbar behandeln und ihn dafür auch mindestens einmal real untersucht haben muss. In Baden-Württemberg und auch in Hessen soll nun erprobt werden, ob ärztliche Behandlungen auch ausschließlich über digitale Kommunikationsnetze erfolgen dürfen. Damit soll auch in Deutschland ganz vorsichtig das Tor zur ausschließlichen Fernbehandlung geöffnet werden. Das hätte allerdings zur Folge, dass dafür auch Abrechnungsziffern für Videosprechstunden eingeführt werden, die ab Mitte 2017 kommen dürften.

Manche telegestütze »Smart-Modelle« mag der eine oder andere als Zäsur oder gar als Revolution ansehen, in Singapur wird man darüber hingegen nur schmunzeln. Da dort jeder fünfte der 4,5 Millionen Einwohner im Jahr 2030 älter als 65 Jahre alt sein wird, soll der Stadtstaat eine »Smart Nation« werden. Jeder Patient soll mit jeder für ihn relevanten Person im Gesundheitswesen über Sensoren vernetzt und mit hochmoderner telemedizinischer Technik ausgestattet werden. Das könnte auch in gesundheitlicher Hinsicht zu einer besseren Lebensqualität im Alter führen. Umgerechnet 2,5 Milliarden Euro stehen dafür bereit. Wer dagegen weiß, wie hart in Deutschland um jede neue Studie oder um jede einzelne Honorarziffer gerungen werden wird, der muss sich für unser so hoch industrialisiertes Land eigentlich schämen.

Smart Home für Oma: Hightech zu Hause

Ich bin auf dem Weg nach Bamberg. Doch nicht, um wie früher die kuschelige Innenstadt, das romantische Klein-Venedig oder die Künste der mehrfachen deutschen Basketballmeister zu bewundern. Nein, diesmal bin ich in anderer Mission unterwegs. Ich steuere direkt das »Smart House SOPHIA« an, was für Soziale Personenbetreuung Hilfe im Alltag steht und vor technikunterstützten Assistenzsystemen für alte und kranke Menschen geradezu strotzt. Schon beim Klingeln wird mir klar, was das heißt. Die Tür öffnet sich automatisch, im Flur trete ich beinahe auf einen direkt auf mich zusteuernden automatischen Bodenstaubsauger, und aus der Küche bellt ein Hund, obwohl weit und breit kein Tier zu sehen ist. Der Hausherr Anton Zahneisen scheint mir anzusehen, dass ich erst mal verblüfft bin. Schnell stellt er klar, worum es eigentlich geht. »Mit einem Auto«, sagt er, »beschäftigt sich schon der fünfjährige Enkel – mit technischen Assistenzsystemen im Haus beschäftigen sich drei Viertel aller alten Menschen aber erst dann, wenn sie auf die Nase gefallen sind und es dann vielleicht schon zu spät ist.«

Das sind jedenfalls die Erfahrungen, die er und seine Ehefrau Sabine Brückner-Zahneisen bisher mit den Menschen gemacht haben, die das Angebot von SOPHIA Franken nutzen, die Assistenzsysteme in der fränkischen Region vertreiben. Das muss nicht immer so bombastisch ausfallen wie hier im Musterhaus in Bamberg. Obwohl der 64- und die 55-Jährige die Technik aufgrund ihres Alters noch gar nicht benötigen, wohnen sie in dem Musterhaus. Berufsbedingt, weil Sabine Brückner-Zahneisen Geschäftsführerin der SOPHIA Living Network GmbH ist. Ihr Arbeitgeber, das kirchliche Wohnungsunternehmen Joseph-Stiftung, hat dieses Modellhaus auf einem gepachteten Grundstück der Stadt Bamberg errichten lassen. Warum so ein Aufwand? Weil sich der reine »Showroom, den es zuvor gab, nicht bewährt hat. Und weil man alten Menschen die Vorteile von technikunterstützten Systemen im eigenen Haus am besten aufzeigen kann«, erläutert Anton Zahneisen.

So kann man zum Beispiel durch das Drücken der »Paniktaste« alle Lichter im Haus angehen und bei Bedarf auch einen Hund bellen lassen, um mögliche Einbrecher abzuschrecken. Damit werden im Haus optische Signale ausgelöst, die in kritischen Situationen, etwa in der Nacht, bedient werden können. Zudem können auch Signale nach außen an festgelegte Adressaten, etwa Nachbarn oder Angehörige, versendet werden. Dazu muss im Bedarfsfall nur eine Taste gedrückt werden, die sich entweder im Bad bei der Badewanne oder am Bett befindet. Mithilfe eines bei den Zahneisens hinter dem Fernseher geschalteten Geräts kann darüber hinaus im Notfall von der gesamten Wohnung aus ein Alarm ausgelöst werden, der dann direkt an die Notrufzentrale weitergeleitet wird. Dort sind die eigene Adresse und die Daten der nächsten Bezugspersonen hinterlegt.

Mit dem Tablet die gesamte Wohnung steuern

Das ist noch längst nicht alles. Über ein Tablet oder einen PC ist es für diejenigen, die auch im Alter noch technikaffin sind, möglich, die gesamte Technik im Haus zu steuern und auch immer wieder zu verändern. Hinzu kommen je nach Bedarf weitere technische Hilfsmittel wie eben der Staubsaugerroboter für die Wohnung, der Rasenmähroboter für den Garten oder Bewegungsmelder, die an unterschiedlichen Stellen im Haus angebracht werden können. Mit einem Piepton erinnert das Tablettenkarussell die Bewohner daran, wann die nächste Tablette eingenommen werden muss.

Das alles und noch mehr (Rauchmelder, Kochplattenüberwachung, Herd-Abschaltung, Nachtlichter, ein Schlüsseltresor mit einem bei SOPHIA hinterlegten Code, Heizungssteuerung) kann man im SOPHIA-Musterhaus erleben. Das wichtigste Utensil aber wird von den Bewohnern am Arm getragen und löst direkt einen Alarm zur Notrufzentrale aus oder – etwa bei längerer Bewegungslosigkeit – einen Erinnerungsanruf. Zum Beispiel dann, wenn in der Badewanne eine bestimmte Zeit lang überhaupt keine Bewegung mehr registriert wird und ein Notfall eingetreten sein könnte.

Mit einem deutlich abgespeckten Paket dieser recht üppigen Ausstattung war es für die Mutter von Anton Zahneisen möglich, die letzten drei Jahre ihres Lebens – immerhin bis zum stolzen Alter von 90 Jahren – trotz beginnender Demenz noch allein zu Hause zu leben. Das war ihr großer Wunsch gewesen – und die Technik hat ihn ihr ermöglicht. Von ihrem eigenen Haus konnten die Zahneisens so zum Beispiel die Heizung steuern und bekamen Signale über Rauchsensoren, wenn der Herd nicht abgeschaltet war oder es in der Wohnung zu Rauchbildung kam. Die Wohnung der alten Dame war zudem in allen Räumen mit Nachtlichtern und mit Bewegungsmeldern bestückt, mit denen eine Ortung vorgenommen werden konnte, wenn sie bestimmte gesicherte Bereiche verließ. Ergänzt wurde die gesamte Technik natürlich auch durch personelle Unterstützung, wie eine hauswirtschaftliche Begleitung, Nachbarn und die regelmäßige Präsenz der Kinder. »Ohne diese persönliche Zuwendung kommt auch die beste Technik nicht aus«, räumt Anton Zahneisen ein. »Doch mit dem ganzen Unterstützungspaket zusammen war es möglich, den Umzug ins Heim zu vermeiden. Und das war ganz im Sinne meiner Mutter.«

Das eigene Haus verlassen zu müssen ist auch die größte Befürchtung der 86-jährigen Luise S., die ich in der Bamberger Zentrale von SOPHIA Franken treffe. Zehn Jahre ist sie schon mit dem SOPHIA-Sicherheitssystem verbunden, das ihr ihre Kinder nahegelegt haben. Ihr Haus, das sie alleine bewohnt, ist nicht altengerecht und barrierefrei. Acht Treppen führen vom Erdgeschoss und von dem dortigen Wohnzimmer und der Küche in den ersten Stock, in dem sich ihr Bad und das Schlafzimmer befinden. Technisch ausgestattet ist sie in der Diele mit einem Kästchen, das an eine Notrufstation angeschlossen ist. Luise S. trägt ein Armband, das sie immer in der Wohnung betätigen kann, wenn sie in Not gerät. Ihr Alarmruf geht dann bei der Notrufstation ein. »In den ganzen zehn Jahren habe ich den Knopf noch nicht einmal drücken müssen«, freut sich die 86-Jährige. Und doch ist sie froh, ein solches Armband zu tragen, weil es ihr, ihren Kindern und anderen Angehörigen ein Gefühl von Sicherheit gibt. Trotzdem hat sich die Notrufstation schon hin und wieder bei ihr gemeldet. Als sie einmal mittags eingeschlafen war oder einmal zu lange ruhig in der Badewanne gelegen hatte, ging ein Anruf ein, weil der Bewegungsmelder in der Wohnung 30 Minuten lang keinerlei Bewegung registriert hatte. Dies war der 86-Jährigen dann doch des Guten zu viel, sodass dieser sogenannte Verschlechterungsalarm bei ihr erst einmal abgestellt wurde. »Da nehme ich in Kauf, dass ich auch mal Pech haben kann«, ist sich die rüstige Seniorin bewusst.

Ehrenamtliche sorgen für persönliche Kontakte

Neben der Technik kann die 86-Jährige aber auch regelmäßig auf die Unterstützung von Elke Schleier bauen, die als Ehrenamtliche zur persönlichen Unterstützung von SOPHIA-Teilnehmern das technische Equipment bereichert. Die Ehrenamtlichen führen einmal pro Woche sogenannte Patentelefonate oder gehen mit den alten Menschen spazieren, begleiten sie beim Einkauf oder machen Hausbesuche. Jeden Donnerstag ruft Elke Schleier die 86-Jährige an und redet dann mit ihr »über Gott und die Welt«, erzählt sie mir. Zum Beispiel übers Wetter, das Kochen oder ihre Hobbys. Das kann manchmal in ein paar Minuten erledigt sein, mitunter aber auch eine Stunde dauern. Für Elke Schleier ist dies nachvollziehbar. »Manche«, so stellt sie immer wieder fest, »reden die ganze Woche mit niemandem.« Andere wiederum wollen für sie gravierende Erlebnisse und Enttäuschungen loswerden.

Insgesamt begleitet sie als eine von 63 Ehrenamtlichen bei SOPHIA dauerhaft zehn alte Menschen und investiert hierfür zwei bis drei Stunden pro Woche. Einmal pro Jahr treffen sich alle Betreuer und Betreute bei einem großen Teilnehmertreffen und bei der Weihnachtsfeier.

Insgesamt kommen die meisten alten Menschen mit der Technik »ganz gut klar«. Viele sind zudem überrascht, dass sie derartige Ambient Assisted Living Systeme (AAL) bereits in einer Preisspanne zwischen 2500 und 5000 Euro bekommen können. 2500 Euro hatten zum Beispiel ausgereicht, um die Wohnung der Mutter von Anton Zahneisen technisch umzurüsten. Da waren sogar noch einige Extras dabei wie eine externe Türschlosssteuerung, das Tablettenkarussell, ein Weglaufalarm und ein externer Schlüsseltresor.

Für die Zahneisens sind das Aufwendungen, die sich im Sinne der Sicherheit für die Senioren selbst wie auch für deren Angehörige auszahlen. Davon ist auch Luise S. überzeugt. Sie musste bisher neben den Einrichtungskosten und einer einmaligen Anschlussgebühr 37,90 Euro pro Monat zahlen, um mithilfe eines Notrufarmbands, das ihre Aktivitätskurven am Tag aufzeigt und bei Abweichungen Alarm schlägt, weiter allein zu Hause leben zu können. Zukünftig wird das Armband durch eine Uhr ersetzt, die ihre Daten digital erfasst. Vorteil für die 86-Jährige: Die Uhr schlägt nun im ganzen Haus an und kann auch in der Badewanne getragen werden, was vorher nicht der Fall war. »Das ist ja eigentlich jetzt viel besser«, so ihre erste Reaktion. Doch einen Augenblick später ist sie schon reservierter. Es sei nicht leicht für sie, sich schon wieder an eine neue Technik zu gewöhnen. Und ihr Monatstarif wird sich auch um 10 Euro auf dann 47,90 Euro (ohne Telefongebühren) erhöhen. »Moderne Technik hat eben ihren Preis«, seufzt sie.

Der Doktor auf dem Bildschirm: Wenn die Praxis nach Hause kommt

Ich fahre mit dem Auto durch das Oberbergische Land. Sanfte Hügel wechseln sich mit weiten Tälern ab. Die Gegend ist zwar idyllisch, aber recht dünn besiedelt, obwohl Köln nicht einmal 40 Kilometer entfernt ist. Nichts deutet darauf hin, dass ausgerechnet hier in dieser abgeschiedenen Gegend die Telemedizin schon Fuß gefasst hat. Bei Hausarzt Dr. Thomas Aßmann aus dem 10 000-Einwohner-Städtchen Lindlar und seiner Assistenzkraft Frauke von Wirtz ist das vielleicht noch weniger verwunderlich. Beide bezeichnen sich durchaus als technikaffin. Bei der 86-jährigen Magdalena G. staune ich dagegen schon. Denn auch sie ist mit Computer, ihrem iPad, der Online-Bearbeitung von Fotos oder Online-Spielen im PC durchaus vertraut. Und diese Technik kommt ihr nicht nur in ihrem privaten Alltag zugute. Sie ermöglicht es ihr auch, per Video mit dem Arzt ihres Vertrauens – und das ist Thomas Aßmann – eine Online-Sprechstunde abzuhalten.

Und das funktioniert so: In der Regel wird die 86-Jährige, die seit zwei Jahren im Rollstuhl sitzt und nur noch schwer in die Praxis nach Lindlar kommen kann, von Versorgungsassistentin Frauke von Wirtz zu Hause aufgesucht. Für den Hausarzt persönlich ist der Weg zu weit; dafür »werde ich nicht bezahlt«, sagt Aßmann. Deshalb übernimmt nun eine besonders versierte Medizinische Fachangestellte (MFA) diesen Teil. Und mit ihr »fährt die Praxis zum Patienten nach Hause«. Das ist gar nicht so übertrieben, weil Frauke von Wirtz eine ganze Menge in ihrem Rucksack verstaut hat. Einfaches Equipment wie eine Waage, Blutzucker- und Blutdruckmessgeräte oder ein Pulsoxymeter, mit dem die Sauerstoffsättigung des Blutes bestimmt werden kann. Mit dabei ist aber auch ein EKG, ein Lungenfunktionsgerät und natürlich ein Tablet, mit dem sie jederzeit per Video Verbindung zu ihrem Chef aufnehmen kann. Das ist bei Magdalena G. zum Beispiel dann der Fall, wenn sich ihre aktuell gemessenen Werte, die zuvor über einen speziell datengeschützten Kanal an die Praxis gesendet worden sind, von den Normwerten oder den zuletzt gemessenen Daten stark unterscheiden. Dann wird Thomas Aßmann zugeschaltet, und dann »frage ich ihn klipp und klar, was Sache ist«, erzählt die 86-Jährige voller Selbstbewusstsein. »So kann ich mit dem Doktor reden, als ob ich in der Praxis wäre.« Zum Beispiel darüber, was sie gegen das gerade akute Herzkammerflimmern tun kann. Und schon ist die Videosprechstunde in vollem Gang.

Es ist ein entspanntes Miteinander, das sich da zwischen allen drei Beteiligten abspielt. Magdalena G. ist »glücklich«, mit Frauke von Wirtz eine kompetente Fachkraft an ihrer Seite zu wissen. Die besonders qualifizierte Versorgungsassistentin (VERAH) – oder in diesem Fall die Tele-VERAH – ist froh, dass sie ihr Wissen direkt zum Nutzen insbesondere vieler alter und kranker Patienten anwenden kann. Und Thomas Aßmann braucht nicht mehr zu viele unbezahlte Stunden im Auto verbringen.

Der Doktor bleibt in der Praxis – und ist doch mit dabei

Für Magdalena G. sorgt das Telearztmodell vor allem für mehr Sicherheit. Denn schon einige Male sind sie und auch ihr Mann in Not geraten, als kein Arzt weit und breit zu erreichen war. »Wenn es schlecht gelaufen wäre, hätten wir auch schon tot sein können.« Jetzt kommt Frauke von Wirtz zu ihr nach Hause, wenn es schlecht läuft. Und ihr Arzt ist – per Video – auch gleich mit dabei, wenn es denn sein muss. Für die 86-Jährige ist dieses Telearztmodell ein wahrer Segen. Schon seit ihrer Jugend hat sie Probleme mit der Wirbelsäule, die sich vor drei Jahren so verschlimmerten, dass sie gleich zweimal operiert werden musste. Die Operationen verliefen insofern erfolgreich, als sie nunmehr schmerzfrei ist. Diesen Erfolg musste sie aber teuer erkaufen, da sie nun seit zwei Jahren im Rollstuhl sitzt, weil der Verschleiß ihrer Wirbelsäule über 60 Jahre einfach zu groß war.

Sie schien eine Vorahnung zu haben, als sie mit 77 Jahren

ihre Enkelin bat, ihr den Umgang mit dem Computer beizubringen, um ein Stück weit eigenständiger und auch selbstbewusster leben zu können. Zehn Jahre später kann man sie fast als Computer-Freak bezeichnen. »Erst war ich skeptisch«, räumt sie mir gegenüber ein, weil alte Menschen technischen Neuerungen ja reserviert oder gar ablehnend gegenüberstehen. Doch diese Skepsis ist bei ihr schnell gewichen. Man habe sie zuletzt im Krankenhaus sogar beneidet, da sie immer mit dem Tablet zugange war und ihr deshalb nie langweilig wurde. Auch im normalen Leben profitiere sie davon: »Gehen Sie doch heute mal zur Bahn und versuchen Sie, am Automaten ein Ticket zu ergattern.« Für Magdalena G. ist das kein Problem mehr.

Aber selbst ältere Patienten, die mit der Technik nichts am Hut haben, können per Video mit dem Doktor reden. Dafür sorgt Frauke von Wirtz. Sie ist überzeugt davon, dass mit diesem Versorgungsmodell, das erst bei wenigen Patienten angewendet wird, chronisch Kranke besser betreut und Krankenhauseinweisungen vermieden werden können. Um das genauer herauszufinden, soll das Projekt in den nächsten drei Jahren über den von der Bundesregierung neu aufgelegten Innovationsfonds erheblich ausgeweitet und auch evaluiert werden.

Das ist auch dringend überfällig, weil »wir mit solchen Telearztmodellen in Deutschland aus dem letzten Loch pfeifen«, ärgert sich Thomas Aßmann. Dabei besteht dringender Handlungsbedarf, auch in Lindlar. Von den ursprünglich 13 Hausärzten sind für ein Einzugsgebiet von insgesamt 22 000 Einwohnern für die Region gerade mal sieben Hausärzte übrig geblieben. Mithilfe von Telearztmodellen wäre dabei weit mehr möglich, als dies derzeit der Fall ist. Dazu müsste aber erst einmal an der Technik selbst gefeilt werden. »Alles wird heute über Facebook hochgeladen, nur in der Telematik setzen wir auf die Technik von vorgestern.« Auch medizinisch sieht er viele Vorteile: »Vor 20 Jahren hat sich das medizinische Wissen alle zehn Jahre verdoppelt, heute bereits alle sieben Monate.« Da geht kein Weg mehr daran vorbei, sich die Technik immer mehr zu eigen zu machen.

Das Telearztmodell wäre ein Schritt in diese Richtung, auch wenn es derzeit noch im Kleinformat abläuft und die Tele-VERAH bisher nur Routineüberprüfungen selbst machen darf, sagt der Hausarzt aus dem Oberbergischen. Nachdem sich Frauke von Wirtz bei Magdalena G. verabschiedet hat, kann sich Thomas Aßmann in seiner Praxis unmittelbar nach der ärztlichen Beratung schon wieder um den nächsten Patienten kümmern. Zeitgewinn pur in unserer schnelllebigen Zeit. Damit kommt das Telearztmodell also auch den Patienten zugute, die es nicht kennen und auch nicht nutzen.

7. Wie Kommunen für die Gesundheit ihrer alten Menschen sorgen könnten, es aber nicht tun

Die Bundeszentrale für gesundheitliche Aufklärung (BZgA) legt den Finger genau in die Wunde, wenn sie konstatiert, dass kommunale Strategien der Gesundheitsförderung und Prävention für alte und kranke Menschen bislang »eher weniger im Fokus« stehen.[58] Es hört sich allerdings etwas verharmlosend an.

Gesundheitsfürsorge für die eigene Bevölkerung vor Ort wird nicht unbedingt als die wichtigste Aufgabe einer Stadt, eines Landkreises oder einer ganzen Region angesehen. Das überlässt man gern übergeordneten Trägern wie der Bundesregierung, die 2015 zum Beispiel das Präventionsgesetz auf den Weg gebracht hat, das bis auf die kleinste Kommune ausstrahlen soll. Oder auch der Kranken- und Pflegeversicherung, die dann von Bedeutung sind, wenn der Ernstfall eintritt und medizinische Behandlungen oder Pflegeleistungen bezahlt werden müssen. Je älter die Bevölkerung in einer Stadt ist, desto mehr Leistungen fallen an. Warum sollten sich ein Bürgermeister oder Stadtverwaltungen also bei der Gesundheitsförderung ihrer eigenen Bevölkerung so ins Zeug legen, wenn andere Leistungsträger einspringen und die Kommunen ihre klammen Kassen schonen können?

Mangelnde kommunale Gesundheitsförderung und Prävention

Das allerdings ist ausgesprochen kurz gedacht. Um hier aktiv zu werden, hat die BZgA die Wettbewerbsreihe »Gesünder älter werden in der Kommune« initiiert. Spät, sehr spät muss man hier kritisch einwerfen. Denn bereits im Jahr 2009 kam eine vom Bundesministerium für Gesundheit geförderte Kurzexpertise zu diesem Ergebnis: Eine auf Seniorinnen und Senioren bezogene Gesundheitsförderung und Prävention in der Kommune »erfolgt nicht im Selbstlauf, sondern muss initiiert, organisiert und nachhaltig gesichert werden«.[59]

Das ist aber bisher kaum passiert. Eigentlich kaum zu glauben, findet doch die Gesundheitsfürsorge aller Patienten vor Ort – das heißt in einer Stadt, einer Kommune oder auf dem Land, eben dort, wo die Menschen leben – statt. Und genau deshalb dürften sich auch die politischen Akteure in den Kommunen nicht aus der Affäre ziehen, wie sie das zumeist bisher getan haben.

Überfällig war es allemal, denn bislang scheinen die meisten Kommunen die Entwicklung verschlafen zu haben. »Reagieren Bürgermeister erst, wenn die Hütte brennt?«[60] So machen Strategieberater im Gesundheitswesen immer wieder die Erfahrung, dass sich viele Kommunen noch viel zu wenig mit den zunehmenden gesundheitlichen Versorgungsproblemen vor der eigenen Haustür beschäftigen. Und die Techniker Krankenkasse in Baden-Württemberg hat weitere Belege dafür gesammelt, dass bei der kommunalen Gesundheitspolitik vieles im Argen liegt. Zwar schätzen knapp 36 Prozent der mittleren und kleineren Städte und Gemeinden in Baden-Württemberg die Anzahl der Hausärzte für unzureichend ein, ja schlimmer noch: In jeder zweiten Gemeinde rechnen die politisch verantwortlichen Bürgermeister damit, dass sich die Situation bis 2020 weiter verschlechtern wird. Dennoch sehen sich viele Kommunen nicht primär in der Verantwortung, stellt die TK Baden-Württemberg fest. »Fast in jeder zweiten vom Hausärztemangel betroffenen Kommune gibt es keinen Plan, wie reagiert werden könnte.«[61] Das ist aber nicht primär den Kommunen anzulasten, sondern den Kassenärztlichen Vereinigungen, die für die Sicherstellung der ärztlichen Versorgung und für die Bedarfsplanung verantwortlich sind.

Mit dem 2015 erstmals ausgeschriebenen bundesweiten Wettbewerb »Gesund älter werden in der Kommune – bewegt und mobil« hat die Bundeszentrale für gesundheitliche Aufklärung nun die Mobilitäts- und Bewegungsförderung in den Fokus gerückt. Mit durchaus nachahmungsfähigen Ergebnissen, wie die folgenden Beispiele zeigen.

Lokale Gesundheitsakteure bleiben oft außen vor

Der erwähnte Wettbewerb der Bundeszentrale für gesundheitliche Aufklärung, an dem sich 48 kreisangehörige Kommunen, 32 kreisfreie Städte und 14 Landkreise beteiligt haben, hat aber auch deutlich die Defizite klargemacht, die die 94 Wettbewerbsbeiträge ans Licht befördert haben. Relevante Akteure, die für die Gesundheitsversorgung vor Ort gerade auch für alte und kranke Menschen von enormer Bedeutung sind, spielen bei der Planung und Gestaltung von regionalen Gesundheitsprogrammen in den Kommunen kaum eine tragende Rolle. Zwar waren bei 77 Prozent der teilnehmenden kommunalen Gebietskörperschaften des Bundeswettbewerbs Senioreneinrichtungen und Seniorenfreizeitstätten und bei 64 Prozent aller Teilnehmer Sportvereine beteiligt. Alten- und Pflegeheime dagegen, die ja vor Ort vielfach einen Großteil der schwerwiegend pflegebedürftigen Patienten versorgen, waren nicht einmal zur Hälfte mit im Boot (47 Prozent). Ambulante Pflegedienste waren gerade mal in 13 Prozent aller Kommunen involviert, Reha-Einrichtungen nicht einmal in jeder zehnten Stadt. Das sind schon sehr ernüchternde Ergebnisse, die verdeutlichen, dass die eigentlichen Gesundheitsakteure in einer Region für die gesundheitspolitisch Verantwortlichen kaum eine Rolle spielen.

Das wird mit einer weiteren Statistik über die Beteiligung verwaltungsexterner Akteure, die aber nicht in den Zuständigkeitsbereich der kommunalen Gebietskörperschaften fallen, nochmals unterstrichen, in der es um die konkrete Umsetzung und Beteiligung an kommunalen Gesundheitsförderaktivitäten für die ältere Bevölkerung geht. Dabei sind Sportvereine, lokale Medien und – immerhin – Seniorenberatungsstellen in mehr als der Hälfte der beteiligten 94 Kommunen am häufigsten involviert. Doch auch hier hinken die eigentlichen Gesundheitsakteure – Ärzte, Apotheker und Krankenversicherungen – weit hinterher, weil sie nicht einmal an einem Drittel aller Projekte beteiligt sind. Noch schlechter sieht es bei den Krankenhäusern aus (Beteiligungsrate von 15 Prozent).

Bei den Akteuren aus Kommunalverwaltung und Kommunalpolitik schließlich das gleiche Bild: Zwar spielen dort das Sozialamt (86 Prozent) und der Seniorenbeauftragte einer Kommune (63 Prozent) bei der Umsetzung von altersgerechten Aktivitäten in einer Stadt oder einem Kreis eine tragende Rolle. Für das Gesundheitsamt trifft dies hingegen nicht zu. Nur in jeder dritten der 94 Kommunen, die sich an dem Wettbewerb beteiligt haben, war das Gesundheitsamt ein wesentlicher Partner. Dabei rangierte die örtliche Gesundheitsbehörde zwischen Stadtplanungs- und Grünflächenamt. Kaum nachvollziehbar, dass die Grünflächenämter bei der gesundheitlichen Daseinsvorsorge vor Ort fast die gleiche bedeutende Rolle spielen wie die Gesundheitsämter.

Doch es geht auch anders. Das untermauern die Aktivitäten der Stadt Köln, die sich nunmehr über einen Zeitraum von fast zehn Jahren erstrecken. Ende 2007 hatte der Rat der Stadt einen weitreichenden Beschluss gefasst und eine Verwaltungsstelle »zur Bewältigung gestiegener Aufgaben des Gesundheitsamtes bei der Gesundheitsfürsorge und gesundheitlichen Hilfe für ältere Menschen im Zusammenhang mit dem demografischen Wandel« eingesetzt. Es war ein weiser Rat des Rates der Stadt Köln, der schon damals feststellte: »Damit der Zuwachs an Lebensjahren einen Gewinn an gelebtem Leben in Selbstständigkeit ermöglicht und nicht nur ein Mehr an erlittenem Leben in Pflegebedürftigkeit und Siechtum bedeutet, ist es erforderlich, die Gesundheit dieses Personenkreises zu fördern und dem vorzeitigen Eintritt von einschränkenden Erkrankungen und Pflegebedürftigkeit entgegenzuwirken … Gesundheitsförderung und Prävention für ältere Menschen, insbesondere in den Bereichen Bewegung, Ernährung und soziale Teilhabe, müssen daher wesentlich stärker als bisher in den Fokus des öffentlichen Gesundheitsdienstes gestellt und weiterentwickelt werden.«[62]

Genau das hat die Stadt Köln mit der Einrichtung einer festen Stelle »Gesundheitsförderung im Alter« im Gesundheitsamt getan. Der Rat der Stadt hat also Ernst gemacht. Ähnliche Botschaften verkümmern jedoch in vielen Kommunen zumeist als populistische Ankündigungen kommunaler Gebietskörperschaften oder ortsansässiger Parteien, weil die Altenhilfe keine Pflichtaufgabe von Städten und Gemeinden ist. Warum – so stellt sich die Frage – sollte eine Stadt oder ein Landkreis aber auch übermäßig viele Mittel in die (präventive) Gesundheit ihrer Bürger vor Ort investieren, wenn alte und kranke Menschen im Fall von Krankheiten von den gesetzlichen wie privaten Krankenversicherungen und im Falle der Pflege von der Pflegeversicherung finanziell getragen werden? Allerdings kommt mit dem im Dezember 2016 verabschiedeten Pflegestärkungsgesetz (PSG III) den Kommunen eine aktivere Rolle bei der Beratung von Pflegebedürftigen zu. Zudem können sie Pflegestützpunkte anstoßen. Die Zeiten, in denen sich manche Kommune mit der

Bewilligung eines (weiteren) Alten- und Pflegeheims begnügten, dürften somit bald vorbei sein.

Doch es gibt auch Gemeinde-, Stadt- und Kreisräte sowie verantwortliche Bürgermeister, die sich von solchen kurzsichtigen Gedankenspielereien nicht beeindrucken lassen. Sie setzen der weitverbreiteten Fantasielosigkeit innovative Ideen entgegen. Das zeigt das folgende Kapitel nicht nur am Beispiel Köln. Bei den meisten kommunalen Modellprojekten spielt nicht einmal das Geld die entscheidende Rolle, sondern vielmehr die zündende Idee oder ein Funke, der irgendwann einfach überspringt. Wenn das passiert, tragen alle beteiligten Akteure dazu bei, dass das Motto »Gesund älter werden in der Kommune – bewegt und mobil« nicht – wie so oft – zur reinen Floskel verkommt.

Dringend gesucht: attraktive Gesundheits-angebote für die ältere Bevölkerung

Ich bin mit Charlotte Dahlheim im Gesundheitsamt in Köln verabredet. Als Abteilungsleiterin für den Bereich Psychiatrie- und Suchtkoordination, Gesundheitsberichterstattung und -aufklärung untersteht ihr auch die Fachstelle »Gesundheitsförderung im Alter«. Ich möchte wissen, was die Stadt Köln – Sieger im Wettbewerb »Gesund älter werden in der Kommune – bewegt und mobil« – anders macht. Und nicht nur das. Köln wurde sogar zum Kompetenz-Zentrum »Gesundheit im Alter« des bundesweiten Gesunde-Städte-Netzwerkes ernannt.

Der Anteil der Menschen, die über 65 Jahre sind, liegt in Köln mit über einer Million Einwohnern bei 23 Prozent und damit bei knapp einer viertel Million Senioren. Was kann eine Vollzeitkraft im Gesundheitsamt zusammen mit ihrem achtköpfigen »Kompetenzteam Gesundheit im Alter« da im Bereich der Gesundheitsförderung und Mobilität in einem Zeitraum von zehn Jahren tatsächlich bewirken?

Eine ganze Menge! Belege gibt es zur Genüge. Zum Beispiel das Programm »Gesund & mobil – fit für 100«. Das ist ein wohnortnahes kontinuierliches, niedrigschwelliges sowie kostengünstiges und damit effektives Bewegungsangebot für Kölner Seniorinnen und Senioren ab 60 Jahren. Ziel ist es, die Kraft- und Gleichgewichtsfähigkeiten zu steigern, die Gedächtnisleistung zu fördern sowie Aufmerksamkeit und Konzentration zu stärken, um auf diese Weise zum Beispiel Stürze zu verhindern. Zweimal pro Woche wird das einstündige Programm in 27 Gruppen in 18 Kölner Stadtteilen angeboten. Dabei wird die Trainingsintensität auf die Möglichkeiten eines jeden Einzelnen der inzwischen rund 400 Teilnehmer abgestimmt, sodass auch ältere Menschen mit Handicaps mitmachen können. Alle Übungsleiter sind durch die Deutsche Sporthochschule in Köln qualifiziert worden, die das von den Krankenkassen und Apotheken unterstützte Programm auch entwickelt hat. Und die positiven Reaktionen der teilnehmenden Senioren bleiben nicht aus. »Mir fällt das Treppensteigen wieder leichter«, sagen zum Beispiel viele ältere Teilnehmer.

Innovativ, aber nicht neu ist auch das Projekt »Rundgang mit Tiefgang – Stadtteilrundgänge«, das 2008 aufgelegt wurde und inzwischen in sieben Stadtteilen angeboten wird. Die in handlichen Broschüren beschriebenen, höchstens eineinhalb Stunden dauernden Stadtteilrundgänge sollen erst einmal das Interesse am eigenen Quartier und dann an anderen Stadtteilen wecken und ältere Menschen im wahrsten Sinne des Wortes in Bewegung bringen. Die Wege von maximal drei Kilometer Länge führen zu den Sehenswürdigkeiten und Besonderheiten des Stadtteils. Denn auch ältere Bewohner können in jedem Stadtteil etwas Neues entdecken, etwas Bekanntes vertiefen oder etwas Vergessenes wieder auffrischen. Unterwegs gibt es Pausen- und

Sitzmöglichkeiten, Toilettennutzungen und immer wieder Hinweise auf barrierefreie Wege. Dabei kommt der präventive Ansatz nicht zu kurz: Denn auch negative Erfahrungen, die während der Rundgänge gesammelt werden, gehen nicht verloren. Wenn zum Beispiel Bänke oder Toiletten fehlen, Stolperfallen auf den Gehwegen offenkundig werden oder der Abstand zwischen den einzelnen Bushaltestellen zu weit ist, können schriftliche Eingaben gemacht werden, die in den Kölner Stadtbezirksverwaltungen durchaus Beachtung finden und auch umgesetzt werden.

Erstaunliche Beachtung kommt auch dem sogenannten Flashmob »Generationen bewegen« zu. Der Ansatz ist sogar ein wenig spektakulär, findet Charlotte Dahlheim. Zu einem festgelegten Zeitpunkt ertönt an einer bestimmten Stelle in der Stadt Musik, und eine Gruppe oder Person beginnt mit einer rhythmischen oder tänzerischen Bewegung, die von Passanten aufgegriffen wird, bis alle Menschen an diesem Ort in Bewegung sind. Ein Flashmob dauert 15 Minuten und soll nicht nur die älteren Personen am Ort, sondern möglichst alle sich dort gerade aufhaltenden Menschen ansprechen und einbeziehen. Ich staune ziemlich, dass solch ein simpler Ansatz in der Praxis auch wirklich funktioniert. In Köln wundert das kaum jemanden mehr. In Gütersloh und Rostock auch nicht, denn auch dort lassen sich Groß und Klein über den Flashmob bewegen.

Diese drei Vorzeigeprojekte stehen in Köln aber nicht für sich oder laufen isoliert nebeneinander her. Charlotte Dahlheim sieht die Gesundheitsförderung im Alter als interdisziplinäre Aufgabe an, die Fachleute mit unterschiedlichen Kompetenzen aus verschiedenen Fachgebieten – zum Beispiel aus dem Sozial-, Kultur- oder Sportamt – in einer Arbeitsgruppe der Gesundheitskonferenz – zusammenbringt. Mit der Zeit ist auch das Kompetenzteam »Gesundheit im Alter« im Gesundheitsamt entstanden, an dem Experten aus der Kommune aus den unterschiedlichen Bereichen der Gesundheit (Zahnprophylaxe, Ernährungsberatung) beteiligt sind.

Tabuthemen Sucht im Alter und Depression

Charlotte Dahlheim bringt als Abteilungsleiterin für den Bereich Psychiatrie und Suchtkoordination auch solche Themen mit ein, für die sie selbst im Kölner Gesundheitsamt als Psychiatrie- und Suchtreferentin Verantwortung trägt. Zum Beispiel über die Fachstelle für Suchtfragen. Und gerade hier stellt die Kölner Amtsleiterin immer wieder fatale Defizite fest. Legale Drogen wie Medikamente und Alkohol würden in Bezug auf ältere Menschen weniger als »offenes Thema« als vielmehr als »offenes Geheimnis« behandelt. Sucht im Alter sei weiterhin und überwiegend ein Tabuthema, weil meist zu Hause, hinter geschlossenen Türen konsumiert werde. 34 Prozent der Männer und 18 Prozent der Frauen zwischen 65 und 79 Jahren konsumieren nach Daten des Robert-Koch-Instituts Alkohol in schädlicher Weise. »In einer Studie konsumierten im Heim 72 Prozent der Bewohner keinen Alkohol, in Privathaushalten waren es 39 Prozent.«[63] Und auch beim Arztbesuch spielt das Thema kaum eine Rolle, was ich nach meinen Besuchen bei alten Menschen durchaus bestätigen kann: So erkennen Allgemeinärzte nach den Ergebnissen einer britischen groß angelegten Studie zwar in 42 Prozent aller Fälle einen problematischen Alkoholgenuss, halten dies aber nur bei 27 Prozent aller Patienten auf den Befundbögen fest.[64]

Da auch von Amts wegen kaum ein Zugang zu den alten Menschen möglich sei, plädiert Charlotte Dahlheim für mehr »aufsuchende Angebote zu Hause und eine kontinuierliche Begleitung im Wohnraum«. Hierzu bedarf es aber suchtspezifischer Hilfen, zumal Menschen, die illegale Drogen konsumieren, heute dank Methadon und vielfältiger medizinischer Hilfen durchaus älter werden können. Früher sind Heroinabhängige mit 30 Jahren oder früher gestorben, heute könnten sie nicht selten wegen des Ausbaus niederschwelliger Hilfen älter als 50 oder 55 Jahre alt werden. Zugleich sind diese abhängigen Menschen aber häufig sehr vorgealtert. Für viele von ihnen besteht deshalb Handlungsbedarf, da nicht jede drogenabhängige Person im Alter in einer Pflegeeinrichtung versorgt werden möchte. Notwendig sind daher spezielle Wohnangebote für diese von illegalen Drogen abhängigen älteren Menschen.

Dringenden Handlungsbedarf sieht Charlotte Dahlheim aber auch bei der Prävention und Aufdeckung von psychischen Erkrankungen im Alter. Zwar gebe es in Köln gerade im Bereich der Gerontopsychiatrie und Demenz gute Angebote. Dennoch falle es vielen älteren Menschen schwer, sich selbst eine psychische Erkrankung einzugestehen. Sie sind nicht so erzogen worden, »dann auch Hilfe in Anspruch zu nehmen«. »Hochbetagte depressive oder anderweitig psychisch Kranke leben eher ein zurückgezogenes Dasein«, stellt die Fachreferentin für Psychiatrie und Sucht im Kölner Gesundheitsamt immer wieder fest. Der Folgegeneration von älteren Menschen, so hofft sie, werde es wahrscheinlich etwas leichter fallen, mit diesem sensiblen Thema offener umzugehen und Hilfen in Anspruch zu nehmen.

Große Hoffnung setzt die Abteilungsleiterin in Zukunft darauf, dass sie über das Gesundheitsamt künftig noch differenziertere und gezieltere Angebote für ältere Menschen im Bereich der Gesundheitsförderung und Prävention auf den Weg bringen kann. Etwa für 80-Jährige und noch ältere, deren Anteil in Köln wie auch anderswo beträchtlich ansteigen wird. Oder für Menschen ab 65, die von Grundsicherung in besonders sozial benachteiligten Stadtteilen leben, in denen es kaum oder keine gesundheitsfördernde Angebote gibt. Innovativ, kleinteilig und altersgerecht sollte die Gesundheitsförderung für ältere Menschen in der Zukunft aussehen, so ist sie sich sicher. Ein Stück weit hat diese Zukunft in der Stadt Köln bereits begonnen.

Doch auch in den anderen 93 Kommunen und Landkreisen, die sich an dem vom Verband der Privaten Krankenversicherung und den kommunalen Spitzenverbänden unterstützten Bundeswettbewerb »Gesund älter werden in der Kommune« beteiligt haben, ist im wahrsten Sinne des Wortes eine Menge in Bewegung gekommen. Etwa in Dötlingen bei Oldenburg, dem ersten Preisträger bei den kreisangehörigen Städten und Gemeinden (siehe die folgende Reportage). Oder im Landkreis Havelland, der den ersten Preis bei den teilnehmenden Landkreisen einheimste. Gewürdigt wurde dort vor allem der »Demografie-Fonds«, in den alle beteiligten kommunalen Partner einen fest vereinbarten Geldbetrag einbezahlen, aus dem dann wiederum Mittel für konkrete Projekte, die Öffentlichkeitsarbeit und Kosten für eine kleine Geschäftsstelle entnommen werden. Zu den Kooperationsprojekten der Stadt Nauen und der AOK Nordwest zählt zum Beispiel die Sturzprävention in Nauen. Dazu wurden durch die Krankenkasse spezielle Trainerinnen ausgebildet, die dann in enger Kooperation mit Sportgruppen vor Ort Kurse zur Sturzprävention anboten. Das war wohl ein Volltreffer, wurde der Demografie-Fonds doch von der Staatskanzlei des Landes Brandenburg als »gute Lösung« im Kontext des demografischen Wandels ausgezeichnet.[65]

Aber auch nicht beim Bundeswettbewerb prämierte oder beteiligte Kommunen gehen mit beachtlichen innovativen Ideen in die Offensive. Zum Beispiel das Modell »Sehr mobil« der Stadt Siegen, eine altersgerechte und generationsübergreifende Verkehrs- und Navigationsplattform für PC und Handy. Mithilfe einer App, über die sämtliche Fortbewegungsmöglichkeiten vor Ort zugänglich gemacht werden, soll die außerhäusliche Mobilität der Generation 60plus verbessert werden. Zur besseren Anwendung ist dabei penibel darauf geachtet worden, den altersbedingten Anforderungen (nachlassendes Hör- und Sehvermögen, reduzierte motorische Fähigkeiten oder auch kognitive Einbußen) gerecht zu werden.

Einen ganz anderen Ansatz verfolgt die Stadt Düsseldorf. Dort ist bereits seit Langem ein Schlaganfall-Informationsbüro eingerichtet worden, das werktags drei Stunden lang oder nach Terminabsprache auch zu Hause über das individuelle Schlaganfallrisiko, vorbeugende Maßnahmen und erste Anzeichen eines Schlaganfalls aufklärt und das individuelle Schlaganfallrisiko eines älteren Menschen ermittelt.

Auch Landesregierungen sind gefordert

Viele Vereinigungen wie der Deutsche Turnerbund, die Bertelsmann-Stiftung oder die Bundesarbeitsgemeinschaften der Senioren-Organisationen (BAGSO) haben in jüngster Zeit Leitfäden, Programme oder Wegweiser aufgelegt (siehe Hinweise am Ende dieses Buches), um im Alter »AUFLeben« zu können oder »In FORM« zu bleiben. Eigene Akzente für ihre Kommunen können aber auch die Landesregierungen setzen. In Baden-Württemberg zum Beispiel das Sozialministerium mit dem Modellprojekt »Präventive Hausbesuche bei älteren Menschen«. So erhalten zum Beispiel in Ulm alle 75- und 80-Jährigen an ihrem Geburtstag ein Glückwunschschreiben, in dem zugleich ein Beratungsbesuch zu Hause angeboten wird. Dieser Türöffner wird auch in Rheinfelden erprobt, wobei dort insbesondere auch ältere Migranten und stärker unterstützungsbedürftige Einwohner im Fokus stehen. In Rheinland-Pfalz laufen die Aktivitäten der Landesregierung beim Modellprojekt Gemeindeschwester[plus] über das Ministerium für Soziales, Arbeit, Gesundheit und Demografie. Wie dieser Ansatz funktioniert und wie alte und kranke Menschen davon profitieren können, erfahren Sie in der letzten Reportage.

All diese und die folgenden positiven Beispiele dürfen aber nicht darüber hinwegtäuschen, dass die meisten Kommunen noch nicht aus ihrem Dornröschenschlaf erwacht sind, wenn es um die Mobilisierung ihrer eigenen Bevölkerung hin zu mehr Bewegung und Aktivität geht. Es wird höchste Zeit, dass sich das ändert.

Wie auch kleine Gemeinden »Älter werden in Balance« ermöglichen können

Kaum etwas konnte die 6000 Einwohner in der niedersächsischen Gemeinde Dötlingen in der Vergangenheit aus ihrer beschaulichen Ruhe herausreißen. Das änderte sich allerdings schlagartig, als die Planungen eines Investors bekannt wurden, in der zum Landkreis Oldenburg kreisangehörigen Kommune einen Wohn- und Pflegekomplex zu errichten. Nichts Ungewöhnliches in diesen Zeiten, verzeichnet doch auch die Gemeinde Dötlingen einen deutlichen Alterungsprozess mit immer mehr alten und kranken Menschen. Daher musste wie in den meisten anderen Gemeinden die Frage beantwortet werden, wie auf Dauer auch auf dem Land ein hoher Versorgungs-, Lebens- und Pflegestandard bei der älteren Bevölkerung gesichert werden kann. Aber muss es gleich ein großes Alten- und Pflegeheim sein?

Nein, muss es nicht, sagten die Dötlinger, die sich auch flugs in einer Bürgerinitiative zusammenfanden. Und nicht nur das. Es formierte sich spürbarer Widerstand gegen den Plan des Investors. Es fanden Demonstrationen statt, und Anlieger des betroffenen Grundstücks gingen auf die Barrikaden. Es gab sogar Trucker-Demos vor Ort, als der Investor seine Pläne vorstellte. Im beschaulichen Dötlingen war es mit der Ruhe vorbei.

Doch zum Eklat kam es nicht. Denn die Rechnung der Dötlinger ging auf, und das Großprojekt wurde abgeblasen. Aber
wie sollte es weitergehen? Zwar brauchte die Gemeinde in der
Tat kein überdimensioniertes Pflegeheim, weil in einigen Nach-
barortschaften in unmittelbarer Nähe genügend Pflegeeinrichtungen vorhanden sind. Dennoch bestand auch in Dötlingen
Handlungsbedarf für innovative Wohnkonzepte und neue Pfle-
gemodelle mit dem Ziel, alte und kranke Menschen so lange wie
möglich zu Hause versorgen und unterstützen zu können.

Also machte man sich in Dötlingen 2012 auf den Weg und
leitete einen breiten Prozess ein, an dem sich zunächst 50 aktive
Bürger der Gemeinde beteiligten. Ziel war es, gemeinsam mit
Politikern aller Fraktionen, der Verwaltung sowie Vereinen und
Einrichtungen herauszufinden, was die Gemeinde für ihre ältere
Generation und deren spezifischen Bedürfnisse künftig konkret
tun kann. Und es wurde ein Weg gefunden.

Zum Beispiel auch für Hilde A. Schon seit über zwei Jahren
bekommt sie jede Woche einmal Besuch von Inge Kopmann,
die eine Seniorenbegleiter-Schulung durchlaufen hat und nun
im Auftrag der Gemeinde die 86-Jährige, so gut es geht, unterstützt. Etwa beim Einkaufen, beim Besuch von Behörden oder
dem Arzt oder auch bei der Kontrolle der Medikamente, die Tag
für Tag eingenommen werden müssen. »Auch aus dem Krankenhaus habe ich sie schon mal geholt«, erzählt Inge Kopmann.
Mit der Zeit ist daraus eine Beziehung entstanden, bei der nach
zwei Stunden diverser Erledigungen immer noch eine Stunde
zum »Klönen« bleibt.

Um dies zu ermöglichen, ist in Dötlingen im November 2014
der Verein »wi helpt di« gegründet worden. Die Initiative hat
dabei offenbar ein solch innovatives Entwicklungskonzept zum
»Wohnen und Leben im Alter in der Gemeinde« ausgearbeitet,
dass sie dafür beim Bundeswettbewerb »Gesünder älter werden
in der Kommune – bewegt und mobil« 2016 den mit 10 000 Euro

dotierten ersten Preis bei den kreisangehörigen Kommunen gewonnen hat.

Ein Garant für diesen Erfolg ist Ina Schäfer, die von der Gemeinde mit einer halben Stelle angestellt worden ist, um die Helfer und die Hilfesuchenden zusammenzubringen. Mit der Zeit hat sich so ein Stamm von 20 Klienten und 18 Einsatzkräften gebildet. Dabei gibt es kleine und große Kontakte, je nach Bedarf. Zum Beispiel eine Urlaubsvertretung, wenn die Kinder eines 104-Jährigen, der noch zu Hause wohnt und im Alltag von seiner Familie betreut wird, mal für zwei Wochen in Urlaub fahren. »Da schauen wir dann immer wieder mal vorbei, ob es dem Opa noch gutgeht«, berichtet Ina Schäfer. Oder das Beispiel einer noch ziemlich fitten 80-jährigen Seniorin, die sich bereit erklärt hat, mit einer 94-jährigen und nicht mehr so rüstigen Seniorin aus der Gemeinde regelmäßig spazieren zu gehen. Großen Wert legt Ina Schäfer darauf, dass alle Tätigkeiten soweit wie möglich gemeinsam erledigt werden. Bei derhilfe bei Gartenarbeiten bedeutet dies konkret, dass auch Mitte 80-Jährige mit der Unterstützung der »wi helpt di«-Kraft in den Garten mitgehen und dort, auf dem Rollator sitzend, »mit an den Blumen schnippeln«.

Die Seniorenbegleiter sind stets zur Stelle

Doch über diese zeitlich begrenzten Einsätze hinaus gibt es Kontakte, die sich über eine lange Zeit hinziehen können – und die auch bestehen bleiben. Dies ist zum Beispiel bei der Seniorenbegleiterin Petra Rahden der Fall gewesen, die seit der Gründung des Vereins im November 2014 eine treue Begleiterin von Marianne M. ist. Und diese Unterstützung ist bei der 75-Jährigen auch dringend notwendig, weil bei ihr eine Menge zusammenkommt: Mit dem Laufen klappt es nicht mehr so gut, der Parkinson schreitet voran, den Pflegedienst bei Pflegestufe 0 benötigt sie durchaus, eine Putzhilfe sorgt für einen sauberen Haushalt, und das »Essen auf Rädern« bringt ihr geregelte Mahlzeiten. Und dennoch bleibt vieles auf der Strecke, zumal die 75-Jährige in einem großen Haus wohnt und keine eigenen Kinder hat. Genau in diese Lücke springt Petra Rahden, indem sie Marianne M. zum Beispiel zum Einkaufen, zum Reha-Sport oder auch zum Arzt begleitet. Das erste Mal, nachdem sie wieder gestürzt war und sich eine Rippe gebrochen hatte und ins Krankenhaus musste. In dieser Zeit, so räumt die 75-Jährige ein, »habe ich mich prima erholt«, weil trotz aller Unterstützung zu Hause viel Ballast von ihr abfiel. Dennoch ging sie in ihre Wohnung zurück, auch weil sie wusste, dass der Verein wi helpt di sie nicht im Stich lassen würde.

Und das tat Petra Rahden auch nicht. Alles ging gut, bis sich Marianne M. das Knie brach und wieder ins Krankenhaus musste. Auch hier war die Seniorenbegleiterin zur Stelle. Nach dem Klinikaufenthalt folgte eine vierwöchige Kurzzeitpflege, bei der die 75-Jährige einen weitreichenden Entschluss fasste, zu dem nur wenige alte und kranke Menschen in der Lage sind. Aus freien Stücken gab sie kund, nicht wieder nach Hause, sondern viel lieber in ein Altenheim in einer benachbarten Gemeinde einziehen zu wollen. Eine solche Kehrtwende erfolgt nur selten. Und genau an diesem Punkt wäre eigentlich auch der Einsatz von Petra Rahden zu Ende gewesen.

Doch der Verein wi helpt di legt sein Engagement großzügig aus. Auch im Altenheim besucht Petra Rahden Marianne M. einmal in der Woche. Denn es gibt immer noch genug zu tun: Die Kündigung von ADAC und Bahn-Card, das Beschaffen von geliebten Habseligkeiten von zu Hause oder der gemeinsame Besuch beim Chirurgen, wo es manchmal nur darauf ankommt, »Händchen zu halten«.

Das ganze Hilfspaket, das für Marianne M. über die Jahre geschnürt worden ist, kostet natürlich auch Geld. Für viele Wünsche und Extra-Leistungen fehlen ihr aber – wie auch anderen alten und kranken Menschen – die Mittel, stellt Elke Brunotte, Leiterin des Sozialamtes in der Gemeinde Dötlingen, immer wieder fest. Dabei sind drei Gruppen zu unterscheiden: Senioren, die sich jede Hilfe leisten können, und solche, die zwar genügend Mittel haben, wegen der Kinder und Enkelkinder aber möglichst kein Geld ausgeben wollen. Und dann gibt es noch eine dritte Gruppe, die über keine Mittel verfügen und denen der Verein wi helpt di bei Bedarf bei der Abrechnung von Leistungen finanziell unter die Arme greift.

Im Verein selbst ist anfangs heftig darüber gestritten worden, ob die Leistungen der Seniorenbegleiterinnen im Rahmen der Nachbarschaftshilfe der Kommune ehrenamtlich erbracht werden sollen oder nicht. Ina Schäfer vertrat aber hier von Anfang an einen klaren Standpunkt: Die Unterstützungsleistungen dürften in keinem Fall kostenlos sein, weil sie ansonsten als selbstverständlich angesehen worden wären und es zudem schwierig gewesen wäre, genügend Leute für einen solchen Einsatz zu finden. Denn kein Thema ist »emotional so belastend wie dieses«, stellt auch Elke Brunotte immer wieder fest. So hat der Verein klare und auch annehmbare Regeln aufgestellt. Zum einen muss jeder, der die Unterstützung des Vereins in Anspruch nehmen möchte, auch Mitglied des Vereins sein. Der Jahresbeitrag von 36 Euro lässt sich da sicher verschmerzen. Sonst hätte sich die Mitgliederzahl nicht in kurzer Zeit schon vervierfacht. Alle Seniorenhelferinnen bekommen pro Stunde höchstens acht (für anspruchsvolle Aufgaben) oder vier Euro (für einfachere Tätigkeiten) für ihre Vereinsarbeit ausbezahlt. Je ein bis zwei Euro pro Stunde fließen zusätzlich in die Vereinskasse. Aus diesem Fonds könnten dann als »Notgroschen für absolute Schräglagen« Unterstützungsleistungen für sozialbedürftige alte und kranke Menschen in Einzel- und Ausnahmefällen entnommen werden. Das war bisher noch nicht nötig. Doch die Mittel dafür würden ausreichen, weil schon einiges zusammengekommen ist, da manche ihr ganzes Honorar spenden oder auch Gelder nach Geburtstagen oder Trauerfällen eingehen.

Dötlinger Bank – »Nimm mich mit!«

Dieses recht simple und höchst effiziente Modell der Nachbarschaftshilfe ist heute die tragende Säule des Dötlinger Projekts. Und dies wird auch in der Gemeinde – etwa über vier Infotafeln – kräftig beworben. Dazu zählt zum Beispiel auch die Dötlinger Bank. Unter dem Motto »Nimm mich mit!« können Bürger, die eine Mitfahrgelegenheit suchen, auf markierten Bänken in der Gemeinde Platz nehmen. Damit signalisieren sie, dass sie zum Einkaufen, zu ihrem jeweiligen Wohnort oder sogar bis zur nächstgrößeren Stadt mitgenommen werden wollen. Dieses Angebot fördert nicht nur die Mobilität, sondern stärkt auch die sozialen Kontakte.

Trotz dieser Ideen und trotz des ehrenvollen Preises für die Kommune waren nicht alle Initiativen erfolgreich. Zum Beispiel ist es ein Problem, wenn reine Fahrdienste angeboten werden, weil dies sofort die Taxi-Innung auf den Plan ruft. Fahrten dürfen vom Verein »wi helpt di« nur dann unternommen werden, wenn die Seniorenbegleiter beim Arztbesuch, beim Hörgeräteakustiker oder beim Einkauf mit dabei sind. Genau darin unterscheidet sich dann die Leistung von Mitarbeitern eines Vereins von der Leistung eines Transportunternehmers, der lediglich die Fahrten leistet.

Noch wesentlich mehr Widerständen waren die Dötlinger aber bei ihrem Vorhaben »Altersgerechtes Wohnen« ausgesetzt. Hier hinkt man dem Zeitplan weit hinterher, weil immer noch viele Hürden zu überwinden sind, die so nicht absehbar waren, bedauert Gerd Schmidt, einer der drei Aufsichtsratsmitglieder der Genossenschaft. Das Ziel der extra gegründeten Genossenschaft ist es vor allem, in Dötlingen die Voraussetzungen dafür zu schaffen, dass alte und kranke Menschen so lange wie möglich in ihrem Haus bleiben können. Nach den Erfahrungen Schmidts denken aber viele Menschen erst dann darüber nach, wenn es für umfassende Umbaumaßnahmen schon zu spät ist. Also schlüpft die Genossenschaft in diese Rolle und versucht, altersgerechten Wohnraum in der Gemeinde zu schaffen. Dazu benötigt man geeignete Grundstücke, gewiefte Architekten und kompetente Gutachter, die alle Pläne auch rechtlich auf eine solide Basis stellen.

Es wurde ein neues Wohnkonzept erstellt, das aus je drei Wohneinheiten und einem gemeinsamen Innenhof bestehen soll, erläutert Gerd Schmidt. In dem Wohnkomplex, in dem zunächst dreizehn und später bis zu 30 Wohneinheiten geplant sind, sollen 70 Prozent ältere und alte Menschen und 30 Prozent jüngere Familien leben. Ein Grundstück hierfür ist auch schon gefunden, das nun der – ebenfalls schon älteren Besitzerin – abgekauft werden soll. Die seniorengerechten Wohnungen sind durchweg ebenerdig und barrierefrei und bieten – mit extra Ausweichzimmern für die Pflege und modernster unterstützender Technik für Notfälle – ideale Voraussetzungen für eine möglichst lang dauernde häusliche Pflege. Wer am Wohnprojekt Interesse hat, kann Genossenschaftsanteile kaufen.

Die Verzögerung des Projekts ärgert die Dötlinger: »Ich sterbe noch darüber hinweg, bis etwas in die Gänge kommt«, sagt eine hochbetagte Dötlingerin, der nicht mehr viele Jahre bleiben werden. Vielleicht kann sie aber noch das Pflegemodell in Anspruch nehmen, das wi helpt di für pflegebedürftige Menschen schaffen will. Dies betrifft sowohl die ambulante Pflege als auch die stationäre Pflege etwa bei Demenz, die in Dötlingen etabliert werden soll. Nicht – wie anfangs geschildert – mit einem Großprojekt, sondern eher im Kleinen, passend zur Größe der Gemeinde. Dabei geht es dem Verein nicht darum, eigene Pflegeangebote zu machen, sondern ein starkes Netzwerk kompetenter Pflegeanbieter aufzubauen und dieses eng mit der Nachbarschaftshilfe und den Wohnprojekten zu verzahnen.

Ausgesprochen hilfreich ist auch die von wi helpt di initiierte Herausgabe eines Handbuches mit wertvollen Hinweisen darüber, was im Falle des Todes eines nahen Angehörigen alles zu tun oder zu bedenken ist. Oder die Einrichtung einer »Dötlinger Einkaufstour«, bei der zwei bis vier ältere Leute gemeinsam einkaufen gehen können. »Das«, so Ina Schäfer, »hält die Leute mobil und bringt sie zusammen.«

Ohne Ina Schäfer und den Verein, die all diese Aktivitäten koordinieren, wäre Dötlingen heute nicht die prämierte Vorzeigekommune in Niedersachsen und darüber hinaus. Für Elke Brunotte ist es daher die wichtigste Entscheidung der Kommune überhaupt, Ina Schäfer über die Modellphase hinaus weiter anzustellen und zu finanzieren. Ansonsten droht das Dötlinger Modell wie eine Seifenblase zu zerplatzen.

Die ortsansässige Apothekerin Margret Müller hält die Koordinierungsstelle noch aus einem anderen Grund für unersetzlich: »Ohne die ganzen positiven Anreize, die wi helpt di setzt, würden immer mehr Menschen unsere Gemeinde verlassen«, gibt sie mir gegenüber offen zu. Umso erfreulicher ist es daher, dass die verantwortlichen Politiker der Gemeinde die Zeichen der Zeit erkannt haben und die dauerhafte Besetzung einer Halbtagesstelle für den Aufgabenbereich »Demografischer Wandel« beschlossen haben.

Gemeindeschwester^{plus} in Rheinland-Pfalz

Was Medizin und Pflege trotz aller Defizite und Versorgungsmängel heute alles zu leisten vermögen, ist an den zahlreichen Beispielen dieses Buches deutlich geworden. Und dennoch kann das professionelle System nicht alle Lücken schließen, die sich bei Krankheiten im Alter auftun. Was häufig fehlt, ist ein Kümmerer für Menschen, die noch nicht pflegebedürftig und dement sind.

Genau in diese Lücke stößt das Projekt »Gemeindeschwesterplus« in Rheinland-Pfalz, das bis Ende 2018 gleich in neun kreisfreien Städten und Landkreisen erprobt wird. Die Fachkräfte haben langjährige Erfahrung im Pflegebereich und werden in insgesamt fünf Schulungsblöcken an insgesamt 16 Tagen zusätzlich qualifiziert und gut auf ihre anstehende Beratungs- und Begleitungsaufgaben vorbereitet. Dabei kümmert sich die Gemeindeschwesterplus nicht um die Pflege und erbringt auch sonst keine medizinischen oder therapeutischen Dienste. Sie besucht die Menschen zu Hause und widmet sich ganz konkreten Bedürfnissen, die im Alltag anfallen und die ohne Unterstützung nicht mehr allein geschultert oder organisiert werden können (etwa Arztbesuche oder Einkäufe).

Zum Beispiel bei Hildegard F. Bei der 91-Jährigen aus Neuwied ist weit und breit niemand mehr in Sicht, der sich um sie kümmert. Die Tochter der 91-Jährigen ist bereits verstorben, und auch der Schwiegersohn kann nur bedingt helfen, weil er selbst schwer krank ist. Ein Stück Begleitung übernimmt nun Christa Reutelsterz, die Gemeindeschwesterplus, die für den Landkreis Neuwied zuständig ist. Hier zeigt sich ein weiteres großes Dilemma der demografischen Entwicklung. Viele Menschen werden heute so alt, dass sie zum Teil ihre eigenen Kinder überleben oder die Kinder bereits so alt sind, dass sie auch nicht mehr zu einer tragenden Versorgungsstütze werden können.

Also liegt es nun an Christa Reutelsterz, die Dinge ganz konkret vor Ort für Hildegard F. anzupacken. Zum Beispiel indem sie dafür sorgt, dass die bereits vorhandene Haushaltshilfe die Einkäufe mit übernimmt. Ganz besonders wichtig ist es der Gemeindeschwesterplus, dass die Seniorin immer ihre Notrufuhr trägt, um im Notfall den Hausnotruf-Alarmknopf drücken zu können.

Eine Gemeindeschwester[plus] muss schmerzfrei sein

Außerdem hat sie dafür gesorgt, dass der veraltete und wackelige Wannenlifter der 91-Jährigen ausgetauscht wurde, sodass er nun wieder gefahrlos benutzt werden kann. Ob er wirklich funktioniert, hat sie dann gleich selbst ausprobiert: »Da bin ich schmerzfrei«, sagt die Gemeindeschwester[plus]. Zudem ist es ihr gelungen, die Seniorin, die an Herzinsuffizienz, Wirbelsäulenschäden, chronischer Atemwegserkrankung und einer alterstypischen Depression leidet, von der Bedeutung regelmäßiger Mahlzeiten zu überzeugen. Seitdem rollt »Essen auf Rädern« bei Hildegard F. an.

Auf die Gemeindeschwester[plus] kommen aber auch ganz andere Aufgaben zu. Sie achtet zum Beispiel darauf, ob Patientenverfügung und Vorsorgevollmachten vorhanden sind oder angepasst und verändert werden müssen. Nach einem Besuch beim Hausarzt oder Therapeuten, den Christa Reutelsterz veranlasst hat, wertet sie zusammen mit Hildegard F. die Gespräche aus und gibt der 91-Jährigen damit Halt und Orientierung. Zudem achtet sie genau auf die Entwicklung der Hör- und Sehfähigkeit, weil dies die allerbeste Maßnahme zur Sturzprävention ist.

Kein Wunder, dass daraus mit der Zeit ein Vertrauensverhältnis erwächst. Allerdings ist das nicht immer so. »Viele von uns besuchte hochaltrige Menschen wollen sich nur bestätigen lassen, dass sie nichts brauchen«, stellt die Gemeindeschwester[plus] immer wieder fest. Und viele wollen auch nur wenig bis gar nichts verändern. Zum Beispiel dann, wenn die Lampen in der Wohnung zu wenig Licht ausstrahlen. »Die waren immer so und reichten schon immer aus«, wird häufig argumentiert. So dass viele dann – im wahrsten Sinne des Wortes mangels Durchblick – »schon wieder über den kleinen Teppich stolpern«, wie Christa Reutelsterz immer wieder erlebt.

Es kommt also doch eine ganze Menge zusammen, worum sie sich zusammen mit den anderen 17 Gemeindeschwester[plus]-

Kräften, die sich auf 13 Stellen in insgesamt neun Kommunen und Landkreisen verteilen, kümmern muss. Im Fokus steht dabei immer die alles entscheidende Frage: Was brauche ich, um möglichst lange selbst alleine zu Hause leben zu können, und was fehlt dazu konkret vor Ort, sagt Ingeborg Germann, die im rheinland-pfälzischen Ministerium für Soziales, Arbeit, Gesundheit und Demografie das Modellprojekt Gemeindeschwester^plus koordiniert.

Das Erfolgsgeheimnis in Rheinland-Pfalz liegt darin, dass die Gemeindeschwestern^plus in die Haushalte gehen und dort »gleich sehen, wie die Menschen leben«, erläutert Ingeborg Germann. Da kann ein Blick in die Küche schon ausreichen, um festzustellen, dass sich manche Senioren nur noch von zwei oder drei Lebensmitteln ernähren. Oder wenn auf dem Wohnzimmertisch alle Medikamente kreuz und quer durcheinanderliegen und bisher niemand Ordnung in das Chaos gebracht hat. Gerade die hochaltrigen Menschen bestätigen dann auch immer wieder: »Genau das habe ich gebraucht.«

Der Wert der Gemeindeschwester^plus geht auch aus dem Zwischenbericht des Deutschen Instituts für angewandte Pflegeforschung in Köln hervor.[66] Neben der ganz konkreten persönlichen Unterstützung und Begleitung zu Hause sollen die präventiven Hausbesuche dazu beitragen, die lokalen sozialen Netze in einer Kommune engmaschiger zu knüpfen und Nachbarschaftshilfen zu fördern oder zu stärken. Vor Ort entstehen so nach Gesprächen mit Ortsbürgermeistern zum Beispiel Gesangskreise, Mittagstische, Stammtische für Männer, begleitete Spaziergehgruppen auch für ältere Menschen mit Rollator oder Seniorenturnen und Autogenes Training. Dabei sind die Erwartungen der hochbetagten Menschen mitunter ganz andere. Häufig wird von den Gemeindeschwestern^plus erwartet, dass kleine Tätigkeiten im Haushalt übernommen werden, dass Wundverbände gewechselt oder die Fachkraft bei der Körperpflege unterstützt wird.

Die Arbeit der Gemeindeschwestern[plus] ist daher auch immer wieder erklärungsbedürftig, weil sie genau das nicht tun.

Die bisherige Bilanz ihrer Arbeit bedarf hingegen keiner weiteren Erklärung. So sind in zehn Monaten von allen 18 Gemeindeschwestern[plus] 552 Hausbesuche durchgeführt worden. Pro Vollzeitstelle kamen dabei in nicht einmal einem Jahr schon in der Anlaufphase des Modellprojekts rund 50 Hausbesuche zusammen. Bezahlt werden die Gemeindeschwestern[plus] dafür nach den Tarifen für Pflegefachkräfte. Bei Bedarf werden entweder die Hausärzte oder die Pflegestützpunkte eingeschaltet, von denen es in Rheinland-Pfalz allein 135 gibt.

Bis zum Ablauf der dreieinhalbjährigen Modellphase Ende 2018 werden noch viele weitere wertvolle Erfahrungen gesammelt werden. Die Politik sollte sich aber schon jetzt mit dem Modell in Rheinland-Pfalz beschäftigen. Rheinland-Pfalz hat mit der Gemeindeschwester[plus] für hochbetagte Menschen, die nicht pflegebedürftig sind, ein wichtiges Angebot geschaffen, das direkt bei den hochbetagten Menschen ankommt, und ist damit vielen Ländern ein Stück weit voraus. Diese Auffassung vertritt auch Sabine Bätzing-Lichtenthäler, die als Ministerin für Soziales, Arbeit, Gesundheit und Demografie des Landes Rheinland-Pfalz dieses Modellprojekt initiiert hat und aus Landesmitteln fördert. Und das mit einer starken kommunalen Verwurzelung, weil das Projekt genau dort ansetzt, wo die Menschen leben. Das Projekt ist zudem ein ermutigendes Signal, dass Kommunen auch durchaus von landesweiten Programmen profitieren können, die konkret am Bedarf vor Ort und für ausgewiesene – in diesem Fall ältere – Bevölkerungsgruppen ansetzen. Auch das passiert bisher viel zu selten und meistens auch nur halbherzig.

Ob es gelingt, das Modell in eine zunächst landes- und dann vielleicht auch bundesweit nachhaltige Regelversorgung zu überführen, kann erst nach Vorlage der wissenschaftlichen Evaluation des Projekts definitiv entschieden werden. Schon jetzt kann man aber sagen, dass es nicht nur jammerschade wäre, wenn auch dieses Pilotprojekt nach Auslaufen der Finanzierung durch die Landesregierung ab 2019 genauso ergebnislos verpuffen würde, wie dies bei vielen erfolgreichen Modellen zuvor auch schon der Fall war, sondern diese wäre angesichts des demografischen Tsunamis, der auf uns zukommt, geradezu skandalös leichtsinnig.

45 wichtige Tipps für Senioren und ihre Angehörigen

In den zurückliegenden Kapiteln dieses Buches haben Sie viel darüber erfahren, woran die Versorgung geriatrischer Patienten krankt und was an Versorgung und Betreuung bereitgestellt werden muss, damit sie möglichst lange in den eigenen vier Wänden wohnen bleiben können. Doch was können Sie als ältere Menschen selbst oder als Angehörige ganz konkret tun, um, solange es geht, eigenständig zu Hause leben zu können? Im Folgenden habe ich Informationen zu Fragen zusammengestellt, die bei meinen Recherchen vor Ort immer wieder eine große Rolle gespielt haben, weil viele ältere Menschen und deren Angehörige darauf keine Antwort parat hatten. Angereichert werden diese Fakten mit Tipps, die sehr hilfreich sein können und mit denen der Alltag von geriatrischen Patienten zu Hause weit besser gemeistert werden kann.

Medizinische Hilfen und Vorsorgemaßnahmen

Übergangspflege nach dem Krankenhaus

Um die heutigen vorschnellen »blutigen« Entlassungen aus dem Krankenhaus zu Hause besser auffangen zu können, hat der Ge-

setzgeber im jüngsten Krankenhausstrukturgesetz Versorgungs-
lücken vor allem für solche Patienten geschlossen, die noch keine
Pflegestufe und daher auch keinen Anspruch auf Leistungen der
sozialen Pflegeversicherung haben. Infrage kommen diese Leistungen insbesondere für alte und kranke Menschen mit schweren Erkrankungen oder wegen akuter Verschlimmerung einer
Krankheit nach einem Krankenhausaufenthalt oder aber auch
nach einer ambulanten Operation. Dabei sollten Sie Folgendes
wissen und beachten:

Tipp 1: Betreuungsbedürftige Menschen haben in der Über-
gangszeit vom Krankenhaus bis zum Wieder-Einleben zu Hause
seit 2016 Anspruch auf hauswirtschaftliche Versorgung, wenn
eine eigenständige Weiterführung des Haushalts nicht möglich
ist. In der Regel wird diese für vier Wochen gewährt. Zu den
Aufgaben der Haushaltshilfe zählen zum Beispiel die Beschaffung und Zubereitung von Mahlzeiten, die Pflege der Kleidung
oder der Wohnräume oder die Beaufsichtigung von Kindern mit
Betreuungsbedarf. Dafür gibt es pro Tag eine finanzielle Unterstützung in Höhe von maximal 72 Euro (neun Euro pro Stunde
bei acht Stunden am Tag). Verwandte oder verschwägerte Er-
satzkräfte bis zum zweiten Grad erhalten keine Vergütung, können sich aber auf Antrag mögliche Fahrtkosten und Verdienst-
ausfälle anrechnen lassen, falls sie ihre Arbeitszeiten zugunsten
von Pflegeleistungen zu Hause reduzieren müssen.

Tipp 2: Kann die Pflege zunächst nicht zu Hause über die häusliche Grund- und Krankenpflege geleistet werden, kann bei den
alten Menschen, die keine Pflegestufe haben, eine Kurzzeitpflege in einer dafür ausgerichteten Pflegeeinrichtung in Anspruch
genommen werden. Diese ist in der Regel auf vier Wochen beschränkt und darf maximal 1612 Euro im Monat kosten. In dieser
Zeit müssen Angehörige klären, wie die Betreuung nach Ablauf

der Kurzzeitpflege zu Hause, beim betreuten Wohnen oder im Alten- und Pflegeheim weiter aufrechterhalten werden kann. Problem dabei: Plätze für Kurzzeitpflege sind rar und nicht immer leicht zu finden. Und auch vier Wochen reichen häufig nicht aus, alles abschließend zu Hause für eine dauerhafte pflegerische Betreuung alter und kranker Menschen zu klären.

Der besondere Tipp: Die Ansprüche bestehen für bis zu vier Wochen je Krankheitsfall. Sie werden aber auch von der Krankenkasse in begründeten Ausnahmefällen nach Einschaltung des Medizinischen Dienstes durchaus verlängert.

Patientenfahrten

Wer noch zu Hause wohnt, aber nicht mehr so mobil ist und nicht auf Angehörige zurückgreifen kann, der kann einen Patientenfahrdienst zum Beispiel für die Fahrt zum Arzt oder ins Krankenhaus oder sogar auch für private Zwecke nutzen. Weil viele Menschen immer älter werden, ist hier geradezu ein Boom ausgebrochen. Dabei ist aber Folgendes zu beachten:

Tipp 1: Patientenfahrten dürfen nicht mit Blaulicht-Krankentransporten verwechselt werden, sondern sind Hol- und Bringdienste des Roten Kreuzes und anderer Wohlfahrtsorganisationen und Rettungsdienste für immobile alte und kranke Menschen, die aber keine Notfälle sein dürfen. Deswegen fahren auch keine Rettungssanitäter mit. Dennoch sind die Autos so ausgestattet, dass sehr immobile Menschen auch im gesicherten Rollstuhl oder gar im Liegen transportiert werden können.

Tipp 2: Patientenfahrten erfolgen in der Regel zu zweit und bieten im Gegensatz zu einem Taxi reichlich Service. Falls erforderlich, wird der Patient in das Auto getragen und auch zum Arzt-termin begleitet. Wenn die Fahrt, die teurer als eine Beförderung mit dem Taxi ist, vom Arzt verordnet wird, wird sie in der Regel auch erstattet.

Der besondere Tipp: Was viele nicht wissen: Der Service kann auch für private Zwecke genutzt werden. Zum Beispiel zum Besuch von Freunden oder Bekannten oder zum Besuch eines Konzerts. In diesen Fällen muss dann allerdings die Fahrt aus eigener Tasche bezahlt werden. Je nach Anlass ist aber in Ausnahmefällen bei pflegebedürftigen Menschen auch hier auf Antrag zumindest ein Zuschuss über die Pflegekasse möglich.

Medikamentennutzung zu Hause

Hier liegt meist besonders viel im Argen: Medikamentenschachteln liegen kreuz und quer in der Wohnung herum, und kaum jemand hat den Überblick, welche Präparate wann und in welcher Weise genommen werden müssen. Bei alten Menschen, die zunehmend vergesslich werden, kommt noch hinzu, dass viele gar nicht wissen, ob sie heute bereits ihre tägliche Dosis eingenommen haben oder nicht. Lösungen hierfür sind:

Tipp 1: Ein stets aktualisierter Medikationsplan, der jederzeit vom Hausarzt ausgegeben werden muss und der nunmehr nach den neuen gesetzlichen Bestimmungen für solche Patienten, die täglich mehr als drei Präparate zu sich nehmen müssen, verpflichtend ist.

Tipp 2: Die jeweiligen Arzneimittel und Dosierungen pro Tag separat am besten in Arzneimittel-Wochenblister oder in noch größere Aufbewahrungsboxen wie den mediTimer stecken, in die auch Flüssigkeiten und größere Packungen passen. Wichtig ist, dass diese stets mit genauen Einnahmehinweisen für morgens, mittags und abends versehen sind.

Der besondere Tipp: Den Medikationsplan in der Wohnung so platzieren, dass Notärzte im Notfall sofort darauf stoßen. Wer ein Hausnotrufsystem besitzt, sollte die Medikationsliste unter die Hausnotrufstation legen, wo diese am leichtesten gefunden werden kann.

Rollatorkauf und Rollatornutzung

Die Angebote für Rollatoren sind heute kaum mehr zu überblicken. Im Wettbewerb tummeln sich Fachhändler, Discounter, Internet-Anbieter und Modelle auf Leihbasis. Doch viele Rollatoren, die angeboten werden, erfüllen heute wie eine ganze Reihe von weiteren Hilfsmitteln nicht mehr die notwendigen Standards. Um nicht völlig den Durchblick zu verlieren, hier einige Ratschläge, die die Orientierung erleichtern.

Tipp 1: Rollatoren werden zumeist bei einem Arztbesuch empfohlen und verordnet. Dass ist kein Grund, vor Scham in die Knie zu gehen. Wichtig ist zunächst, ob man einen Rollator primär für zu Hause oder für unterwegs benötigt. Wenn man viel den Bus, die Bahn oder das Auto nutzt, ist ein leicht zu faltender Längsfalter besser als ein umständlich zusammenfaltbarer Querfalter.

Tipp 2: Von der Nutzung hängt auch die Auswahl der Zubehörteile ab. Wer häufig mit dem Rollator einkauft, braucht spezielle Hängetaschen. Wer häufiger noch in der Dämmerung herumfährt, sollte unbedingt Lampen und Reflektoren anbringen lassen. Hilfreich sind auch Halterungen für Stöcke, Krücken oder einen Schirm.

Tipp 3: Die Preisspanne von Rollatoren schwankt zwischen 40 Euro bis zu 1000 Euro. Dabei müssen auch Zuzahlungen geleistet werden, wenn man eine besondere Ausstattung oder eine besondere Qualität haben möchte. Ein qualitativ gutes Modell kann man aber in jedem Fall für 200 bis 300 Euro erwarten. Mittlerweile sind sogar E-Rollatoren im Angebot. Sie kosten zwar ähnlich viel wie ein Elektro-Fahrrad (rund 2500 Euro), haben aber auch viele Vorteile: zum Beispiel beim Fahren bergauf oder bei der Betätigung eines SOS-Knopfes, bei der eine Kontaktperson per SMS verständigt wird. Beim Laufen bergab schützt eine automatische Bremse vor hohem Tempo und verhindert Stürze.

Tipp 4: Den Kauf eines Rollators kann man aber auch umgehen, denn die Kassen bieten eigene Rollatoren als Leihmodelle an. Dafür fällt dann lediglich eine einmalige Zuzahlung in Höhe von fünf bis zehn Euro an. Aber Vorsicht: Manche Modelle sind veraltet und nicht mehr alltagstauglich.

Tipp 5: Rollatoren sollte man unbedingt im Fachgeschäft kaufen. Im Internet oder bei Discountern fehlt es an der Beratung und der nötigen Einweisung. Entscheidend ist zum Beispiel die richtige Höheneinstellung der Griffe, um sich abstützen oder den Gehwagen auch einmal richtig ankippen zu können. Fragen Sie auch immer nach den Rollator-Spezialisten in einem Fachgeschäft. Nur die kennen sich aus, und die Beratung bezahlen Sie ja auch mit.

Der besondere Tipp: Eine gute Einweisung allein reicht beim Rollatorkauf mitunter aber auch nicht aus. Seniorenverbände, Landesverkehrswachten und manchmal auch Stadtverwaltungen bieten daher Rollator-Trainings an. Wer sehr unsicher ist oder Schmerzen beim Gehen hat, kann sich auch einige Stunden Physiotherapie verordnen lassen. Dort wird neben der Handhabung auch die Körper- und Ganghaltung trainiert, um so ein optimales und möglichst schmerzfreies Gehen zu ermöglichen.

Patientenverfügungen

Mindestens die Hälfte aller Menschen, die älter als 60 Jahre sind, hat keine Patientenverfügung. Drei Millionen Vorsorgeverfügungen waren Ende 2015 im Zentralen Vorsorgeregister bei der Bundesnotarkammer registriert. Ein beträchtlicher Teil dieser Verfügungen ist jedoch im Ernstfall unwirksam, weil Krankheiten oder Behandlungssituationen nicht eindeutig dargelegt sind. Daher ist beim Abfassen einer Patientenverfügung auf Folgendes zu achten:

Tipp 1: Sprechen Sie vorher mit Ihrem Partner oder Ihren Kindern oder Enkeln über das, was in der Patientenverfügung stehen soll. Wenn Sie unsicher sind, sollten Sie auch ärztlichen und juristischen Rat einholen. Informieren Sie sich dann genau darüber, welche Formularunterlagen anerkannt und aktuell sind. Dazu zählen Vordrucke des Bundesministeriums für Justiz, der Verbraucherschutzzentralen und auch einer Reihe privater Dienstleister. Hilfreich ist auch die 12 Punkte umfassende Checkliste der Deutschen Stiftung Patientenschutz für alle wichtigen Vorsorgedokumente, zu denen neben der Patientenverfügung auch die Vorsorgevollmacht und die Betreuungsverfügung zählen. Kombinieren Sie aber in keiner Weise Vordrucke aus verschiedenen Quellen. Im Ernstfall können diese so unwirksam werden. Unter www.meinepatientenverfuegung.de steht zudem ein Portal zur Verfügung, das für die Erstellung von Patientenverfügungen sehr hilfreich ist, weil es medizinische, juristische und ethische Punkte beleuchtet. Schritt für Schritt wird dabei die komplexe Thematik erläutert und mit Erklärungen und Hilfestellungen versehen.

Tipp 2: Sie können ihre Patientenverfügung mit allen medizinischen Notfalldaten auch online im Portal www.dipat.de hinterlegen. Damit können alle Wünsche des Erkrankten im Notfall oder bei Bedarf sofort abgerufen werden. Dafür wird ein Code-Aufkleber auf der Versichertenkarte angebracht, der es Notfallhelfern umgehend ermöglicht, auf die Verfügung zuzugreifen, wenn eine Internetverbindung besteht. Im ersten Jahr nach der Registrierung ist dieser Dienst kostenfrei, in den Folgejahren fallen 36 Euro pro Jahr an.

Tipp 3: Der Passus »Verzicht auf lebensverlängernde Maßnahmen«, wie er oft in den Verfügungen enthalten ist, ist zu allgemein und reicht heute nicht mehr aus, um im Zweifelsfall etwa eine künstliche Ernährung zu verhindern. In einer Patientenverfügung müssen beispielhaft aber konkret bestimmte medizinisch mögliche Maßnahmen aufgeführt sein. Das betrifft vor allem die Beatmung, das Wachkoma, die künstliche Ernährung oder Fragen zur Wiederbelebung. Wer diese intensivmedizinischen Maßnahmen ablehnt, sollte dies klar benennen. Dabei muss deutlich werden, ob die Verfügung nur schwerwiegende Grunderkrankungen (etwa Schlaganfall oder Krebserkrankung) oder auch akute Nebenerkrankungen, die noch gut behandelt werden könnten, meint. Hier sollte sich ein Laie sachverständigen Rat einholen.

Der besondere Tipp: Patientenverfügungen werden in der Regel nicht mehr verändert, sie sind aber auch nicht bis zum Lebensende in Stein gemeißelt und können durchaus angepasst oder widerrufen werden. Dafür muss aber noch eine entsprechende geistige Einsichtsfähigkeit vorliegen. Deshalb sollten Sie rechtzeitig daran denken, wenn Sie eine Änderung vornehmen wollen.

Vorsorgevollmacht

Dabei handelt es sich um eine Handlungsvollmacht, die regelt, wer für Sie wichtige Entscheidungen trifft, wenn Sie aufgrund ihres hohen Alters oder einer schweren Erkrankung nicht mehr selbst handeln können. Dafür müssen Sie aber einen Bevollmächtigten einsetzen. Denn es ist ein weitverbreiteter Irrtum, dass ein Ehepartner oder nahe Verwandte im Namen der nicht mehr handlungsfähigen erkrankten Person automatisch die Rechtsgeschäfte übernehmen. Daher gilt es, Folgendes zu beachten:

Tipp 1: Setzen Sie frühzeitig einen Bevollmächtigten ein, der sich um Ihre Belange kümmert. Das kann jede Person sein, die älter als 18 Jahre ist, die aber ihr vollstes Vertrauen haben sollte. Der Vollmachtgeber muss mit Angabe seiner Daten und Ort und Datum die Vollmacht unterschreiben. Auch der Bevollmächtigte selbst sollte am besten die Vollmacht unterschreiben und immer wissen, wo sich die Vollmacht befindet.

Tipp 2: In der Vollmacht können Sie fast alles genau regeln, zum Beispiel, ob der Bevollmächtigte Ihre Geldangelegenheiten über eine Konto- oder Depotvollmacht regeln und ob er Sie auch gegenüber Behörden und Gerichten vertreten soll. Auch eine Postvollmacht kann ausgestellt werden. In Ergänzung zu einer Patientenverfügung können Sie bereits in der Vorsorgevollmacht angeben, ob und wie Sie behandelt oder gepflegt werden möchten oder Sie die letzte Lebensphase gestaltet werden soll.

Tipp 3: Da insgesamt eine Vielzahl von Regelungen getroffen werden müssen, für die mitunter eine einzige Person nicht ausreicht, können auch mehrere Bevollmächtigte eingesetzt werden. Das ist zum Beispiel dann sinnvoll, wenn der Bevollmächtigte im Fall der Fälle nicht zur Verfügung steht. Es ist aber auch dann von Vorteil, wenn sich ein Bevollmächtigter mehr mit Geld- und

Behördenanliegen auskennt, ein anderer eher mit gesundheitlichen Fragen. Das können Sie genauso bestimmen wie auch die Reihenfolge, in der die Bevollmächtigten eingesetzt werden.

Tipp 4: Eine notarielle Vollmacht ist in der Regel nicht nötig. Bei hochbetagten kranken und alten Menschen aber, bei denen der Zustand ihrer geistigen Gesundheit in Zweifel gezogen werden kann, reduziert eine notarielle Beglaubigung das Risiko, dass die Vollmacht von einem Dritten angefochten werden kann.

Der besondere Tipp: Die Namen Ihrer Bevollmächtigten sollten Sie immer bei sich tragen. Wenn Sie zum Beispiel nach einem schweren Sturz oder einem Schlaganfall nicht mehr ansprechbar sind, kann der Bevollmächtigte sofort ermittelt und einbezogen werden.

Übersetzung von Fachchinesisch in Patientensprache

Das haben wir alle schon einmal erlebt. Man wird aus der Klinik entlassen und im Entlassbrief steht vieles, was Sie nicht verstehen. Fachchinesisch eben. Auch der Hausarzt findet nicht die Zeit, gerade dem älteren Patienten mit seinen vielen Diagnosen und Nebendiagnosen alles zu erklären. Sie sind verzweifelt, weil sie zum Beispiel nicht wissen können, was es mit der Diagnose »Respiratorische Partialinsuffizienz mit Sauerstoffpflichtigkeit. Beidseitige Lungenembolie mit Infarktpneumonie« auf sich hat.

Tipp: Nutzen Sie als Angehörige das Web-Portal www.washabich.de.

Der besondere Tipp: Zweitmeinungen sollten Sie immer über ihre Krankenkasse einfordern und sich dort vorher auch informieren, ob die Kosten für Ihre Erkrankung übernommen werden.

Alltagshilfen

Wohnraumanpassungen/altersgerechte Wohnungen

Viele Senioren, die in ihrer Wohnung bleiben wollen und zu Hause schon Pflege oder Unterstützung benötigen, wissen nicht, dass sie für Umbauten Zuschüsse und Förderungen beantragen können. Informieren kann man sich darüber im Detail bei Wohnberatungsstellen, die auf diese besondere Form des altersgerechten Nachrüstens einer Wohnung spezialisiert sind. Wissen sollte man aber auf jeden Fall:

Tipp 1: Für fest installierte Umbauten zum Beispiel im Bad oder im WC oder die Nutzung mobiler Rampen oder Stützgriffe können Sie einen Zuschuss in Höhe von maximal 4000 Euro bei der Pflegekasse beantragen. Dabei sind eine Reihe von Auflagen zu beachten, damit der barrierefreie Umbau auch wirklich seinen Zweck erfüllt.

Tipp 2: Reicht die Fördersumme nicht aus, können bei der Kreditanstalt für Wiederaufbau zinsbegünstigte Kredite in Anspruch genommen werden. Eigentümer, die ihre Wohnung von sich aus barrierefreier gestalten wollen, können bei der KfW-Förderbank einen Zuschuss in Höhe von bis zu 5000 Euro beantragen.

Tipp 3: Insbesondere die Küche sollte altersgerecht zu bedienen sein. Etwa indem Oberschränke tiefer angebracht werden, weil diese dann besser erreicht werden können und damit die Sturzgefahr reduziert wird. Auch die Arbeitsflächen und Sitzmöbel können individuell an die jeweiligen Bedürfnisse angepasst werden. Allerdings sind diese Umbauten nicht gerade preiswert. Zur Sicherheit sollten aber gerade in der Küche in jedem Fall Rauchmelder angebracht werden.

Der besondere Tipp: Viele alte Menschen wollen trotz der finanziellen Unterstützung nichts mehr in ihrer Wohnung oder in ihrem Haus verändern. »Das lohnt sich nicht mehr« oder »der Aufwand ist viel zu hoch« ist oft zu hören. Wenn man aber klarstellt, dass ohne einen Umbau ein weiteres Leben im eigenen Heim nicht mehr möglich sein wird, rücken die meisten recht schnell von ihren starren Positionen ab.

Praktische Hilfsmittel im Seniorenhaushalt

Vielen alten Menschen – zumal wenn sie krank sind – geht vieles im Haushalt nicht mehr so leicht von der Hand. Doch es gibt eine Vielzahl kleiner Helfer, die entweder nicht bekannt sind oder nicht genutzt werden, weil man glaubt, wie bisher gut alleine zurechtzukommen. Häufig scheuen sich alte Menschen, selbst einfache Hilfsmittel zu nutzen. Doch selbst die kleinsten Hilfsmittel erleichtern den Alltag enorm. Dazu gehören zum Beispiel:

Tipp 1: Bewegungsmelder am Bett. Sie sorgen dafür, dass sich das Licht automatisch einschaltet, wenn man nachts auf die Toilette muss. Das nächtliche Herumirren in der Wohnung auf der Suche nach dem Lichtschalter kann man sich damit ersparen. Praktisch und sicher sind auch fest eingebaute Nachtlichter, die bei Dunkelheit leuchten.

Tipp 2: Küchenhelfer. Auch in der Küche gibt es für den alten Menschen vielfache Gefahrenherde – zum Beispiel, sich zu schneiden und schwer zu verletzen. Um dies zu vermeiden, gibt es für Menschen, die nur noch mit einer ihrer beiden Hände Kraft ausüben können, spezielle Schneidebretter mit Klemmvorrichtungen, um gefahrlos Brot oder Wurst schneiden zu können. Wer schon ein wenig vergesslich ist, sollte zudem eine automatische Herdabschaltung vorsehen.

Tipp 3: Elektrische Tür- und Fensteröffner oder Rollläden erleichtern das Leben ungemein. Sie können problemlos über eine Zeituhr eingestellt werden, die je nach Jahreszeit auch immer wieder verändert werden kann. Gerade für sehr gebrechliche und gesundheitlich schon stark eingeschränkte Menschen, die nur noch schlecht eine Fernbedienung nutzen können, eine optimale Lösung.

Der besondere Tipp: Bei zu vielen Fernbedienungen (etwa für TV, Radio, Türen, Rollläden) geraten alte Menschen oft durcheinander. Geeignet sind dann eher im Fachhandel erhältliche Universalfernbedienungen, mit denen man mehrere Geräte bedienen und steuern kann. Aber diese universellen Schaltgeräte müssen erst eingestellt werden und sollten nicht zu kompliziert sein und mit großen und gut fühlbaren Bedientasten ausgestattet sein.

Barrierefreier Sanitätsbereich

Im Bad und dort speziell in der Badewanne, der Dusche oder auf dem WC passieren die häufigsten Unfälle. Daher ist es wichtig, gerade den gesamten Sanitätsbereich so barrierefrei und altersgerecht wie möglich zu gestalten. Dabei sind insbesondere die folgenden Vorkehrungen zu treffen:

Tipp 1: An verschiedenen Stellen in der Badewanne und in der Dusche sollten Haltegriffe befestigt werden. Sehr sinnvoll ist auch der Einbau einer ebenerdigen Dusche, was aber nicht immer ohne größere Umbaumaßnahmen möglich ist. Hilfreich sind zudem ein Duschsitz, der an der Wand befestigt werden kann oder in Form eines Duschhockers, sowie sichere und leicht bedienbare Armaturen.

Tipp 2: Auch im WC sollten wand- oder bodenbefestigte Bügel-stützen und zusätzliche Haltegriffe angebracht werden. Eine große Erleichterung ist es häufig, wenn das WC erhöht ist, was auch durch einen Toilettenaufsatz erreicht werden kann (gege-benenfalls sogar mit Polsterung). Auf diese neuen Höhen sollte dann aber auch der Toilettenpapierhalter angepasst werden.

Der besondere Tipp: Aufkleber am Wannenboden in der Dusche und der Badewanne vermindern die Rutschgefahr enorm. Sie sind ein Paradebeispiel für einfache Maßnahmen, mit denen eine große Wirkung erzielt werden kann, weil das Bad damit wieder ein wenig sicherer wird.

Hausnotrufsysteme

Hausnotrufsysteme, bei denen an einer Uhr oder an einer Kette der berühmte Knopf gedrückt werden muss, werden heute seri-enmäßig und zu gar nicht so hohen Kosten von großen Organi-sationen wie dem Roten Kreuz, den Maltesern und den Johan-nitern oder auch von einer Vielzahl von privaten Dienstleistern angeboten. Je größer und bekannter der Anbieter ist, desto wei-ter sind auch deren Verbreitung und deren Personalkapazitäten.

Tipp 1: Schon für rund 20 Euro im Monat ist man bei allen An-bietern mit dem Basistarif dabei. Bei den Johannitern kostet das sogenannte Leistungspaket, das zusätzlich einen Schlüsseltresor neben der Haustür beinhaltet, 38,50 pro Monat. In diesen siche-ren Tresor, dessen Code nur der Rettungsdienst kennt, wird dann der Hausschlüssel hineingelegt. Bei anderen Anbietern erfolgt die Schlüsselhinterlegung in der Zentrale des jeweiligen Dienstleisters. Sollen zusätzlich noch Rauchmelder berücksich-tigt werden, kostet diese »doppelte Sicherheit« 47,40 Euro im Monat. Dazu gibt es viele weitere Extras wie Funk-Gasmelder, die auf Gasentwicklung reagieren, oder Funk-Temperaturmelder, die bei einem Temperaturanstieg in der Umgebung Alarm schlagen.

Tipp 2: Nicht immer kann das Hausnotrufgerät, mit dem bei Alarm der Kontakt zur Notrufzentrale hergestellt werden kann, am Telefonapparat angeschlossen werden, weil die Geräte nicht zu allen Leitungen passen. Bei den Johannitern können als Funkstation mobile Geräte genutzt werden, die auch weiter entfernt vom Telefon gegen einen geringen Aufpreis überall im Haus platziert werden können.

Der besondere Tipp: Im Grunde genommen ist es egal, bei welchem der größeren und etablierten Anbieter Sie ein Hausnotrufsystem erwerben. Im Notfall erhalten Sie immer von dem Anbieter die Hilfe, der sich gerade am nächsten zu Ihrer Wohnung oder zu Ihrem Haus befindet. Also nicht erstaunt sein, wenn Sie einen Hausnotruf beim Roten Kreuz abgeschlossen haben und plötzlich die Malteser vor Ihrem Haus stehen.

Sturzprävention und Mobilität

Alte Menschen wollen möglichst bis zum Lebensende zu Hause wohnen bleiben und fühlen sich dort auch am sichersten. Doch um die Sicherheit zu Hause ist es nicht zum Besten bestellt. Pro Jahr verunglücken im Zehn-Jahres-Durchschnitt über 8000 Menschen in Deutschland durch einen Haushaltsunfall tödlich. Rund 80 Prozent der Unfallopfer sind 75 Jahre und älter. Angesichts der demografischen Entwicklung steigt die Zahl der Unfälle mit tödlichem Ausgang oder schwerwiegenden Verletzungen von Jahr zu Jahr weiter an. Wenn Sie folgende Stolperfallen beseitigen, können Sie Stürze zwar nicht vollends verhindern, aber zumindest doch eindämmen.

Tipp 1: Achten Sie auf rutschsichere Treppenstufen im ganzen Haus. Rutschhemmend wirken fest angebrachte Teppichfliesen auf Holzstufen oder Gummistreifen auf Steinstufen. Auch bei nur wenigen Stufen sind Handläufe eine ganz wichtige Stütze. Setzen Sie die erste und letzte Stufe farblich vom Rest der Treppe ab, gerade wenn Sie oder Ihre Angehörigen nicht mehr so gut sehen können, und sorgen Sie für Lichtschalter, die auch im Dunkeln leuchten.

Tipp 2: Sämtliche Teppiche und Läufer sollten mit Klebebelägen gegen Verrutschen fest gesichert werden. Für jeden Unterbelag gibt es heute das passende Material, egal ob für Stein-, Holz- oder Teppichböden oder für PVC. Zum Beispiel Vlies, beidseitige Klebebeläge oder Gittermatten. Hinterfragen Sie gerade auch als Angehörige, ob ein Teppich, der sich immer wieder wölbt, nicht am besten ganz aussortiert werden kann.

Tipp 3: Verlängerungsschnüre, die quer durch einen Flur oder ein Zimmer verlaufen, sind gerade in älteren Wohnungen oft nicht zu vermeiden. Achten Sie darauf, dass diese keinesfalls lose herumliegen, weil das eine ganz gefährliche Stolperquelle ist. Mit einer Kabelbrücke oder einem starken Paketklebeband über die gesamte Schnur hinweg kann diese Gefahr gebannt werden. Möglich ist auch, Verlängerungskabel entlang der Fußleisten verlaufen zu lassen und diese dort zu befestigen.

Tipp 4: Betreiben Sie aktive Sturzprophylaxe: zum Beispiel durch gezieltes altersgerechtes Krafttraining in ganz herkömmlicher Weise mit leichten Hanteln oder ganz einfachem Zubehör wie etwa einem Stuhl. So lange wie möglich können auch Fitness-Gruppenangebote speziell für ältere Menschen genutzt werden, bei denen neben der Mobilität auch die Kommunikation gefördert wird. Wer gern Musik hört und ein wenig rhythmisches Gespür hat, für den kommen auch bis ins hohe Alter Tanzgruppen in Betracht. Damit beugen Sie nicht nur dem Bewegungsmangel und damit Krankheiten wie Osteoporose oder Diabetes vor. Denn mit Bewegung und Balance-Halten werden auch das Gleichgewicht und die Koordination trainiert, und Sie tun zudem etwas gegen die Einsamkeit.

Der besondere Tipp: Ob oder wie stark sturzgefährdet Sie sind, können Sie leicht mit nur vier kleinen Übungen in nur wenigen Minuten im Selbsttest feststellen. Dazu benötigen Sie lediglich eine Uhr mit Sekundenzeiger und das doppelseitige Faltblatt »Bin ich sturzgefährdet«, das Sie über »Aktion Das sichere Haus« in Hamburg (Bestellung@das-sichere-haus.de, Stichwort »Sturz«) bestellen können.

20 Rezepte für die Politik bis 2020

In der Einleitung und in den sieben Kapiteln dieses Buches sind viele Missstände offenkundig geworden, die in den nächsten vier Jahren dringend politisch angepackt werden müssen. Das Jahr 2020 ist hierfür ein idealer Zielpunkt, weil bis dahin genügend Zeit für die Leistungsträger und politisch Verantwortlichen wäre, um die vorgestellten 20 Rezepte nach der Bundestagswahl 2017 bis Ende 2020 tatsächlich umzusetzen. Viel mehr Zeit bleibt ohnehin nicht, da der Handlungsdruck bei der Betreuung alter und kranker Menschen aufgrund des auf uns zurollenden demografischen Tsunamis und des Fachkräftemangels insbesondere bei den Hausärzten, in der Pflege sowie im Bereich der psychosozialen Versorgung extrem groß ist. Vorrangig müssen daher vor allem die folgenden Rezepte verordnet und politisch eingelöst werden.

Die geriatrische Versorgung muss ausgebaut werden

Rezept 1: Geriatrie in Krankenhäusern und Universitäten stärken

Laut Bundesverband Geriatrie fehlen bis 2025 mindestens 14 500 geriatrische Betten im Krankenhaus und für die geriatrische Reha. Bei durchschnittlichen Kosten von 5875 Euro pro Behandlungsfall würden dafür 85 Millionen Euro anfallen. Diese Investitionen, die zunächst von den Bundesländern getragen werden und dann von den Kassen als zusätzliche Leistungen für jeden neuen geriatrischen Behandlungsfall erstattet werden müssten, würden sich aber doppelt auszahlen, weil dann alle Patienten fachgerecht behandelt und die Folgekosten nicht altersgerechter Therapien erheblich reduziert würden. Überfällig wären zudem Zusatzentgelte für ärztliche und nicht ärztliche Fachkräfte und die immer aufwendigere Versorgung sehr alter Patienten. Zudem sollte bis 2020 in jeder medizinischen Fakultät ein Lehrstuhl für Geriatrie eingerichtet werden, um junge Ärzte schon heute auf die immer älteren Patienten von morgen vorzubereiten. Bundesweit waren es bis Anfang 2017 gerade einmal 15 Lehrstühle, häufig allerdings auch nur Stiftungslehrstühle mit Lehrbeauftragten, während Italien über 33 Lehrstühle verfügt. Hier besteht also extrem großer Nachholbedarf!

Rezept 2: Tabuthemen der Geriatrie endlich in den Fokus rücken

Mangelernährung, psychische Krankheiten, Alkohol- und Medikamentenabhängigkeit – das sind Themen, die im Alter oft an den Rand gedrängt werden. Dabei geht es gerade hier um ein hohes Maß an Lebensqualität. Wenn 1,5 Millionen alte Menschen in Deutschland mangelernährt sind, hat dies auch negative Folgen für medizinische und therapeutische Maßnahmen. Wenn psychische Krankheiten oder übermäßiger Alkoholkonsum (allein 34 Prozent der Männer trinken im Alter in schädlicher Weise) nicht aufgedeckt werden, kann das fatal sein. Deshalb müssen dringend Instrumentarien geschaffen werden, wie zum Beispiel aufsuchende Beratungen von Therapiebegleiterinnen bei altersdepressiven Menschen oder von Suchtexperten bei Alkoholproblemen, um rechtzeitig genug einwirken zu können.

Rezept 3: Mehr alltagstaugliche Behandlungsleitlinien für alte Menschen

Hier liegen bisher nur sehr wenige brauchbare Handreichungen vor. Eine Ausnahme ist die hessische Hausärztliche Leitlinie Multimedikation, die Empfehlungen für die Arzneimitteltherapie bei Erwachsenen und älteren Menschen gibt. Hilfreich kann auch die PRISCUS-Liste sein, die für Ärzte und Apotheker 83 riskante Medikamente inklusive Nebenwirkungen auflistet, die als potenziell ungeeignet für alte Menschen gelten. Solche Listen sind aber noch Mangelware. Ein guter Weg kann auch die systematische Fehlervermeidung sein, die etwa das Uniklinikum Frankfurt/Main anwendet. Dort werden neue elektronische Systeme genutzt, um 20 000 Medikamentenabgaben pro Tag aufeinander abzustimmen und Fehlerquellen einzudämmen.

Die Position der Hausärzte muss dringend gestärkt werden

Rezept 4: Hausarztzentrierte Versorgungsmodelle in Deutschland ausbauen

Gerade ältere Patienten werden in der hausarztzentrierten Versorgung, bei der sich Patienten besonders eng an einen Hausarzt binden müssen und bei der zugleich die Position, Qualifikation und das Honorar des Hausarztes deutlich gestärkt wird, besser versorgt als in der Regelversorgung. Herzpatienten etwa müssen weniger häufig ins Krankenhaus eingewiesen werden, und bei Diabetikern gibt es weniger Amputationen oder Schlaganfälle. Diese Erkenntnisse stammen aus Baden-Württemberg, das mit der hausarztzentrierten Versorgung auch noch sieben Prozent an Kosten einspart. Baden-Württemberg ist aber noch die große Ausnahme. Das muss sich bis 2020 ändern. Die hausarztzentrierte Versorgung sollte in ganz Deutschland gelten!

Rezept 5: Eigenen Hausarzttarif einführen

Um die Zahl der unkoordinierten Facharztbesuche zu beschränken und gerade alte und kranke Patienten als Lotse besser zu einem passenden Facharzt zu führen, wäre ein eigener Hausarzttarif von Vorteil. Dieser vergünstigte Tarif könnte nicht nur älteren, sondern allen Versicherten angeboten werden, die bereit sind, grundsätzlich zunächst ihren Hausarzt aufzusuchen. Sie müssten im Vergleich zu den Versicherten, die direkt zu Fachärzten gehen, dann auch nur einen vergünstigen Beitragssatz bezahlen. Ausgenommen davon werden müssten allerdings Fachärzte wie etwa Gynäkologen und Augenärzte.

Rezept 6: Stellenwert der Geriatrie in der Hausarztmedizin muss wachsen

Schon immer haben Hausärzte kranke und alte Menschen betreut. Da viele Menschen aber immer älter und kränker werden, reicht es längst nicht mehr aus, die geriatrische Betreuung so nebenher mitzumachen. Notwendig dafür sind qualifizierte Hausärzte mit einem entsprechenden Zeitkontingent und mehr ausgewiesene Fachärzte für Geriatrie in der ambulanten Medizin, um die vielen alten und besonders behandlungsaufwendigen Patienten, die aus dem Krankenhaus entlassen werden, gut auffangen zu können. Nützlich wäre dabei eine ausführliche einmalige ambulante Erstuntersuchung im Alter von 65 plus, bei der der Gesundheitsstatus eines älteren Patienten genau festgehalten und dann im höheren Alter immer wieder als Vergleichsgröße herangezogen werden könnte. Nur so ist eine kontinuierliche individualisierte und personalisierte Medizin überhaupt möglich. Die Hausärzte sollten das Potenzial, das ihnen mit zahlreichen neuen geriatrischen Abrechnungsziffern nun eröffnet worden ist, nutzen und ihre spezielle geriatrische Kompetenz erweitern.

Die Pflegekatastrophe muss abgewendet werden

Rezept 7: Bisherige Pflegeregelungen deutlich ausweiten

Ohne eine grundlegende Reform des Altenhilfesystems und der angemessenen Bewertung von Pflegeleistungen, insbesondere für alte und kranke Menschen, laufen wir auf ein Pflegedesaster zu. Das ab 2017 in Kraft getretene Pflegestärkungsgesetz II, mit dem nach den Pflegestufen nun das Zeitalter der Pflegegrade ausgerufen wurde, wird sich erst noch bewähren müssen. 660 Millionen Euro personelle Pflegeförderung von 2016 bis 2018, die gerade einmal zur Neueinstellung von 4400 Pflegekräften reichen, sind dagegen nicht mal ein Tropfen auf den heißen Stein. Selbst mit einer weiteren Finanzspritze vonseiten des Staates wären allenfalls kosmetische Korrekturen möglich. Auch die Hemmnisse für Pflegefachkräfte insbesondere aus dem osteuropäischen Ausland (einheitliche Anerkennung von Berufsabschlüssen, Zertifizierung von Vermittlungsagenturen) müssen beseitigt werden.

Rezept 8: Die Pflege in jeder Weise komplett aufwerten

Die Zahl Pflegebedürftiger wird sich in Deutschland bis 2060 nach und nach von heute 2,7 Millionen auf 4,7 Millionen erhöhen. Pro Jahr sind das im Schnitt 45 000 alte und kranke Menschen mehr, die gepflegt werden müssen. Dafür müssten jetzt die Weichen gestellt werden: zum Beispiel durch eine höhere Attraktivität des Pflegeberufs, durch bessere Aufstiegs- und Karrierechancen und vor allem durch eine deutlich bessere Vergütung. Um den Pflegekräften mehr Verantwortung übertragen zu können, müssen sie bis 2020 besser qualifiziert werden, zum Teil auch durch weit mehr Ausbildungsplätze an Hochschulen. Nur akademisierte Pflegefachkräfte mit einem Bachelor- oder Masterabschluss werden auf Dauer auf Augenhöhe mit anderen medizinischen Berufsgruppen arbeiten und selbstständiger als bislang handeln können. Davon würden gerade pflegebedürftige alte und kranke Menschen ganz besonders profitieren. Dafür werden der Staat einerseits und die Arbeitgeber andererseits in Zukunft aber sehr viel Geld in die Hand nehmen müssen. Die Wertschätzung allein wird – wie bislang – auf Dauer nicht mehr ausreichen.

Rezept 9: Mindestpersonalbestand in der Pflege verbindlich regeln und einhalten

Wie viele Pflegekräfte fehlen, weiß derzeit niemand ganz genau. Die Dienstleistungsgewerkschaft ver.di beziffert den Personalmangel mit 162 000 Stellen, 70 000 davon allein in der Krankenpflege in Kliniken. Gerade nachts ist der Mangel besonders eklatant, weil laut ver.di auf mehr als der Hälfte aller Stationen in den Krankenhäusern eine Fachkraft allein arbeitet und dabei häufig 30 oder mehr Patienten versorgen muss. Eine gesetzliche und bedarfsgerechte Personalermittlung ist daher überfällig. Und dieses Pflege-Fachpersonal müsste dann auch bereitgestellt und – außerhalb von Pauschalen und zweckgebunden – finanziert werden. Spätestens bis 2020 sollte verbindlich eine Mindestpersonalbemessung sichergestellt sein.

Wir brauchen mehr Kümmerer für alte und kranke Menschen

Rezept 10: 27 000 Versorgungsassistentinnen in 27 0000 Arztpraxen

Die Anforderungen an die medizinische Versorgung sind heute von Ärzten allein nicht mehr zu schultern. Für die Versicherten sollte daher künftig das Motto lauten: Fragen Sie nicht nur Ihren

Arzt oder Apotheker, sondern vor allem Ihre Praxisassistentin, zum Beispiel die Versorgungassistentin, die heute VERAH oder Agnes oder NäPa heißt. Alle nachweislich bewährten arztentlastenden Modelle müssen bis 2020 fest in die Regelversorgung überführt werden! Nur so wird es angesichts fehlender Haus- und Fachärzte möglich sein, die Betreuung von immer mehr chronisch oder mehrfach kranken und alten Menschen aufrecht-zuerhalten oder zu verbessern. Die Leistungen dieser und aller anderen nicht ärztlichen Fachkräfte im Medizinbetrieb müssen künftig geriatischen Patienten zugute kommen, aber auch deutlich besser vergütet werden, als dies derzeit der Fall ist.

Rezept 11: Arztentlastende Modelle in der Regelversorgung

Warum sollen zum Beispiel nicht Physiotherapeuten über Art und Häufigkeit von Krankengymnastik selbst entscheiden können? Die bisherigen Erkenntnisse aus einem bundesweiten Modellversuch sind jedenfalls bei Versicherten der Krankenkasse BIG direkt gesund mit Wirbelsäulenerkrankungen und Verletzungen oder Operationen ermutigend. Zwar stellt der Arzt dabei weiter die Verordnungen aus, doch der Physiotherapeut bestimmt über die Dauer und Frequenz der Behandlung. Nach ersten Ergebnissen wirkt sich das positiv auf die Schmerzzustände, die Beweglichkeit und die Selbstständigkeit aus. Gerade für ältere Patienten sind das entscheidende Parameter für eine bessere Lebensqualität. Auch die Kosten fallen geringer aus, weil sogar weniger Behandlungen erfolgen. Also mehr Mut zu Reformen in diese Richtung!

Rezept 12: Mehr Patientenfürsprecher und Kümmerer für die Krankenhäuser

Bis zum Jahr 2020 sollte es in allen Kliniken Patientenfürsprecher geben. Bisher ist das nicht der Fall. Für ältere Menschen und deren Angehörige und gerade für hochbetagte Patienten ist ein solcher unabhängiger Ansprechpartner für Fragen, Wünsche und Beschwerden als Mittler zwischen Patient und Krankenhaus von unschätzbarem Wert. Dies ist gerade bei Unstimmigkeiten über die Behandlung der Fall, obwohl der Patientenfürsprecher nicht medizinisch und juristisch beraten darf. Doch in Kliniken sind auch andere Kümmerer nötig: Lotsen, Betreuerinnen oder Fallmanager. Denn alleine finden sich alte und kranke Menschen heute im Krankenhaus nicht mehr zurecht.

Innovative Modelle müssen bundesweit ausgeweitet werden

Rezept 13: Regionale Versorgungskonzepte fördern

Regionale Vollversorgungsaspekte, die auf bestimmte Regionen begrenzt und spezifisch auf die Bedürfnisse der dortigen Bevölkerung abgestimmt sind, gibt es noch viel zu selten. Aber es gibt sie, zum Beispiel im »Gesunden Kinzigtal« im Schwarzwald. Mit sehr ermutigenden Ergebnissen: 42 Prozent der dort lebenden Bevölkerung fühlen sich deutlich besser oder etwas besser betreut. Ältere Menschen profitieren insbesondere von Coaching- und Case-Management-Programmen. Dies führt dazu, dass gerade geriatrische Patienten überdurchschnittlich viele passende Medikamente und digital vernetzte individuellere Behandlungen bekommen. Überfällig, dass solche regionalen Versorgungsverträge bis 2020 weitere Kreise ziehen.

Rezept 14: Neue Konzepte für die Primärversorgung alter Menschen

Der Ärztemangel auf dem Land und die Schließung von immer mehr kleinen Krankenhäusern muss in den nächsten Jahren zum Aufbau neuer patientenorientierter Zentren führen. Und zwar nicht nur mit (mobilen) Arzt- und Therapiepraxen, sondern auch unter Einbezug von Krankenpflegern, Sozialarbeitern, Präventionskräften und Nachbarschaftshilfen. Wir brauchen ein Netzwerk der Primärversorgung vor Ort, das von Ärzten, Sozialmedizinern, Apothekern und der Kommune getragen wird. Für alte und kranke Menschen könnte eine kleine Krankenstation eingerichtet werden, in der diese ein oder zwei Nächte überwacht werden können. Bleibt nur zu hoffen, dass solche patientenorientierte Zentren der Primär- und Langzeitversorgung als Modellangebote für strukturschwache Regionen bis 2020 auf breiter Basis erprobt werden und im Erfolgsfall keine Eintagsfliegen bleiben.

Rezept 15: Medikamentenversorgung endlich aus einem Guss

Bis 2020 sollte es selbstverständlich sein, dass Ärzte und Apotheker bei der Arzneimittelversorgung älterer und multimorbider Menschen an einem Strang ziehen. Das ist heute noch die große Ausnahme, und genau das sieht auch der von der Bundesregierung initiierte neue Medikationsplan nicht vor. So sollte etwa bei der stationären Versorgung das gemeinsame pharmakologische Konsil bundesweit ausgeweitet werden. Falls die von Ärzten und Apothekern in Sachsen und Thüringen sowie im Landkreis Oberspreewald-Lausitz praktizierten Modellprojekte hin zu einer abgestimmten und abgestuften Medikation positiv verlaufen, wäre das auch bundesweit eine ideale Blaupause für all diejenigen (älteren) Patienten, die Tag für Tag viel zu viele Arzneien einnehmen müssen.

Präventions- und Infoangebote für Menschen ab 70 schaffen

Rezept 16: Einführung einer Vorsorgeuntersuchung U 70 und mehr Sport auf Rezept

Was sich mit dem Früherkennungsprogramm im Kindes- und Jugendalter bewährt hat, sollte auch Senioren nicht vorenthalten werden, zumal diese den alle zwei Jahre möglichen Check-up ab 35 bis ins Rentenalter hinein oft nicht wahrnehmen. Mit einer von den Kassen finanzierten U 70 etwa könnte man noch rechtzeitig genug Seh- und Hörstörungen aufspüren, Schluck- und Sprechprobleme in den Griff bekommen oder den Zahnstatus überprüfen. Dringend notwendig ist auch die Ausweitung der Angebote von Bewegung (zum Beispiel Tanzen auf Rezept) oder ganz generell Sport auf Rezept. Auf der Basis der neuen Präventionsgesetze im Bund und in den Ländern sollten solche Angebote bis 2020 gerade für nicht mehr so mobile Menschen selbstverständlich werden.

Rezept 17: Persönliche Präventionspläne für Senioren ausarbeiten

Allgemeine Präventionsangebote sind gut und mittlerweile auch weitverbreitet. Ein gemeinsam mit dem Hausarzt und gegebenenfalls auch einer Pflegekraft entwickelter persönlicher Präventionsplan ist jedoch weit besser. Gerade für alte Menschen, die nicht pflegebedürftig sind und noch zu Hause leben. Erfahrungen aus der Schweiz zeigen, dass Patienten ab dem 65. Lebensjahr enorm profitieren, wenn sie zwei Jahre lang gezielt und regelmäßig dazu motiviert werden, sich mehr zu bewegen, sich fettärmer zu ernähren und sich gegen Grippe impfen zu lassen. Die Vorsorge alter Menschen muss also noch weit stärker individualisiert werden, was im digitalen Zeitalter einfacher als jemals zuvor umzusetzen ist. Ein Schritt in die richtige Richtung ist das von der Bundeszentrale für gesundheitliche Aufklärung (BZgA) neu entwickelte »AlltagTrainingsProgramm« (ATP) für bisher eher inaktive Menschen ab dem Alter von 60 Jahren, das 2017 bundesweit in das Angebot von Sportvereinen aufgenommen werden soll. Das Training kann in Alltagskleidung und ohne den Einsatz von Fitnessgeräten direkt umgesetzt werden.

Rezept 18: Altersgerechte Ansprache und Informationen über das Fernsehen

Auch im Zeitalter der digitalen Medien kommt dem Fernsehen nach wie vor eine große Bedeutung für die Teilhabe älterer Menschen zu. Trotz der enormen Bedeutung für diesen zunehmenden Bevölkerungsanteil machen Senioren nur 0,1 Prozent des Nachrichtenaufkommens aus. Und dabei geht es dann zumeist ums Geld oder um die Beanspruchung von Ressourcen und weniger um Alltagsaspekte wie Mobilität oder Wohnsituation. Zudem wird im Fernsehen heute so schnell oder – von Musik untermalt – undeutlich gesprochen, dass viele Botschaften gar nicht richtig ankommen. Verständliche Sprache und Etablierung spezieller und für Senioren geeigneter Angebote im Fernsehen sind daher überfällig.

Die Notfallversorgung muss viel stärker auf alte Patienten ausgerichtet werden

Rezept 19: Einbindung von Hausärzten und geriatrischem Fachwissen in den Notfallaufnahmen

Bis zu 30 Prozent aller Notfallpatienten in einem Krankenhaus sind 70 Jahre und älter. Diese werden heute von Angehörigen zu Hause oder aus dem Pflegeheim oft vorsorglich in die Not- aufnahmen gebracht, um genau abzuklären, wenn sich der Gesundheitszustand plötzlich verschlechtert. Hier können – wie in der Medizinischen Hochschule Hannover – mitwirkende Allgemeinärzte in der Notaufnahme eine Menge bewirken und viele unnötige Krankenhauseinweisungen vermeiden. Bereits in der Notaufnahme sollten auch Ärzte anderer Fachdisziplinen aus dem Krankenhaus, geriatrisch geschulte Mediziner sowie unbedingt auch Altenpflegerinnen hinzugezogen werden, die sich um die alten Patienten und deren Angehörige schon in den ersten Stunden kümmern, um sie gleich in die richtigen Kanäle zu leiten.

Rezept 20: Spezialisierte Notfallaufnahmen für alte und kranke Menschen schaffen

Die »Interdisziplinäre Notfall- und Kurzlieger-Aufnahmestation« (INKA) im Albertinen-Krankenhaus in Hamburg hat eine eigene Notfallstation für Senioren aufgebaut. Den gravierenden Folgen eines unerwarteten Ereignisses trägt die Klinik mit einer eigenen 23-Betten-Station Rechnung. Dort kann – nach Rücksprache mit dem Hausarzt und einem Geriater in der Klinik – in Ruhe geklärt werden, wie es mit dem älteren Patienten weitergeht. Nachahmer dieses Modells gibt es bereits. So wie in Frankfurt/Oder, wo es in den Rhön-Kliniken schon spezielle Abteilungen für ältere Notfallpatienten gibt, in denen man mit Tests und Fragebögen dem Zustand und den individuellen Bedarfen alter Patienten rasch auf die Spur kommt. Diese Ausnahmen sollten bis 2020 zur Regel werden!

Links und weiterführende Infos

Altern in Deutschland

- www.altern-in-deutschland.de
  In diesem Web-Portal können sich ältere Menschen wie auch
  Angehörige über eine große Vielzahl von zum Teil spannend
  aufbereiteten Themen informieren. Zum Beispiel zu Themen
  wie »Mit Smartphone und Rollator«, »Geben und Nehmen
  bis ins hohe Alter«, »Von Japan lernen«, »Hochbetagte klug
  behandeln« oder auch zu den Gedanken einer Medizinnobel-
  preisträgerin unter dem ermutigenden Motto »Älter werden
  ist eine wundervolle offene Frage!«.
- www.demografie-portal.de
  Unter dem Motto »Jedes Alter zählt« kann man sich hier
  ausgiebig über die Alterungsprozesse in Deutschland und
  über die Demografiestrategie der Bundesregierung im Bund
  und in den Ländern informieren. »Informieren, Mitreden
  und Handeln« heißt die Devise dieses Internet-Portals, für
  dessen Lektüre man sich allerdings genügend Zeit nehmen
  sollte.

Gesundheit und Bewegung im Alter

- www.bzga.de/themenschwerpunkte/gesundheitaelterer-menschen/
  Das Informationsprogramm »Gesundes Alter« der Bundes-zentrale für gesundheitliche Aufklärung (BZgA) ist breit ge-fächert. Ein Schwerpunkt liegt bei der Förderung von Mobili-tät und Bewegung. Dazu drei konkrete Web-Portale:
- www.aelter-werden-in-balance.de/atp
  Das neue bundesweite Programm der BZgA, unterstützt vom Verband der Privaten Krankenversicherung e. V. (PKV), gibt praktische Tipps für den Alltag und versammelt durchaus nachahmenswerte interessante Beiträge zum Thema Bewe-gung. Zum Beispiel das »AlltagsTrainingsProgramm« (ATP), das zwölf Kursstunden umfasst und in dem unterschiedliche Gehvarianten ausprobiert werden, um das Gleichgewicht zu verbessern und die Muskulatur auch im Alter zu kräftigen.
- www.gesund-aktiv-aelter-werden.de
  Die BZgA bietet in ihrem Internetangebot GESUND & AKTIV ÄLTER Daten, Fakten und fachlich geprüfte Informationen rund um das Thema »Gesundes Alter« sowie einen Über-blick über Aktivitäten in den Bundesländern. Dort erfährt man zum Beispiel, dass Ausdauersport den Alterungspro-zess stärker verlangsamt als Krafttraining. Alle Broschüren der BZgA, die sich an Menschen in höherem Alter richten, können auch unter www.gesund-aktiv-aelter-werden.de/service/materialien/ bestellt werden.
- www.in-form.de
  In diesem Portal sind zum Beispiel »66 Tipps für ein genuss-volles und aktives Leben mit 66+« zu finden mit zahlreichen Anregungen rund ums Essen und Bewegen. Auch unter an-deren Rubriken wie »Sport tut gut – keine Frage des Alters« oder »Im Alter ins Fitnessstudio« werden für jedes Alter

praktische Anregungen präsentiert, die zum Teil auch ohne großen Aufwand umsetzbar sind.

Sturzprävention

- www.gesund-aktiv-aelterwerden.de/service/materialien/sturzpraevention/
  Gleichgewicht & Kraft – Einführung in die Sturzprävention – viele Ursachen von Stürzen sind bekannt und deshalb beeinflussbar. Diese Broschüre gibt einen Überblick, wie man die Stand- und Gangsicherheit auch im Alter verbessern und Risiken vermeiden oder zumindest reduzieren kann. Mit vielen nützlichen Adressen.
  Trittsicher durchs Leben – eines der zentralen Ziele von *Trittsicher durchs Leben* ist eine Verbesserung der Standfestigkeit durch Bewegungskurse. Die Standfestigkeit ist aber durch weitere Faktoren wie zum Beispiel das Sehen, das Schuhwerk oder die Medikation beeinflussbar. Auch das Wohnumfeld und die Verfügbarkeit von technischen Hilfen können eine Rolle spielen.
  Sicher gehen – weiter sehen: Bausteine für Ihre Mobilität – diese Broschüre informiert über das Sturzrisiko im Alter, enthält einen einfachen Selbsttest und gibt ungemein viele Hinweise, wie man Stürzen vorbeugen kann.

IGEL-Leistungen

- www.igel-monitor.de/94.htm
  Vor allem Senioren bekommen insbesondere von Fachärzten

individuelle Gesundheitsleistungen (IGEL-Leistungen) angeboten, die zum Teil umstritten sind. Andere wiederum können durchaus sinnvoll sein. Fragen Sie daher stets den Arzt nach den Vorteilen dieser Selbstzahlerangebote und nach wissenschaftlichen Belegen für den Nutzen der Behandlung. Erkundigen Sie sich auch danach, ob es vergleichbare Behandlungen gibt, die die Kasse übernimmt. Wenn Sie das alles getan haben, können Sie auf den Igel-Monitor klicken. Aber Vorsicht: Die Informationen dort werden von den Krankenkassen gespeist und weichen zum Teil von den Meinungen der Ärzte ab.

Speziell zu Fragen der Kostenübernahme hilft Ihnen das Portal www.verbraucherzentrale.de/kostenerstattung-von-igel-durch-die-krankenkassen weiter. Dort können Sie in Erfahrung bringen, ob die Leistung nicht doch erstattet wird.

Wegweiser durch die digitale Welt – für ältere Bürger

- www.bagso.de
  Die Publikation baut auf den Erfahrungen älterer Internetnutzer auf und zeigt, welche Vorteile die Nutzung der digitalen Welt für alte und kranke Menschen haben kann. Der Wegweiser liegt auch als Hörbuch für blinde und sehbehinderte Menschen vor und kann unter obigem Link angeschaut werden. Als Druckfassung kann die Publikation kostenfrei bestellt werden. Adresse: Publikationsversand der Bundesregierung, Postfach 481009, 18132 Rostock

Altersgerechte Assistenzsysteme für den Alltag

- http://f5.hs-hannover.de/fileadmin/media/doc/f5/aktivitaeten/publikationen/2015/HsH_ELSI_Beratungsleitfaden.pdf
  Dieser praxisorientierte Leitfaden kann die Kompetenz älterer Menschen bezüglich der Nutzung neuer Technologien zur besseren selbstständigen Bewältigung des Alltags verbessern. Zum Beispiel in der konkreten Lebenssituation zu Hause, etwa bei der Wohnausstattung oder dem sozialen Umfeld oder auch bei Fragen zu datenschutzrechtlichen Aspekten.

Lobbyvereinigung für Senioren

- www.bagso.de
  Die BAGSO, die Bundesarbeitsgemeinschaft der Senioren-Organisationen e. V., tritt als Lobby der älteren Menschen in Deutschland auf. Unter ihrem Dach haben sich mehr als 100 Organisationen zusammengeschlossen. Die BAGSO vertritt deren Interessen gegenüber Politik, Wirtschaft und Gesellschaft – auch im Blick auf die nachfolgenden Generationen. Zudem zeigt sie vielfältige Wege für ein möglichst gesundes und kompetentes Altern auf. Und sie mischt sich auch politisch ein, etwa beim Thema altersgerechte Wohnungen, zumal bis 2030 bundesweit drei Millionen altersgerechte Wohnungen mehr benötigt werden. Doch die bereitgestellten Fördergelder sind viel zu knapp bemessen, kritisiert die BAGSO. Im Internet-Portal findet man aber auch geniale Ideen wie etwa einen Link zum »Goldenen Internet Preis« für über 60-Jährige oder auch Hinweise zur Aktion »Auf Rädern zum Essen« anstatt »Essen auf Rädern«.

Kommunale Kennzahlen für das Alter in Kommunen

- www.wegweiser-kommune.de
  Initiiert von der Bertelsmann-Stiftung informiert das Portal über die demografische Entwicklung in den Kommunen. Zum Beispiel in den Bereichen Alter und Bildung, offene Altenarbeit, Wohnen im Alter, Alter und Gesundheit, Alter und Pflege.
- www.sozialplanung-senioren.de
  Sozialplanung für Senioren (SoSE) ist ein hilfreiches Instrumentarium zur Ermittlung, Bewertung und sachgerechten Nutzung kommunaler Kennzahlen und Indikatoren. Sie stellen eine wichtige Basis für eine neue und altengerechte Kommunalpolitik dar.
- www.dtb-online.de
  IM Alter AUF Leben – Bewegungsförderung in der Kommune – ein Handlungsleitfaden: Hier findet man Antworten auf die Frage, warum sich Kommunen überhaupt mit dem Thema auseinandersetzen sollen und wie Bewegungsförderprogramme konkret geplant und umgesetzt werden können. Hinzu kommen Tipps für Turn- und Sportvereine – etwa zu Themen wie Übungsleiter oder Teilnehmerakquise.
  Bestelladresse: Deutscher Turner-Bund e. V., Otto-Fleck-Schneise 8, 60528 Frankfurt

Teilhabe im Alter

Teilhabe im Alter gestalten, so lautet der Titel eines Sammelbandes, in dem alle Themen aus der sozialen Gerontologie zur Sprache kommen. Zum Beispiel: Altersarmut und Lebensstandsicherung,

Bildung und Lernen, Wohnen, Mobilität, Erwerbsarbeit Älterer, Generationenbeziehungen, Personalbedarf in der Altersarbeit und in der Altenpflege, politische und soziale Teilhabe.

Gerhard Naegele, Elke Obermann, Andrea Kuhlmann (Hrsg.), *Teilhabe im Alter gestalten*. Dortmunder Beiträge zur Sozialforschung, 524 Seiten, Springer VS, Wiesbaden 2016, 69,99 Euro

Anmerkungen

[1] *Digital Ageing. Unterwegs in die alterslose Gesellschaft,* Gottlieb Duttweiler Institute 2015.
[2] *ÄrzteZeitung,* 22./23.04 2016.
[3] Bundesverband Geriatrie e.V. (Hrsg.), *Weißbuch Geriatrie. Band I: Die Versorgung geriatrischer Patienten – Strukturen und Bedarf,* 3. Auflage 2016, S. 13.
[4] Johannes Pantel et al., *Praxishandbuch Altersmedizin. Geriatrie-Gerontopsychiatrie-Gerontologie.* Stuttgart 2014.
[5] Alle Daten stammen aus: *Praxishandbuch Altersmedizin, Geriatrie-Gerontopsychiatrie-Gerontologie.* Kohlhammer 2014; Bodo Klein / Michael Weller (Hrsg.), *Masterplan Gesundheitswesen 2020.* Nomos Verlagsgesellschaft Baden-Baden 2012; Statistisches Bundesamt (Hrsg.), *Ältere Menschen in Deutschland und der EU.* Wiesbaden 2016 (PDF), Siebter Altersbericht der Bundesregierung 2016.
[6] Bundesverband Geriatrie e.V. (Hrsg.), *Weißbuch Geriatrie Band I: Die Versorgung geriatrischer Patienten – Strukturen und Bedarf.* 3. Auflage 2016, S. 36 f.
[7] Ebd., S. 39.
[8] Ebd., S. 36 f.
[9] *Der Allgemeinarzt,* 18/2015.
[10] *Gesundheit und Gesellschaft,* 6/2016.
[11] *ÄrzteZeitung* online, 28.06 2016.
[12] *Deutsches Ärzteblatt,* 112 (45) 2015.
[13] Ebd.
[14] *Der Hausarzt,* 3/2016.
[15] *ÄrzteZeitung,* 22./23.7 2016.
[16] Institut für Allgemeinmedizin Frankfurt, *Abschlussbericht zur Evaluation der Hausarztzentrierten Versorgung (HzV) nach § 73B SGB V in Baden-Württemberg* 2013 (PDF).
[17] *ÄrzteZeitung,* 17./18. Juni 2016.
[18] Institut für Allgemeinmedizin Frankfurt, *Evaluationsbericht zur hausarztzentrierten Versorgung in Baden-Württemberg* 2014 (PDF).
[19] *Zeitschrift für Allgemeinmedizin,* 92 (1) 2016.
[20] *Frankfurter Allgemeine Zeitung,* 13./14.8 2016.
[21] Ebd.
[22] *Gesundheit und Gesellschaft,* 7–8/2016.
[23] Ebd.
[24] Ebd.

25 Ebd.
26 *Frankfurter Allgemeine Sonntagszeitung*, 19.6 2016.
27 https://carl.media/aktuell/nd/schlaganfall-lotsen-im-kreis-ausbauen-und-auf-owl-ausweiten/
28 *Inklusiv*, 3/2013.
29 https://carl.media/aktuell/nd/schlaganfall-lotsen-im-kreis-ausbauen-und-auf-owl-ausweiten/
30 *ÄrzteZeitung*, 4.7 2016.
31 *Zeitschrift für Allgemeinmedizin*, 92 (9) 2016.
32 *Frankfurter Allgemeine Sonntagszeitung*, 8.6 2014.
33 Bundesverband Geriatrie e. V. (Hrsg.), *Weißbuch Geriatrie Band I: Die Versorgung geriatrischer Patienten – Strukturen und Bedarf*. 3. Auflage 2016, S. 19.
34 Ebd. S. 31.
35 Ebd. S. 33.
36 *Der Allgemeinarzt*, 18/2015.
37 *ÄrzteZeitung*, 18.7 2016.
38 Ebd.
39 *Main-Echo*, 20.07 2016.
40 Bundesverband Geriatrie e. V. (Hrsg.), *Weißbuch Geriatrie Band I: Die Versorgung geriatrischer Patienten – Strukturen und Bedarf*. 3. Auflage 2016. S. 51.
41 Ebd., S. 54.
42 Ebd.
43 *ÄrzteZeitung* online, 26.07 2016
44 *Gesundheit und Gesellschaft*, 6/2016.
45 Ebd.
46 Ebd.
47 *Frankfurter Allgemeine Sonntagszeitung*, 13.3 2016.
48 *Main-Echo*, 14./15./16.08 2016.
49 Ebd.
50 *Gesundheit und Gesellschaft Wissenschaft*, 3/2016.
51 *ÄrzteZeitung*, 22./23.07 2016.
52 *Frankfurter Allgemeine Sonntagszeitung*, 26.04 2015.
53 *Der Hausarzt* 02/2016.
54 *ÄrzteZeitung*, 22.06 2016.
55 *ÄrzteZeitung*, 30.03 2016.
56 Ebd.
57 Pressemitteilung beim 122. Kongress der Deutschen Gesellschaft für Innere Medizin, Mannheim, 11.04 2016.
58 Bundeswettbewerb »Gesund älter werden in der Kommune – bewegt und mobil«, Dokumentation 2016.
59 Gesundheitsförderung und Prävention für ältere Menschen im Setting Kommune, Kurz-Expertise, Institut für Gerontologie an der Technischen Universität Dortmund, 2009.
60 *ÄrzteZeitung*, 19.08 2016.
61 *ÄrzteZeitung*, 22.07 2016.
62 Beschluss des Rates der Stadt Köln vom 5.12 2007.

63 *ÄrzteZeitung*, 28./29.6 2013.

64 Ebd.

65 Bundeswettbewerb »Gesund älter werden in der Kommune – bewegt und mobil«, Dokumentation 2016.

66 Modellprojekt Gemeindeschwester[plus], Zwischenbericht der wissenschaftlichen Begleitung für den Zeitraum von Juli 2015 bis Mai 2016.